Klaus R. Schroeter

Figurative Felder

Sozialwissenschaftliche Gerontologie

Herausgegeben von
Prof. Dr. Gertrud M. Backes

Klaus R. Schroeter

Figurative Felder

Ein gesellschaftstheoretischer Entwurf
zur Pflege im Alter

Mit einem Geleitwort von Prof. Dr. Gertrud M. Backes

Deutscher Universitäts-Verlag

Bibliografische Information Der Deutschen Bibliothek
Die Deutsche Bibliothek verzeichnet diese Publikation in der Deutschen Nationalbibliografie;
detaillierte bibliografische Daten sind im Internet über <http://dnb.ddb.de> abrufbar.

Überarbeitete und gekürzte Fassung der Habilitationsschrift Universität Kiel, 2003

1. Auflage November 2004

Alle Rechte vorbehalten
© Deutscher Universitäts-Verlag/GWV Fachverlage GmbH, Wiesbaden 2004

Lektorat: Ute Wrasmann / Dr. Tatjana Rollnik-Manke

Der Deutsche Universitäts-Verlag ist ein Unternehmen von Springer Science+Business Media.
www.duv.de

Das Werk einschließlich aller seiner Teile ist urheberrechtlich geschützt.
Jede Verwertung außerhalb der engen Grenzen des Urheberrechtsgesetzes
ist ohne Zustimmung des Verlags unzulässig und strafbar. Das gilt insbesondere für Vervielfältigungen, Übersetzungen, Mikroverfilmungen und die
Einspeicherung und Verarbeitung in elektronischen Systemen.

Die Wiedergabe von Gebrauchsnamen, Handelsnamen, Warenbezeichnungen usw. in diesem
Werk berechtigt auch ohne besondere Kennzeichnung nicht zu der Annahme, dass solche
Namen im Sinne der Warenzeichen- und Markenschutz-Gesetzgebung als frei zu betrachten
wären und daher von jedermann benutzt werden dürften.

Umschlaggestaltung: Regine Zimmer, Dipl.-Designerin, Frankfurt/Main
Druck und Buchbinder: Rosch-Buch, Scheßlitz
Gedruckt auf säurefreiem und chlorfrei gebleichtem Papier
Printed in Germany

ISBN 3-8244-4598-0

Geleitwort

Die Reihe „Sozialwissenschaftliche Gerontologie" ist konzipiert als Forum zur Herausgabe von Forschungsberichten und wissenschaftlichen Arbeiten, die für einen breiten Kreis von Leserinnen und Lesern in den Sozial- bzw. Gesellschaftswissenschaften, der Gerontologie und Pflegewissenschaft sowie entsprechenden Feldern der Praxis von Interesse sind.

Mit der Studie „Figurative Felder" legt Schroeter einen „gesellschaftstheoretischen Entwurf zur Pflege im Alter" vor, der sich im Wesentlichen aus dem theoretischen Teil seiner Habilitationsschrift über die „Pflege als eine spezifische Figuration in der Lebensphase Alter" speist. Damit folgt er einer soziologischen Denktradition, die sich in besonderem Maße der Mikro-Makro-Problematik zuwendet. Der Titel der Studie lässt unmissverständlich erkennen, welche soziologische Denktradition hier zu Rate gezogen wird: Die Figurationssoziologie von Elias und Bourdieus Feldtheorie stehen Pate für das Vorgehen, anderes wird ergänzend hinzugezogen. Der ansonsten bei einem „Theorie-Mix" schon einmal erhobene Vorwurf eines eklektizistischen Zugriffs auf die „Wühlkiste" soziologischer Theorien schlägt hier fehl. Die von Klaus R. Schroeter gewählten Theorieanleihen sind alles andere als beliebig. Sie werden gezielt vorgenommen, um die „blinden Flecke", die Feld- und Figurationstheorie in ihren subjekttheoretischen Anteilen aufweisen, identitäts- und willenstheoretisch einzufangen. Am Ende steht ein beachtliches Modell der Figurativen Felder, das dann doch deutlich mehr als eine bloße Arbeitsheuristik ist.

Wie fruchtbar solch ein feld- und figurationssoziologischer Ansatz für die Gerontosoziologie sein kann, zeigt Schroeter am Beispiel des Figurativen Feldes der Pflege, das er als einen in sich differenzierten (und in eine Vielzahl von Subfeldern untergliederten) gesellschaftlichen Teilbereich im Gesundheitssystem mit spezifischen und spezialisierten Akteuren skizziert, der über eigene materiale und soziale Ressourcen verfügt und nach eigenen Regeln und Logiken funktioniert. In überzeugender Form wird hier die Pflege als ein dreifach gerahmtes „relationales Kräftefeld" aufgezeigt (s. Deutungs-, Handlungs- und Strukturrahmen).

Einfallsreich und präzise arbeitet er auf der Klaviatur soziologischer Theoriebildung den gesellschaftlichen Stellenwert der Pflege im Alter heraus. Dazu nimmt er die im Pflegefeld wirkenden Grundüberzeugungen in den Blick und arbeitet mit dem *Vulnerabilitätskapital*, als einer spezifischen Form des *korporalen Kapitals*, die besondere Kapitalform im Feld der Pflege heraus. In einer originellen Zusammenführung der praxeologischen Theorie Bourdieus mit dem diskurstheoretischen Ansatz von Foucault zeigt Schroeter die Formierung von Pflegediskursen und -praktiken auf, die sich, wie er an den Beispielen von Pflegediagnostik und Case-Management nachweist, zu einem Pflegedispositiv verdichten, welches sich in das auf Regulierung und Norm(alis)ierung der Gesamtbevölkerung zielende Dispositiv der „Bio-Politik" integriert.

Insgesamt handelt es sich um ein für Wissenschaft und Praxis überaus anregendes und erkenntnisreiches Werk, dessen Lektüre ob der gekonnten Formulierung und Fundierung Vergnügen bereitet.

Gertrud M. Backes

Vorwort

Ein Zwerg, der auf den Schultern eines Riesen steht,
kann weiter sehen als der Riese selbst

Robert K. Merton

Spätestens seitdem sich im Zuge prosperierender Wohlfahrtsstaaten das Alter als eigenständige Lebensphase herausgeschält hat, ist klar, dass das Alter nicht nur von der Gesellschaft geformt und reguliert wird, sondern dass es ebenso die Gesellschaft prägt und unter Veränderungsdruck setzt. Das gilt auch für die Pflege, als einer spezifischen Figuration in der Lebensphase Alter. So sehr das Thema „Alter und Pflege" derzeitig auch von politischer Brisanz ergriffen und geprägt ist, umso mehr verlangt es nach wissenschaftlicher Explikation, die gleichsam den srukturierten wie auch den strukturierenden Aspekt dieser Gesellschaftsdimensionen in den Blick nimmt.

Der Deutschen Forschungsgemeinschaft sei ausdrücklich gedankt, dass sie mir für ein solches Ansinnen ein zweijähriges Habilitandenstipendium gewährte. Das Ergebnis dieser Forschungsarbeit wurde im Januar 2003 von der Wirtschafts- und Sozialwissenschaftlichen Fakultät der Christian-Albrechts-Universität zu Kiel unter dem Titel „Pflege als eine spezifische Figuration in der Lebensphase Alter. Feld- und figurationssoziologische Überlegungen zum figurativen Feld der Pflege" als Habilitationsschrift angenommen. Deren erster Teil, die theoretische Modellierung der Figurativen Felder, erscheint hier in gekürzter und leicht modifizierter Form. Der zweite und anwendungsorientierte Teil zum Figurativen Feld der Pflege wird in aktualisierter Form im kommenden Jahr bei Juventa unter dem Titel „Das Feld der Pflege" verlegt.

Wenn hier unter dem Motto des von Robert K. Merton popularisierten Aphorismus ein theoriegeleiteter Blick auf die Figurativen Felder im allgemeinen und auf das Figurative Feld der Pflege im Alter im Besonderen geworfen wird, so soll die gegenwärtige Alternsforschung damit keineswegs unnötig verzwergt werden. Dazu besteht auch gar kein Anlass, sie hat in den letzten Jahren unzweifelhaft Gewaltiges hervorgebracht. Aber auch die gegenwärtigen Größen des Faches stiegen nicht wie Phönix aus der Asche, auch sie stiegen auf die Schultern von Riesen, um von dort weiter und klarer zu sehen, auch sie ernteten von einem mit der Technik ihrer Vorgängergeneration bestellten Acker, wenngleich sie gewiss auch neue Pflugtechniken einführten. Ich möchte mich im Folgenden auf die soziologischen Pflugtechniken beschränken und auf die

„Riesen der Soziologie" zurückgreifen, um der Gesellschaft das „fremde Land" der Pflege im Alter ein wenig vertrauter zu machen.

Bei dem hier vorgelegten Modell der Figurativen Felder handelt es sich nicht um die Entwicklung einer soziologischen Alternstheorie, sondern zunächst einmal um die Bereitstellung eines heuristischen Rahmenkonzeptes für die Analyse der Lebenslagen und Lebensführungen älterer Menschen im figurativen Feld der Pflege. Insofern wird auch nicht der Anspruch erhoben, das vielfach beklagte Theoriedefizit der Alterssoziologie zu beheben, es wird jedoch versucht, einen Teil davon zu schließen.

Wenn das Altern nicht nur ein biologischer Prozess, sondern eine „soziale Hervorbringung" (Rosenmayr), das Alter immer auch ein „sozialer Tatbestand" (Durkheim) und die Pflege im Alter ein gesellschaftliches Problem ist, so muss zu deren Erkennung und Behebung das *gesellschafts*wissenschaftliche Instrumentarium zu Rate gezogen werden. Und eben darum führt der Weg dorthin immer auch über die Allgemeine Soziologie.

Zuvor müssen jedoch einige Worte des Dankes gestattet sein: Die theoretische Schulung, die ich über lange Jahre am Institut für Soziologie an der Kieler Universität erfuhr, kann gar nicht hoch genug gewürdigt werden. Stellvertretend für alle Kolleginnen und Kollegen sei hier namentlich Lars Clausen genannt, der mit seiner einfallsreichen Geistesart nicht nur für manche (zuweilen auch spät abendlichen bis mitternächtlichen) intellektuellen Sternstunden sorgte, sondern gemeinsam mit Günter Endruweit auch für die Annahme der Habilitationsschrift an der Wirtschafts- und Sozialwissenschaftliche Fakultät der Universität Kiel einstand. Nicht unerwähnt bleiben darf Hans-Werner Prahl, der schon früh die moderne „französische Soziologie" nach Kiel trug und mit dem ich auch den einen oder anderen Gedanken zur Soziologie des Alters formulierte und zu Markte trug. Später dann traten andere Wegbegleiter in Erscheinung, so etwa die Kolleginnen und Kollegen aus der Sektion (vormals ad-hoc- und Arbeitsgruppe) „Alter(n) und Gesellschaft" in der Deutschen Gesellschaft für Soziologie. Sie gewährten mir stets bereitwillig ein Forum, meine Gedanken auch einem breiteren Fachpublikum vorzustellen. Mein Dank gilt hier insbesondere Gertrud M. Backes und Wolfgang Clemens, die meine figurationssoziologischen Überlegungen zum Altern stets mit Interesse und wohlwollender Kritik begleitet haben. Hilfreich und inspirierend zugleich war auch der (leider viel zu seltene) gedankliche Austausch mit Anton Amann und Franz Kolland. Ein ganz besonderer Dank gilt Ursula Dallinger, die einen frühen Entwurf kritisch gegenlas und mich mit ihren versierten Kommentaren vor dem bloßen *Otsogieren (vulgo: Otsoglupschen)*[1] bewahrte.

---

[1] Merton hat mit feinsinniger Ironie das Akronym OTSOG (On the Shoulders of Giants) kreiert, mit dem er die „Erzählung oder Darstellung von großer Dichte" be-

Das kräftigste Dankeschön indes gehört Elke und Magnus, sie sind die Garanten meines *emotionalen Kapitals*, ohne sie hätte dieses Vorhaben gar nicht gelingen können. Ihnen ist dieses Buch gewidmet.

Klaus R. Schroeter

---

zeichnet, „die sich der Gelehrsamkeit ebenso wie der Pedanterie verpflichtet weiß", das aber auch für ein „äußerst vielgliedriges (mit zahlreichen Parenthesen versehenes) Ergebnis hingebungsvoller Gelehrtenarbeit" steht. In seinem „Otsoglossar" finden sich sodann auch alle weiteren Hinweise auf entsprechende Wortzusammensetzungen (vgl. Merton 1989, S. 230f.).

Inhalt

1 **Einleitung**
Alter und Altern – Alternssoziologie als Spezielle Soziologie mit
Blick in den Rückspiegel zur Allgemeinen Soziologie 1

2 **Skizzen zu einem Modell der „Figurativen Felder"** 21
  2.1. Eine Heuristik zur (Re-)Konstruktion sozialer Ordnungen des
Alterns 21
  2.2 Felder und Figurationen 24
    2.2.1 Zur Komplementarität von Individuum und Gesellschaft 24
    2.2.2 Differenzierungen und Feldgestaltungen 33
    2.2.3 Zur Komplementarität von Rationalisierung, Regulierung
und Disziplinierung 38
  2.3 Soziale Felder als Figurative Felder 48
    2.3.1 Raum und Felder 48
    2.3.2 Felder und Habitus 57
    2.3.3 Felder, soziale Identität und Hexis 65
    2.3.4 Felder, Körper und Leib 79
  2.4 Figurative Felder als Deutungsrahmen 87
    2.4.1 Wille und Habitus 87
    2.4.2 Rahmung und Habitualisierung 91
    2.4.3 Generationen und Habitus 95
  2.5 Figurative Felder als Handlungsrahmen 106
    2.5.1 Von der Wechselwirkung zum Tausch 106
    2.5.2 Spielräume und strategische Praxis 109
    2.5.3 Figurative Felder im Spielmodell 119

3 **Das Figurative Feld der Pflege** 129
  3.1 Pflege als Strukturrahmen 130
  3.2 Pflege als Handlungsrahmen 135
  3.3 Pflege als Deutungsrahmen 146

4 Strategische Praxis im Pflegediskurs **153**
    4.1 Der Körper im Pflegediskurs 153
    4.2 Das Dispositiv der „Bio-Politik" 158
    4.3 Der pflegerische Blick 171
    4.4 „Pflegefall" als Diskursobjekt 177

Literaturverzeichnis **185**

1 Einleitung
Alter und Altern – Alternssoziologie als Spezielle Soziologie mit Blick in den Rückspiegel zur Allgemeinen Soziologie

Als gegen Ende des 19. Jahrhunderts die Soziologie langsam zu einer institutionalisierten Wissenschaft heranreifte, wurde das Thema Alter allenfalls am Rande thematisiert. So sieht z.b. Max Weber (1985, S. 3) in der „Absterbeordnung" und dem „organische(n) Kreislauf des Lebens überhaupt: von der Hilflosigkeit des Kindes bis zu der des Greises" eine „erstklassige soziologische Tragweite" und erkennt in seinen Ausführungen zur *Honoratiorenherrschaft* durchaus die „Depossedierung des Alters" durch die „»ökonomischen« Honoratioren" (Weber 1985, S. 547). Und auch Tönnies schenkt dem Alter seine Aufmerksamkeit, wenn er die Gemeinschaft auf einer durch die „Würde des Alters" und der „Weisheit" legitimierten patriarchalen Herrschaftsordnung beruhend sieht, über die der „Greis (...) als ruhiger Beobachter" waltet (Tönnies 1979, S. 11f., 15). Später spricht er dann die veränderte Stellung des Alters in der Gesellschaft an und weist darauf hin, dass

> „der müßige *Rentner*, der ohne jede Gefahr für sein Kapital (...) dies Kapital nicht verzehrt, sondern erhält, und dazu ein üppiges Einkommen als Gläubiger des Staates bezieht, (...) wohl als ein Bild der Glückseligkeit erscheinen (muss), (...) er genießt »alles Mögliche«, er hält alle Schmerzen, wenigstens soweit sie durch diese Sphäre bedingt sind, zumal also die der Mühe und Arbeit, von sich fern." (Tönnies 1982, S. 83)

Doch ungeachtet dieser weitsichtigen Vorausschau, die, wie Jürgen Zander (1982, S. 36) es in seiner Einleitung zur Tönnies-Schrift schreibt, unweigerlich „an die mitteleuropäischen Rentner auf den Balearen oder kanarischen Inseln" denken lässt, „die alles genießen wollen und auch könnten, wenn sie noch die Kraft dazu hätten und jung wären", blieb das Alter als Strukturkomponente sozialer Ordnung in der Soziologie zunächst weitgehend unthematisiert.

In den ethnologischen und kulturanthropologischen Studien (vgl. Schurtz 1902, Koty 1934, Simmons 1970) wurde hingegen schon früh der Blick auf die unterschiedlichen Formen der Altersdifferenzierung in den so genannten „primitiven Gesellschaften" gerichtet. Bis in die heutigen Tage befasst sich die Ethnologie mit dem Lebensalter als gesellschaftlichem Ordnungsmuster. In der

Soziologie ist dieser Gedanke bereits bei Durkheim (1988, S. 355ff.) angelegt, wird aber in der deutschen Soziologie erst in dem Generationenkonzept von Karl Mannheim (1964)[2] weiter entfaltet. In der anglo-amerikanischen Soziologie waren es vor allem Parsons und Linton (1942), die auf die sozialstrukturelle Bedeutung des Alters hinwiesen. Nachdem Parsons (1968a, S. 65, Fn. 1) die Alters- und Geschlechtskategorien als die „hauptsächlichen Bindeglieder" der Gesellschaft erklärt hatte, „die in anderer Hinsicht differenzierte Strukturen zu struktureller Kontinuität verbinden", entwickelte im Anschluss daran Eisenstadt (1966) eine erste systematische soziologische Analyse der Altersstufenproblematik.

Nur wenige Jahre bevor mit der 1957 verabschiedeten Rentenreform ein entscheidender Schritt in diese Richtung unternommen wurde, erwies Leopold von Wiese (1954, S. 29) wenig Weitsicht, als er Mitte der 50er-Jahre die soziologische Beschäftigung mit dem Alter noch als eine Modeerscheinung ansah, welche er binnen zehn Jahren für „ausgeschöpft" hielt. Mit dieser Einschätzung sollte er sich gründlich getäuscht haben. Die soziologische Altersforschung wuchs rasch an. Sepp Groth (1954) betrachtete das Alter bereits früh sowohl als eigenständige Lebensphase wie auch als „gesellschaftliches Problem". „Die Altersfrage" (Bolte, Tartler 1958) wurde behutsam auf die soziologische Tagesordnung gesetzt. Im Lichte der drohenden Gefahr der „Überalterung" (Kaufmann 1960) wurde das „Altwerden als soziologisches Problem" (Pollock 1958) behandelt, nachdem Alfred Weber (1912) bereits Jahrzehnte zuvor auf die problembehaftete Stellung der alten Arbeiter in der Industrie hingewiesen hatte. Angesicht der veränderten gesellschaftlichen Alterszusammensetzungen wurde „Die strukturelle Bedeutung des Alters in den fortgeschrittenen Industrienationen" (König 1965) immer deutlicher. Und da zu jener Zeit „die nötigen institutionalisierten Anpassungsmittel (...), um mit dieser Situation fertig zu werden" (König 1965, S. 140), noch nicht verfügbar waren, entstanden auch in Deutschland die ersten empirischen Untersuchungen (u.a. Groth 1954, von Friedeburg, Weltz 1958, Lenhartz 1958, Blume 1962), die sich darum bemühten, hier für mehr Klarheit zu sorgen.

Mit „der neuen epochalen Sozialstruktur", argumentiert Schelsky (1965, S. 200), sei „die intensive Entwicklung sowohl einer Alterswissenschaft überhaupt als auch einer speziellen Soziologie des Alters begründet." Er knüpft in seinen alterssoziologischen Überlegungen an die von seinem Schüler, Rudolf Tartler (1955, S. 328ff.), in Anlehnung an seine eigene Konzeption der „nivellierten Mittelstandsgesellschaft" (Schelsky 1953b) entwickelte Vorstellung einer „Ni-

---

2 Zu Mannheims Generationenkonzept vgl. Kap. 2.4.3 dieser Studie

vellierung der Generationsmerkmale" an. In seiner Studie über „Die skeptische Generation" (Schelsky 1957, S. 20) greift er Tartlers These auf und sieht in der „gegenwärtige(n) Gesellschaftsverfassung" eine Tendenz „zu einem derartigen Nivellement der sozialen Altersrollen, was an der Auflösung einer eigenständigen Rolle der alten Menschen" wie auch an dem „Übergangscharakter der Jugend-Rolle" deutlich werde. Im Anschluss daran formulierte er dann in den „Paradoxien des Alters in der modernen Gesellschaft" (Schelsky 1965) die grundsätzlichen Wandlungen der Altersrolle. Tartler (1961, S. 16) hat in seiner Studie über „Das Alter in der modernen Gesellschaft" sodann gezeigt, wie sich die allgemeine Alternsproblematik im Gefolge der „gesellschaftlichen Strukturwandlungen von einer eher individuellen und sozialfürsorgerischen zu einer allgemein sozialen und strukturellen Altersproblematik" wandelte, ein Gedanke, der in der modernen Alternssoziologie von Gertrud M. Backes (1997a) aufgenommen und weitergeführt wurde.

So wie Parsons der inzwischen breit diskutierten Disengagementtheorie (vgl. Cumming, Henry 1961) eine neue Wendung zu geben versuchte, als er vorschlug, das Alter stärker unter der Konsumentenperspektive zu betrachten und – ähnlich wie Bloch (1982, S. 41) – anregte, das Alter als „primary period of »harvest«" zu verstehen, „when the fruits of his (the individual, K.R.S.) previous instrumental commitments are primarily gathered in" (Parsons 1963, S. 53), stellt auch Tartler (1961, S. 123, 126) fest, dass ältere Menschen „in unserer modernen Wohlstands- und Konsumgesellschaft" von einem steten Verlangen nach Konsum und „Teilnahme an den Zivilisationsgütern des modernen Lebens" geleitet sind und durch ein demonstratives Konsumverhalten und eine entsprechende Zuordnung zu Konsumentengruppen gewissermaßen „Ersatzleistungen des sozialen Prestiges und der sozialen Einordnung" erzielen wollen. Er zweifelt jedoch daran, „daß die Entwicklung und Leistungssteigerung des modernen Wohlfahrtsstaates zu einer ebenso steigenden Verbesserung des Rentnerdaseins der alten Leute führen müsse." Vielmehr sieht er ein „strukturelles Konfliktelement zwischen modernem Altersideal und gegenwärtiger Alterswirklichkeit" (Tartler 1961, S. 124), weil dem älteren Menschen mit der Berufsausgliederung die materielle Grundlage der Bedürfnisexpansion fehlt.[3]

---

[3] Deutlich sind hier die Spuren seines Lehrers Helmut Schelsky zu sehen, der im Rahmen seiner Überlegungen zur nivellierten Mittelstandsgesellschaft u.a. davon ausging, dass die Teilhabe an der „Massenproduktion von Konsum-, Komfort- und Unterhaltsgütern" zum „selbstverständlichen Sozialanspruch" geworden ist, was Schelsky (1953a, S. 340) als ein Zeichen der „Überwindung der Klassenstruktur der industriellen Gesellschaft (...), allerdings auch ihre(r) Uniformierung in Lebensstil und sozialen Bedürfnissen" ansieht.

Und auch in anderer Hinsicht erscheint er heute noch bemerkenswert modern, wenn er aufzeigt, wie das Lebensalter auch in Zeiten vermehrter Differenzierung „prädominant" bleiben kann.

„Somit kann also über das Schicht- oder Funktionsprestige hinaus das Altersprestige auf die übrigen, nicht mit sozial wichtigen Funktionen betrauten alten Menschen ausstrahlen, so daß sie an diesem altersspezifischen Sozialprestige partizipieren. Oder anders ausgedrückt, trotz anderer, altersunspezifischer Funktionsmerkmale und Auslesefaktoren kann bei zunehmender Funktionsgliederung einer Gesellschaft der Altersstatus in seiner primären Funktion als gesellschaftliches Ordnungsprinzip abgelöst, gleichsam als Überbau bestehen bleiben." (Tartler 1961, S. 168)

Das gerade begonnene 21. Jahrhundert wird mehr denn alle vorherigen im Zeichen des Alterns stehen. Der fortschreitende demografische Wandel lässt viele Gesellschaften in diesem Jahrhundert zu „grauen Gesellschaften" werden. Wenn weltweit derzeit 580 Millionen Menschen älter als 60 Jahre sind, so werden es im Jahre 2050 zwei Milliarden sein. Die durchschnittliche Lebensdauer und damit auch die statistisch berechenbare Lebenserwartung sind im letzten Jahrhundert im Vergleich zu allen früheren Jahrhunderten explosionsartig angestiegen. Durch die im Vergleich zu unseren Vorgänger-Generationen „gewonnenen Jahre" (Imhof 1981) haben wir heute zum einen dreimal soviel Zeit zu leben wie unsere Vorfahren, zum anderen verbringen wir aber auch ein Drittel unseres Lebens als älterer oder alter Mensch.

In nur dreißig Jahren werden die Senioren mehr als ein Drittel der Bevölkerung ausmachen und jeder zweite Bundesbürger wird dann über 50 Jahre alt sein. Die eine Hälfte der Bundesbürger wird dann von der anderen zu versorgen sein. Diese Ausgangslage setzt Gesellschaften unter Veränderungsdruck. Damit ist das Alter bereits heute zu einem gesellschaftlichen Problem geworden (vgl. Backes 1997a), das in verschiedenen Figurationen auf alle gesellschaftlichen Felder ausstrahlt. Politik, Wirtschaft und Arbeitsmarkt sind davon ebenso betroffen wie Familie und Kultur. Das gesamte soziale Sicherungssystem, der umfassende Bereich von Dienstleistung und Lebenshilfe, der technische Sektor, der Wissenschafts- und Bildungsbereich, der Freizeitsektor und viele andere gesellschaftliche Felder sind schon heute von dem Alterungsprozess erfasst. Bereits heute gräbt er sich tief in die alltägliche Praxis ein, erschüttert traditionelle Vergesellschaftungsformen wie den „Generationenvertrag" samt des ihm zugrunde liegenden Solidaritätsprinzips und hinterlässt derweil eine „normative und instrumentelle Unbestimmtheit" im sozialen, politischen und wohl auch im wissenschaftlichen Diskurs über das Alter (vgl. von Kondratowitz 1990, 1998; Backes 1997a).

Entsprechend heftig wird auch im öffentlichen Diskurs über den Alterungsprozess gestritten. Dabei freilich überwiegen die talkshow-tauglichen und oftmals apokalyptischen Szenarien vom prognostizierten „Altersklassenkampf", und „Krieg der Generationen" (vgl. Gronemeyer 1990, 2004). Vor allem die effektheischenden journalistischen und populärwissenschaftlichen Beiträge, die auf der Welle quotenbringender und auflagensteigernder Provokationen reiten, tragen oftmals mehr zur Verklärung als zur Erklärung bei. Da verwundert es auch nicht, wenn mit verbalakrobatischen Entgleisungen wie „Alterslast" oder „Rentnerschwemme" die öffentliche Diskussion weiter eingeheizt wird.

Die Soziologie hält sich bedacht zurück und beteiligt sich aus gutem Grunde nicht an derartigen populären Spekulationen. Sie wirkt hintergründig mit soliden empirischen Untersuchungen und Sozialberichterstattungen, von denen sie zwischenzeitlich eine beachtliche Fülle vorgelegt hat. Prominente Beispiele dafür sind z.B. das in der Schweiz durchgeführte „Nationale Forschungsprogramm Alter" (NFP 32) (Höpflinger, Stuckelberger 1999) und der jüngst für die Bundesrepublik Deutschland erstellte „Alters-Survey" (Kohli, Künemund 2000), dessen zweite Welle derzeit vom *Deutschen Zentrum für Altersfragen* in Berlin erhoben wird. Aber auch in anderen, multidisziplinär angelegten Berichterstattungen – wie z.B. in den Berichten der Enquete-Kommission „Demographischer Wandel" (Deutscher Bundestag 1994, 1998, 2002) oder in den Altenberichten des Bundesministeriums für Familie, Senioren, Frauen und Jugend (BMFuS 1993, BMFSFuJ 1998, 2001, 2002, BMJFuG 1986) samt der dazugehörigen Expertisen (DZA 1991, 1998, 2001, 2002) – und Forschungsprojekten – wie z.B. der Berliner Altersstudie (BASE), der Erlangener/Nürnberger Studie zu „Bedingungen der Erhaltung und Förderung von Selbstständigkeit im höheren Lebensalter" (SIMA), die „Interdisziplinäre Langzeitstudie des Erwachsenenalters und Alters" (ILSE) oder die Berliner Studie „Old Age and Autonomy: The Role of Service Systems and Intergenerational Family Solidarity" (OASIS)[4] – ist die Alternssoziologie vertreten, gleichwohl ihre Anteile hier im Vergleich zu anderen Disziplinen einen vergleichsweise bescheidenen Rahmen einnehmen.

Die bundesdeutsche Alternssoziologie mischt sich also durchaus ein, doch sie ist im lauten und zuweilen auch dissonanten Konzert der Alternsforschung gegenüber der dominanten Alternspsychologie (zeitweise) in die Defensive geraten (vgl. Stosberg 2000, S. 37f.). Die Antwort darauf suchte sie bisweilen in einer „Flucht in die Praxis" (Prahl, Schroeter 1996, S. 282). Bei all dem An-

---

4   Zur näheren Darstellung dieser Projekte vgl. die entsprechenden Beiträge in Karl (2003).

wendungsbezug muss sie sich jedoch vorsehen, sich nicht in all zu detailfreudiger empirischer Bestandsaufnahme zu verlieren, um nicht die theoretisch-analytische Tiefenschärfe zu vernachlässigen, denn „(e)mpirical research on aging has mushroomed in the past three decades, and an interpretive framework is needed to make sense of the morass of findings." (Ferraro 1997, S. 129)

Und so mehren sich die Klagen darüber, dass die Alternssoziologie zwar reich an Daten, aber arm an Theorie sei. Schon Mitte der 70er-Jahre wies Rosenmayr (1976, S. 253) auf die „allgemein bedauerte, jedoch *unbehobene theoretische Sterilität auf dem Gebiet der sozialen Gerontologie* und (noch mehr) der Gerosoziologie, vor allem in Europa" hin. Die Behebung dieses Mangels ist seitdem mehrfach eingefordert worden. So beklagen Naegele und Tews (1993, S. 337) zu Recht, dass die Soziologie „bzw. deren Vertreter (...) es bisher nicht vermocht (haben), Altersentwicklung im Hinblick auf gesellschaftliche Entwicklungen überzeugend zu artikulieren und theoretisch zu begründen." Dass dies „in besonderem Maße" auch die Theorien zur sozialen Ungleichheit betrifft, wurde zuvor schon von Kohli (1990) beanstandet. Doch so wenig diese sich bislang dieser Herausforderung stellten, so wenig ist es der Alternssoziologie bislang gelungen, den Status einer „Bindestrich-Soziologie" abzulegen (vgl. Clemens 1993, S. 62, 2000b).

Die soziologischen Beiträge zum Thema Altern, so wird häufig kritisiert, verlieren sich nur all zu oft entweder in detailfreudiger empirischer Bestandsaufnahme oder aber in einem theoretisierenden patchworking, bei dem eher eklektizistisch auf je passende Modelle zurückgegriffen wird (vgl. Amann 1993, S. 102, Prahl, Schroeter 1996, S. 282ff.). Beklagenswert erscheint dabei weniger das Fehlen eines expliziten soziologischen Alternsmodells, als vielmehr die mangelnde Bereitschaft, aus dem Fundus allgemeiner soziologischer Theoriebildung zu schöpfen, um Altern und Gesellschaft adäquat begreifen und erklären zu können.

In einer Zeit, in der Altern längst zu einem „gesellschaftlichen Problem" geworden ist und in der die sozialen Erosionen zu einer „normativen und instrumentellen Unbestimmtheit im Umgang mit Alter und Altsein" (Backes 1997a) geführt haben, bedarf es mehr denn je des ordnenden soziologischen Blicks. Die Vielzahl der zwischenzeitlich vorgelegten und immer wieder neu erstellten empirischen Einzelfallstudien mit ihren systematischen Erhebungen struktureller Daten sind nicht nur das anerkennenswerte Ergebnis mühseliger Forschungsarbeit, sie sind auch die empirischen Schätze, die theoretisch noch zu heben sind. Den Fokus auf das gesamtgesellschaftliche Gefüge und seine sozialen Implikationen zu legen, wird freilich noch manche Mühen und viel Forscherschweiß kosten.

Werfen wir zuerst einen Blick auf den Gegenstandsbereich einer Soziologie des Alterns. Die Alternssoziologie gehört zunächst einmal in den Bereich der Speziellen Soziologie und ist damit „eine Wissenschaft, die die Wirkung ihres speziellen Gegenstandes (in diesem Fall des Alters und Alterns, K.R.S.) auf die Gesellschaft oder Teile davon untersucht sowie die Wirkung der Gesellschaft oder einiger Teile der Gesellschaft auf den speziellen Gegenstand." (Endruweit 1989, S. 671) Was aber ist das Sujet der Alternssoziologie? Die Antwort scheint einfach: das Alter bzw. das Altern.[5] Was aber heißt das konkret?

Das Alter, so lehrt uns das *Deutsche Wörterbuch* von Jacob und Wilhelm Grimm, bedeutet zum einen „aevum, zeitalter, weltalter", weit häufiger jedoch „aetas, lebensalter, auf jeder Stufe, zumal aber das höhere alter, senectus" (GDW, S. 268). Zieht man die einschlägigen allgemeinen Wörterbücher zur Begriffserkundung heran, so wird mit dem Alter neben der Bedeutung von Zeitraum, Zeitalter und Epoche gemeinhin eine seit der Entstehung eines Lebewesens oder auch Gegenstands verstrichene Zeitdauer verstanden, eine Lebenszeit oder eine Zeit des Bestehens bzw. Vorhandenseins, auch ein Lebensabschnitt oder eine Altersstufe, eine höhere Anzahl von Lebensjahren im Sinne von Bejahrtheit (vgl. z.B. Brockhaus-Wahrig 1980, S. 181, Duden Bd. 1, S. 153, The Oxford English Dictionary Vol. 1, S. 245f.).

Max Bürger, der Gründungsvater der deutschen Gerontologie, hat das Altern als „jede irreversible Veränderung der lebenden Substanz als Funktion der Zeit" definiert (Bürger 1960, S. 2). Wenn Altern mehr sein soll als das bloße Vergehen von Zeit, so müssen damit zugleich auch Veränderungsprozesse einsetzen, die einen typischen Verlauf nehmen. Bei der Suche nach einer näheren soziologischen Bestimmung dieser „biologischen Grundbefindlichkeit" (Schelsky 1965, S. 199) beginnen aber die Probleme, denn kaum ein soziologisches Lexikon oder Wörterbuch führt ein eigenes Stichwort „Alter" bzw. „Altern", wohl aber werden wir in den einschlägigen Werken über den Gegenstandsbereich der Alternssoziologie (sociology of aging), die manchmal auch synonym zur „sozialen" oder „soziologischen Gerontologie" (social gerontology) (vgl. z.B. Schoeck 1972, S. 15, Voigt, Meck 1989, S. 10) gesetzt wird, aufgeklärt. Selbst die von Birren (1996) herausgegebene „Encyclopedia of Gerontology"

---

[5] Der von Wambach (1996) verwandte Begriff der „Altenheit" ist nicht nur semantisch ungewohnt, sondern zumindest auch fragwürdig, wenn man wie er darunter eine „qualitative Einheit" älterer und alter Menschen versteht. Das erklärt zugleich, dass dieser Begriff im allgemeinen Altersdiskurs keine Aufnahme gefunden hat.

verzichtet auf einen kondensierten Artikel zur Begriffsbestimmung von Alter, nicht so die „Encyclopedia of Aging", in der „Age" als Verlauf von Zeit sowie als strukturierende und mit Sinn versehene Größe des Lebensverlaufes thematisiert wird (Fry 2002).

In Hillmans „Wörterbuch der Soziologie", wird *Alter* als ein Lebensabschnitt definiert, „dem nach sozialen Wertvorstellungen u[nd] sozialen Organisationsstrukturen einer Gesellschaft bestimmte Rollen u[nd] Verhaltensweisen zugeordnet werden, oder in dem nach spezif[ischen] Einstellungen, Orientierungen u[nd] nach Reifen u[nd] Informationsstand bestimmte soziale Positionen erstrebt werden." (Hillmann 1994, S. 19f.) In einem anderen Wörterbuch findet sich, eingebettet in einem Beitrag zum Stichwort „Alterssoziologie", eine ähnliche Begriffsbestimmung, wenn dort das „Altern aus soziologischer Sicht" als das „Durchlaufen von bewerteten Altersstufen, die an zugeschriebene soziale *Rollen* gebunden sind", definiert wird (Voigt, Meck 1989, S. 10). Im „Lexikon zur Soziologie" findet sich ein Eintrag zum *sozialen Alter* (social age), in dem darauf aufmerksam gemacht wird, dass es sich hierbei „im Unterschied zu dem nach Lebensjahren gemessenen Alter" um „die sozial bestimmten Definitionen des Altseins" handelt (Fuchs-Heinritz 1994, S. 32). Das soziale Altern gilt als ein „process of re-differentiation and re-integration of social roles and functions, occurring as the individual ages chronologically, and is brought about by role and status changes imposed upon him either by society, or by misfortune, or deliberately self-accepted" (Kutner 1962, S. 8), der unmittelbar in den Kontext des individuellen Lebenslaufes gestellt wird. So heißt es z.B. bei Bengtson und Haber (1975, S. 70):

> „Considered sociologically, aging refers to a sequence of events that take place, or are expected to take place, during an individual's life course (...). Some of these events are directly linked to specific chronological age by law or other formal definition, such as the age of eligibility to vote, to drink liquor, to marry without parental consent, to retire and to receive Social Security benefits. Other events are less regulated by formal forces, such an individual's socioeconomic status, the nature of his work, and his ethnicity or subculture membership."

Die multidisziplinäre Ausrichtung der Gerontologie bringt es mit sich, dass sich eine Vielzahl unterschiedlicher Fachdisziplinen mit dem Altern auseinandersetzen und unter jeweils spezifischer Akzentuierung ihr Verständnis vom Altern ausbreiten. Bango (1994, S. 109f.) hat die verschiedenen Altersdefinitionen aufgespürt und in kondensierter Form zusammengestellt.[6] Demnach bezeichnet

---

[6] Zu den einzelnen Alternsdefinitionen vgl. Schroeter, Prahl (1999, S. 45ff.).

- das *kalendarische Alter* die seit der Geburt vergangene Zeit,
- das *administrative Alter* die Kategorisierung in Altersgruppen für Verwaltung, Statistik usw.,
- das *biologische Alter*, den körperlichen Zustand des Menschen aufgrund der biologischen Vorgänge von Wachstum, Reife, Abbau und Verfall,
- das *rechtliche Alter* die dem (kalendarischen) Alter entsprechenden Rechte, Pflichten und Mündigkeiten,
- das *funktionale Alter* die altersgemäße Funktionalität, Leistungsfähigkeit im Gesamt des sozialen Lebens, besonders des gesellschaftlichen Arbeitsteilungssystems,
- das *psychologische Alter* das Verhältnis des Individuums zu sich selbst, die Selbstdeutung des eigenen Zustands, sich „so alt" zu fühlen und entsprechend zu verhalten,
- das *soziale Alter* die Übernahme der in der Gesellschaft altersspezifisch üblichen Rollen und Positionen,
- das *ethische Alter* das altersgemäße, sittlich-verantwortliche Handeln aufgrund des ethischen Wertbewusstseins und ihm gemäße Handlungsmuster,
- das *religiöse Alter* den altersgemäßen Glauben und die Gottesbeziehung, die entsprechende Konsequenz für Wertorientierung und Lebensführung wie auch für die Art und Intensität der Beteiligung am kirchlichen Leben,
- das *geschichtliche Alter* das Geprägtsein durch zeitgeschichtliche Ereignisse in einem bestimmten Zeitabschnitt des eigenen Lebens (Jahrgangskohorte),
- das *personale Alter* das Zusammenwirken und die Integration aller Altersaspekte während des gesamten Lebens und des Alternsprozesses zur personalen und sozialen Identität.

Martin Kohli (1998) hat auf die dem Altersbegriff inhärente „charakteristische Unschärfe" aufmerksam gemacht, insofern mit diesem Begriff sowohl Altersphasen und Altersgruppen wie auch Teilmengen daraus (so etwa das „hohe Alter") bezeichnet werden. Darauf hatte bereits Radcliff-Brown (1929) hingewiesen, als er die kategoriale Differenzierung von „age-set" (Altersklasse, Altersgruppe) und „age-grade" (Altersstufe) einführte. Während *Altersgruppen* klar abgrenzbare, sozial anerkannte und in unterschiedlichem Ausmaß intern organisierte soziale Gruppen darstellen, figurieren die *Altersstufen* einen temporären Abschnitt im Lebensverlauf und haben insofern einen transitiven Charakter.

Der Begriff des *sozialen Alters* leitet sich nach Rosenmayr (1983, S. 314) aus „dem *Vergleich mit älteren und jüngeren Altersgruppen*" ab und „beinhaltet das *Sichzurechnen zu einer bestimmten Gruppe.*" Es beinhaltet auch einen

„Komplex von normativen Rollenmerkmalen, die sich aus der altersspezifischen Arbeitsteilung und der sozialen Struktur herleiten." (Kon 1979, S. 420) Die Vorstellung eines altersbedingten Wechsels sozialer Rollen findet sich auch in dem von Riley et al (1972, 1988, Riley 1976) im Anschluss an Mannheims (1964) Überlegungen zum „Problem der Generationen" und im Rekurs auf Eisenstadts (1966) Altersstufenkonzept und Parsons' (1968b) Sozialisationsmodell entwickelten Ansatz der Altersstratifikation („age stratum"), in dem der Versuch unternommen wird, eine Analogie von gesellschaftlicher Altersgruppengliederung und Klassenstruktur bzw. sozialer Schichtung herzustellen. Altersschicht („age stratum") wird hier synonym mit Alterskategorie („age category") verwandt und bezeichnet „an aggregate of individuals (or of groups) who are of similar age at a particular time." (Riley et al. 1972, S. 6) Diese Altersschichten unterscheiden sich zum einen nach Größe und Zusammensetzungen und zum anderen durch die Orientierungen und Handlungsformen ihrer Mitglieder. Das Alter wirkt dabei direkt oder indirekt als Kriterium der Rollenzuweisung. Insofern bilden die Alterskriterien eine Grundlage, um Menschen eine Position in der sozialen Struktur zuzuweisen und beeinflussen die Grenzen zwischen den Altersschichten.

Abercrombie et al. (1984, S. 17) weisen in ihrem Wörterbuch darauf hin, dass die Gerontologie als ein Zweig der Biologie das *Altern* (aging) „as a genetically programmed process of living organisms" behandelt, während die „social gerontology is concerned with aging as (1) a contingent process relating to the social and demographic structure of human groups; (2) as an aspect of personal status in the life cycle; (3) as the dynamic component of stratification in terms of generational membership; (4) as a contemporary social problem raising questions about exploitation, victimization and stigmatization." Eher unscharf ist hingegen Cohens (1996, S. 10) Verständnis des *Alterungsprozesses* (process of ageing), das sich auf den Hinweis beschränkt, dass „(t)he process of ageing is often confounded with other associated factors, such as deteriorating physical health, poor nutrition, bereavement, social isolation and depression, which also affect mental abilities so that it is difficult for researchers to isolate and identify the effects of ageing."

In Kenntnisnahme der verschiedenen Einflussfaktoren auf das Altern formulierte Hans Thomae, anerkannter Entwicklungspsychologe und Mitbegründer der Differentiellen Gerontologie, seine These, „daß Altern zwar in vieler Hinsicht biologisches Schicksal sei, daß aber (...) Altern mindestens ebenso berechtigt als *soziales Schicksal* bezeichnet werden könne" (Thomae 1983, S. 18). An anderer Stelle hat er das noch pointierter zum Ausdruck gebracht, als er davon sprach, dass „Altern (...) heute primär soziales Schicksal und erst sekundär funktionelle oder organische Veränderung" sei (Thomae 1969, S. 23).[7] Der Alterungsprozess umschließt die gesamte Lebensspanne, wobei „(t)he early years, however, are characterized by growth of the organism and by enlargement, differentiation and refinement of capacities. The middle and later years are often characterized by the terms »involution« or »senescense«, which imply decline, decrement or loss of function." (Tibbitts 1960, S. 6) Diese Definition ist noch von einem älteren, defizitär geprägten Verständnis von Altern geleitet, demnach „(o)ld age may be defined loosely as the last period of a normal span of life, the period which terminates with death. (...) Rather, old age commences when a person is no longer able to maintain some stated proportion of the achievements of the average adult in his culture." (Cavan et al. 1979, S.1, 8) Die Vorstellung eines lebenslangen, sich über die gesamte Biografie erstreckenden und damit zur Ontogenese gehörenden Alterungsprozesses gehört auch heute noch zu den Grundüberzeugungen gerontologischer Forschung. Doch werden die traditionellen Entwicklungskriterien des Alterns – wie z.B. die Irreversibilität, Universalität, Linearität und Finalität – neu überdacht und mit neuen Entwicklungskriterien – so z.B. mit den Prinzipien der Variabilität, Diskontinuität, Kontextrelativität, Multidirektionalität und Plastizität (vgl. Baltes, Baltes 1989) – konfrontiert.

Und auch in der Alternssoziologie wird das Altern nicht mehr vereinseitigt unter dem Aspekt des Rollenverlustes (Burgess 1957, Rosow 1974) und sozialen Rückzugs (Cumming, Henry 1961)[8] als eine „eigentümlich funktionslose Situation" (Parsons 1968a, S. 82) verstanden, sondern als ein komplexer sozialer Prozess, in dem das Alter in einen zeitlich sequentierten und institutionalisierten Lebenslauf einlagert und damit zugleich zu einem wichtigen gesellschaftlichen Ordnungsprinzip erhoben wird. Der schon von Eisenstadt (1966) und Parsons (1968b) formulierte Gedanke, dass der Mensch in den verschie-

---

7 Zur Paradoxie des Begriffes des „sozialen Schicksals" vgl. Prahl, Schroeter (1996, S. 270ff.).
8 Die *Disengagementtheorie* war, wie Parsons (1961, S. V) im Vorwort der Studie von Cumming und Henry feststellte, „probably the most serious attempt so far to put forward a general theoretical interpretation of the social and psychological nature of the aging process in American society." Und auch die an die Logik der klassischen Untersuchung von Simmons (1970) über „The role of the aged in primitive society" anknüpfende ethnogerontologische *Modernisierungstheorie* ist von der Annahme geleitet, „that the role and status of the aged varies systematically with the degree of modernization of society and that modernization tends to decrease the relative status of the aged and to undermine their security within the social system." (Cowgill 1972, S. 13)

nen Phasen seiner Sozialisationsgeschichte unterschiedlich strukturierte und zunehmend differenzierte Rollenbeziehungen durchläuft, wurde zunächst von der in den 60er-Jahren in den USA entwickelten Lebenslaufforschung und später dann auch in der deutschsprachigen soziologischen Biografieforschung aufgegriffen und weiterentwickelt. In den 80er-Jahren ist dann mit der *Lebens(ver)- laufsperspektive* ein neues „Paradigma" (Elder 1995) entstanden, das sich zur scheinbar „neuen Orthodoxie" (Marshall 1996, S. 22) der Alternsforschung entwickelte.

Schelsky (1965, S. 199) zählte das Alter zu jenen „biologischen Grundbefindlichkeiten", die jedoch „auch einer sozial bedingten Wandlung unterworfen werden", sodass sich die „»Natürlichkeit« dieser Tatbestände (...) als in hohem Maße sozial gestaltet (enthüllt)." Dem hält Rosenmayr entgegen, dass das Alter in doppelter Hinsicht eine „gesellschaftliche Festlegung biologischer Vorgegebenheit" sei, nämlich „entsprechend den ökonomischen Prozessen der Bedürfnisbefriedigung und entsprechend den orientierenden und den Lebensstil gestaltenden Modellen und Normierungen." Mit dieser Lesart geht er „über die Vorstellung von »sozialer Überformung« biologischer Realität hinaus, da soziale Altersränge auferlegt, sozial produziert werden, um den Ansprüchen der Daseinsbewältigung einer Gesellschaft zu genügen. *Alter ist also keineswegs nur als sozial transformierte biologische Realität, sondern als soziale Hervorbringung anzusehen*" (Rosenmayr 1978a, S. 21f., eigene Hervorhebung), sodass es durchaus als gerechtfertigt erscheint, den Lebenslauf (vgl. Gubrium et al, 1994, Kohli, Meyer 1986, Meyer 1988) und das Alter als *soziale Konstruktionen* zu betrachten (vgl. Green 1993, Hazan 1994, Phillipson 1982). In jüngster Zeit ist das Alter in der Soziologie zwar wiederholt aus konstruktivistischer Sicht untersucht worden, doch bleiben die dabei thematisierten Altersdiskurse entweder historisch geleitet (vgl. u.a. Göckenjan 2000, von Kondratowitz 2002), oder aber sie werden aus einer systemtheoretischen Perspektive (vgl. Saake 1998, 2002) betrachtet. Die vereinzelten Hinweise darauf (vgl. Prahl, Schroeter 2000, Schroeter 2000a), wie die disziplinierungstheoretischen Ansätze von Weber, Elias und Foucault alternssoziologisch einzubinden wären, harren hingegen noch einer systematischen Bearbeitung, während in der anglo-amerikanischen Pflegeforschung bereits seit Mitte der 90er-Jahre eine lebhafte Auseinandersetzung mit dem Foucault'schen Disziplinierungsansatz zu beobachten ist (vgl. Kap. 4 dieser Studie).

Rosenmayr differenziert zwischen dem *Altern* als „eine naturhafte Veränderung des Lebendigen, die durch Verluste und Einschränkungen gekennzeichnet ist" (Rosenmayr 1989b, S. 153) und dem *Alter* als „Status, der sich aus Zeitspannen im individuellen und sozialen Leben ergibt, die durch Handlungen, Positionen und spezifische Entscheidungen charakterisiert werden" (Rosenmayr 1978a, S. 34), wobei er (Rosenmayr 1978c, S. 114) den Status als „die Wertschätzung oder Geltungshöhe, die durch soziale Gliederung hergestellt bzw. zugewiesen wird", definiert. Einen ähnlichen Ansatzpunkt wählt Tews (1971, S. 49), für den eine „soziologisch-sozialpsychologische Bestimmung des Alterns (...) von im Verhältnis zur Zeit des mittleren Erwachsenenalters veränderten, Rollen, Positionen und verändertem Status aus(geht)." Backes und Clemens (1998a, S. 24) verwenden Alter als einen „umfassenden Begriff", der „sich in seinen gesellschaftlichen Facetten nicht in Hinsicht auf einzelne Individuen auf(löst), sondern (...) durch unterschiedliche »Lebenslagen im Alter« in Teilgruppen und Teilphasen zu differenzieren (ist)." Schroeter und Prahl (1999, S. 115) sehen im Alter „ein soziales Strukturierungsprinzip, durch welches zugleich Zugang und Ausschluss von sozialen Teilnahmechancen geregelt und soziale Beziehungen hergestellt oder unterbunden werden."

Betrachtet man diese verschiedenen Vorstellungen von Alter und Altern, so fällt auf, dass unter Altern zumeist ein individueller sozialbiologischer Prozess verstanden wird, dem sich der Einzelne nicht entziehen kann. Aber es altern nicht nur Individuen, sondern auch Kollektive, ganze Generationen, Institutionen, Gesellschaften und Kulturen. Nur wird dann weniger vom Altern gesprochen, sondern von sozialem Wandel, Evolution, sozialer, gesellschaftlicher oder kultureller Entwicklung, sozialen Differenzierungsprozessen o.Ä.

Dass eine solche makrosoziologisch und zivilisationstheoretisch ausgerichtete Perspektive in der eher anwendungsorientierten Alternssoziologie bislang nur am Rande Erwähnung fand, ist wenig überraschend. Ihre Akzentuierung ist eine andere. Sie zielt im Wesentlichen auf das Verhalten älterer Menschen. So unterscheidet Hazan (1996, S. 344) zwischen drei Kernpunkten „in the study of behavioural phenomena in later life (...): the relative importance in ageing of universal human processes and specific cultural factors; the dialectic between stability and change in later life; questions concerning the place of the elderly in a social structure, and in the symbolic worlds of both aged and non-aged persons."

Damit wird freilich noch nicht das gesamte Spektrum einer Soziologie des Alterns abgedeckt. Rosenmayr (1991a, S. 218) differenziert zwischen einer Alterssoziologie (Gerosoziologie) und einer Soziologie der Lebensalter, die wiederum mit ihren Programmen und Fragestellungen zugleich auch zur *Sozialgerontologie* gehören. Die wird von Rosenmayr (1991b, S. 530) als ein „Sammel- und Integrationsbereich von Fragestellungen und »Forschungsprogrammen« (...) aus verschiedenen Disziplinen der Human-, Sozial-, Kultur- und Geisteswissenschaften" bezeichnet, die sich damit befasst, „wie das handelnde Subjekt im sich wandelnden sozialen und kulturellen Kontext zu den biologischen, durch den Lebenslauf bedingten Veränderungen des (eigenen) Organismus sich einstellt und verhält." Innerhalb dieser behandelt die *Gerosoziologie* die Einstellungen, Verhaltensweisen, Sozialbeziehungen und Bedürfnisse der sozioökonomisch, kulturell und bildungsmäßig unterschiedlichen Gruppen Älterer, Alter und Hochbetagter sowie die gesellschaftlichen Einrichtungen zur Erfüllung dieser Bedürfnisse und die gesellschaftlichen Bewertungen der verschiedenen Segmente der älteren Bevölkerung. Bei der *Soziologie der Lebensalter* steht dagegen die gesellschaftliche Differenzierung in eine Vielzahl von Altersgruppen, Kohorten und Generationen sowie das historisch sich wandelnde Verhältnis dieser zueinander im Vordergrund.

In der von Tews (1979, S. 14, 121) vertretenen *Gerontosoziologie* sind hingegen beide Aspekte vereinigt, wenn er hervorhebt, dass sich diese mit den strukturell beeinflussten individuellen und kollektiven, in der Zeit ablaufenden Prozessen, Übergängen und Veränderungen befasst. In ähnlicher Form rücken auch Prahl und Schroeter (1996, S. 12ff.) sowohl die Strukturkategorie Alter als auch die Prozesskategorie Altern ins Zentrum ihrer Soziologie des Alterns.[9] Damit vertreten sie eine Lesart, die der von George nahe steht, die in der „(s)ocial gerontology, or the sociology of aging, (...) two primary foci" ausmacht: „(a) social factors during late life, and (b) social antecedents and consequences of aging. Thus, social gerontology includes examination of both the status of being old and the process of becoming old." (George 2000, S. 78f.)

Auf einer anderen Ebene der Unterscheidung übernimmt Backes (2000d) den Begriff der Gerontosoziologie, um damit die *Soziologie in der Gerontologie* zu kennzeichnen und diese gleichsam von der *Alternssoziologie in der Soziologie* zu trennen. Ähnlich verfährt Clemens (1998, S. 101), wenn er infolge des „zu geringe(n) Bezug(s) der Gerontologie zur Gesellschaftstheorie" die Entstehung „altersrelevante(r) Entwicklungsstränge *innerhalb der Soziologie* und *außerhalb der Gerontologie*" beobachtet und zu der Überzeugung gelangt, dass auf diese Weise „die Stellung der Alternssoziologie *innerhalb* der Sozialen Gerontologie sozial und kognitiv eingeschränkt (wurde)." Diese inhaltlich wohl

---

9 Insofern ist auch im weiteren Verlauf dieser Studie mit dem Begriff „Altern" immer diese doppelte Bedeutung gemeint. Sie entspricht dem Bedeutungsgehalt, der in der Alternssoziologie auch oftmals mit dem eingeklammerten (n) zum Ausdruck gebracht wird, auf das hier jedoch aus Gründen der Lesefreundlichkeit verzichtet wird.

zu rechtfertigende Scheidung bedarf aber noch einer genaueren Explikation und einer entsprechenden Zuordnung.

Versucht man die bislang vorgelegten Beiträge zur theoretischen Alternssoziologie systematisch zu ordnen, so wird man feststellen, dass sie sich entweder auf der Ebene der Mikrosoziologie (so z.B. die Aktivitätsthese, die Rollentheorie oder der Kontinuitätsansatz) oder aber auf der Ebene der Makrosoziologie bewegen (so z.B. die politische Ökonomie des Alters, die Modernisierungstheorie, die Disengagementtheorie oder auch der systemtheoretische Ansatz). Nur wenige Ansätze – wie z.B. der Altersstratifikationsansatz oder die Lebensverlaufsperspektive versuchen, diese beiden Ebenen in sich zu vereinen. Insofern gilt noch immer die Feststellung von Ferraro, dass die

> „sociology of aging has contributed much to our understanding of human aging. Yet social thought about aging has tended to focus on either the micro or macro levels of analysis, with little discussion of the link between the two. While research continues to mushroom within each level of analysis a »theoretical map« is needed to interpret and appreciate the landscape of findings." (Ferraro 1997, S. 133)

Nun ist die Alternssoziologie trotz aller beklagter theoretischer Defizite keineswegs theorielos.[10] Doch hat der theoretische Altersdiskurs im anglo-amerikanischen Raum eine weitaus längere Tradition, sodass man feststellen muss, dass in Deutschland erst eine „verhaltene Diskussion über die Angemessenheit und Formen soziologischer Theoriebildung zum Thema »Alter(n) und Gesellschaft« begonnen (hat)." (Clemens 2000b, S. 58) Doch auch hier zu Lande ist Bewegung in die theoriegeleitete Alternssoziologie gekommen. Das hat in nicht unerheblichem Maße mit der Gründung der Sektion „Alter(n) und Gesellschaft" in der Deutschen Gesellschaft für Soziologie (DGS) zu tun, die sich konstituiert hat, weil „innerhalb der institutionalisierten deutschen Soziologie (...) das Thema »Alter(n)n und Gesellschaft« bislang keine seiner Bedeutung angemessene organisierte Entsprechung (fand)." (Backes 1998, S. 60) Dem wurde mit der Sektionsgründung etwas entgegengehalten, um die „Diskussion um Alter und Altern als konstitutive Elemente der Gesellschaftsstruktur innerhalb der Soziologie" zu beleben und „die bisher eher geringe Bedeutung der Soziologie als Fach innerhalb einer interdisziplinären Alternswissenschaft" zu fördern und zu entwickeln (vgl. Backes 1998, S. 61f., Backes, Clemens 1998b, S. 96f.).

---

10 Zum Stand der theoretischen Alternssoziologie vgl. zuletzt die Abhandlungen u.a. von Backes (2000b), Backes, Clemens (1998a), Bengtson et al. (1996, 1997), Dallinger, Schroeter (2002a), Lynott, Lynott (1996), Marshall (1995, 1996), Passuth, Bengtson (1988), Schroeter (2000c, 2003b).

In jüngster Zeit sind weitere Impuls gebende Beiträge – etwa der anomietheoretische Ansatz von Backes (1997a) oder der systemtheoretisch geleitete Ansatz von Saake (1998, 2002) – hinzugetreten, die als Bausteine zu einer theoretischen Fundierung der Alternssoziologie genutzt werden können, sodass die Hoffnung besteht, dass die von Clemens (2000b, S. 58) konstatierte „verhaltene theoriengeleitete Diskussion zum Thema »Alter(n) und Gesellschaft«" weiteren Auftrieb erfährt. In diesem Zusammenhang ist auch die von Prahl und Schroeter (2000) in der „Zeitschrift für Ethik und Sozialwissenschaften" eröffnete Debatte über das „Altern im Fadenkreuz von Individualisierung und Vergesellschaftung" zu erwähnen,[11] die – wie bei einem solch diskursiven Streitforum durchaus intendiert – ein unterschiedlich schimmerndes Licht auf den theoretischen Alternsdiskurs geworfen hat. Nicht erst als ein Ergebnis dieser Debatte dürfte jedoch die Vermittlung zwischen Mikro- und Makroebene, zwischen Individuum und Gesellschaft eine der wesentlichen Herausforderungen einer theoriegeleiteten Alternssoziologie sein. Insofern sollte sie die soziologischen Theoriemodelle, die sich an der Schnittstelle von individueller Handlungs- und gesellschaftlicher Strukturebene bewegen, aufgreifen und konzeptionell weiterentwickeln (vgl. Dallinger, Schroeter 2002b).

Altern ist entgegen der von Leopold von Wiese (1954) attestierten Einschätzung kein Modethema, sondern ein Gegenwarts- und Zukunftsthema der Soziologie. Während die soziologische Alternsforschung ihre Leistungen im sozialen Anwendungsbezug – wie etwa bei der Sozialplanung – schon seit längerem überzeugend dargeboten hat, scheint sie nun auch wieder vermehrt auf allgemein soziologische Bezüge zurückzugreifen und den theoretischen Diskurs neu beleben zu wollen. Der Weg dorthin kann nur über die Allgemeine Soziologie führen.

Als spezielle und angewandte Soziologie steht die Alternssoziologie in einem Spannungsverhältnis zwischen allgemeiner und angewandter Soziologie. Betrachtet man die verschiedenen Beiträge der Alterns- bzw. Gerontosoziologie, so lassen sich diese in sechs Aufgabenbereiche unterteilen (vgl. Clemens 1999, Tews 1979, Tokarski 1991):

---

[11] In dieser Debatte geht es um die Nutzbarkeit „großer" soziologischer Theoriebildungen (vor allem um die Figurationstheorie von Norbert Elias und um die praxeologische Theorie von Pierre Bourdieu, aber auch um die Disziplinierungstheorie von Michel Foucault und um die Kommunikationstheorie von Jürgen Habermas) für die Alternssoziologie. Dazu äußerten sich neben den Verfassern des Hauptaufsatzes insgesamt 21 Diskutanten, die, wie die Autoren in ihrer Replik auf die einzelnen Beiträge feststellen (Schroeter, Prahl 2000, S. 473), den Beitrag lebhaft aufgriffen und erfreulich kontrovers diskutierten.

- Analyse des gesellschaftlichen Strukturwandels und seiner Folgen auf die Alternssituation;
- kritische Stellungnahme zu den Bedingungen und Voraussetzungen zur Verbesserung der Alternssituation heutiger und künftiger Generationen älterer Menschen;
- Information und Aufklärung durch theoretisch und empirisch gestützte Forschungen zur Beurteilung sozialer Sachverhalte;
- Planungshilfe durch forschungstechnische Umformulierung und Präzisierung politischer Zielvorstellungen;
- Praxisfunktion durch Beiträge zur Verbesserung der Praxis der Altenhilfe;
- didaktische Funktion in Gestalt der Weitergabe soziologischer Erkenntnisse an Praktiker, um Verhaltensänderungen zu erzielen.

Prekär ist dieses Verhältnis von allgemeiner und angewandter Soziologie vor allem deswegen, weil vonseiten der Praxis ein „unmittelbare(r) Druck von ad hoc Problemen" an die Wissenschaft herangetragen wird, die dann „nach schnellen (...) ad hoc Lösungen verlangen" (Stosberg 2000, S. 37). Damit fehlt dann die Zeit für intensive theoretische Bemühungen. Gerade die sollte sich die Alternssoziologie aber nehmen, denn ein problemlösungswissenschaftlicher Ansatz verlangt auch die Übersetzung eines praktischen Problems in theoriegeleitete Überlegungen, auf deren Folie dann mögliche Handlungsalternativen und Interventionsstrategien zu formulieren sind. Eine Erwartung an die Alternssoziologie besteht darin, sich auf den reichhaltigen Fundus der Allgemeinen Soziologie rückzubesinnen und eben diese Ansätze für ihr eigenes Sujet fruchtbar zu machen (vgl. Clemens 2000b, S. 57, Schroeter 2000c). Sie hat m.a.W. ihren spezifischen Gegenstandsbereich unter Anwendung allgemeiner soziologischer Erkenntnisse zu bearbeiten und in einen theoretisch-analytischen Erklärungszusammenhang zu setzen.

Unter dem spezifischen Augenmerk des Alterns hat sie die soziale Wirklichkeit also zunächst einmal zu illustrieren und zu erklären. Das hinwiederum erfordert nicht nur ein Arsenal adäquater methodischer Instrumente, sondern auch eine theoretische Begriffsapparatur, die sie nur aus der Allgemeinen Soziologie entnehmen, oder aber selbst entfalten und damit rückwirkend in die Allgemeine Soziologie einbinden kann.

Diesem Anliegen gilt auch das Ansinnen dieser Studie. In ihrem Zentrum steht ein theoriegeleiteter Blick auf die *Pflege als eine spezifische Figuration in der Lebensphase Alter*. Es geht nicht um die Entwicklung einer soziologischen Alternstheorie, sondern zunächst einmal um die *Entwicklung eines heuristischen*

Rahmenkonzeptes für die Analyse der Lebenslagen älterer Menschen im figurativen Feld der Pflege.
Der Wunsch, die durch den wissenschaftlichen Blick erzeugte Multiperspektivität des Alters quasi durch eine Megatheorie aufzulösen, führt sicherlich in die Irre. Eine Alternstheorie ist zugleich auch immer auf die Perspektive der Soziologie und deren Methode verwiesen. Alter taucht in der Fassette auf, deren Spiegel gerade auf sie gerichtet ist. Das schließt die oft angesprochene Rückwirkung des Alters auf die Theoriebildung nicht aus (vgl. Dallinger, Schroeter 2002b).

Wenn es hier also um die Entwicklung eines Bezugsrahmens für eine theoriegeleitete Sicht (*theorein* – griech.: schauen) auf die Lebenslagen des Alterns im figurativen Feld der Pflege geht, so liegt dem die Überzeugung zugrunde, dass soziologische Theorien die „soziale Wirklichkeit" – die aus der Beobachterperspektive der Soziologie immer eine gesellschaftliche ist – zu deuten und zu interpretieren haben. So wie soziologische Theorien im Allgemeinen nicht *primär* dazu da sind, die gesellschaftliche Praxis zu verbessern, so ist es auch nicht die primäre Aufgabe einer theoriegeleiteten Alterns- oder Pflegesoziologie, Strategien zu entwickeln, um individuelle oder kollektive Alterungs- oder Pflegeprozesse zu optimieren. Theorien sind keine Handlungsanleitung. Gleichwohl sind sie auch kein Selbstzweck. Sie haben durchaus nach praktischem Sinn, verbesserten Gestaltungsmöglichkeiten oder nach Wünschbarkeit zu fragen (vgl. Dallinger, Schroeter 2002b, S. 18). Insofern muss eine soziologische Alterns- oder Pflegewissenschaft durch eine Kritik am Bestehenden und auch durch das Aufzeigen von denkbaren Möglichkeiten ihren Beitrag für ein „besseres Leben im Alter" leisten. Eine theoriegeleitete Alternssoziologie ist nicht nur nach der Überprüfbarkeit und Übereinstimmung mit der Wirklichkeit, sondern immer auch hinsichtlich übergeordneter Kriterien – wie z.B. Freiheit oder Emanzipation – zu beurteilen (vgl. Habermas 1984a+b, Moody 1988). Aber sie muss sich auch an der Empirie bewähren können. Dabei sind – man kann es gar nicht oft genug betonen – Theorien „nur *Modelle* der Wirklichkeit und in diesem Sinne immer bewusst konstruierte Vereinfachungen für bestimmte Zwecke" (Esser 1993, S. 51). Die empirischen Werkzeuge, die Operationalisierungen und Messhypothesen sind immer auf die Theorie, aus der heraus sie entwickelt werden, zugeschnitten. Theorie und die „erhobenen" empirischen Daten sind eine Einheit. Damit dies nicht ein hermeneutischer Zirkel wird, ist hier auf das Korrektiv der konkurrierenden Deutungsangebote von sozialer Wirklichkeit und auf die Kritik der „Scientific Community" zu setzen. Und so kann die Alternssoziologie von den die Beobachterposition und die doppelte Hermeneutik[12] der Begriffe in Betracht ziehenden konstruktivistischen Ansätzen ein reflexives Wissenschafts- und Empirieverständnis erben (vgl. Dallinger, Schroeter 2002b).

Auf dem Hintergrund dieses wissenschaftlichen Vorverständnisses sollen hier „Bausteine" für ein theoriegeleitetes Rahmenkonzept zur Analyse der Lebenslagen älterer Menschen im figurativen Feld der Pflege vorgelegt und zu einem heuristischen Modell der „figurativen Felder" zusammengefügt werden (Kap. 2). Hier wird in einem insbesondere auf die Bourdieu'sche Feldtheorie und die Elias'sche Figurationssoziologie rekurrierenden Modellansatz versucht, einen begrifflichen Analyseschlüssel zu entwickeln, der helfen soll, die in den alternstheoretischen Konzepten noch immer unterschwellig wirkende Dichotomie von Individuum und Gesellschaft aufzubrechen. Dazu werden die figurativen Felder sowohl als *Deutungsrahmen* wie auch als *Handlungsfelder* konzeptioniert. Demnach erschließen sich die figurativen Felder über den habituell gesteuerten „praktischen Sinn" (Bourdieu), sie sind aber vor allem Felder, auf denen um „Wahrung oder Veränderung der Kräfteverhältnisse" gerungen wird. Es geht also letztlich um Macht bzw. um die „relative Spielstärke" (Elias) der Akteure.

Mit diesem Modell der figurativen Felder wird nicht der Anspruch erhoben, das oftmals beklagte Theoriedefizit der Alternssoziologie zu beheben, aber es soll seinen Beitrag dazu leisten, Teile davon zu schließen. Wenn eine Theorie (...) das Netz (ist), das wir auswerfen, um »die Welt« einzufangen – sie zu rationalisieren, zu erklären und zu beherrschen" (Popper 1971, S. 31), so sind die Überlegungen zu den figurativen Feldern allenfalls eine Masche in diesem Netz. Dieser Masche weitere hinzuzufügen und sie im Laufe der Zeit enger zu ziehen, wäre eine Aufgabe künftiger Forschung. Diese Studie zielt darauf, mit ihrem Beitrag Sondierungsoptionen anzubieten, die hilfreich sein mögen, die soziale Figur der Pflege als eine spezifische Figuration der Lebensphase Alter in ihrem relationalen Charakter sowie in ihrer sozialgestalterischen Funktion zu analysieren. Die hier vorgelegten Sondierungsoptionen sind als Mosaiksteine eines theoretisch verschiedenfarbigen Rahmenkonzeptes zu verstehen, die sicherlich noch einer weiteren theoretischen Zementierung – und wohl auch einer näheren

---

12 Giddens (1997, S. 429f.) hat darauf aufmerksam gemacht, dass soziologische Begriffe einer „doppelten Hermeneutik" unterliegen. Mit diesem terminus technicus soll zum Ausdruck gebracht werden, dass ein sozialer Untersuchungsgegenstand nicht nur von Wissenschaftlern interpretiert wird, sondern auch selbst eine interpretierende Handlung ist und dass es in der Praxis der Sozialforschung stets einen beständigen Austausch zwischen der Sicht der handelnden Akteure und der Sicht der Forscher geben muss.

empirischen Überprüfung – bedürfen. Das Modell der figurativen Felder ist zunächst einmal eine in Form eines Werkstattberichtes festgehaltene zwischenzeitliche Momentaufnahme aus einem sich stetig weiterentwickelnden Theorielaboratorium.

Diese Momentaufnahme wird jedoch als Ausgangspunkt genommen, um die Pflege, als eine spezifische Figuration im Alter, näher in den Blick zu nehmen (Kap. 3). Dazu wird das figurative Feld der Pflege als ein in sich differenzierter (und in eine Vielzahl von Subfeldern untergliederter) gesellschaftlicher Teilbereich im Gesundheitssystem mit spezifischen und spezialisierten Akteuren skizziert, der über eigene materiale und soziale Ressourcen verfügt und nach eigenen Regeln und Logiken funktioniert. Das figurative Feld der Pflege wird als ein relationales Kräftefeld konzipiert, das im Wesentlichen drei Rahmungen abbildet, insofern es immer zugleich *Deutungsrahmen, Strukturrahmen* und *Handlungsrahmen* figuriert. Dabei werden zum einen die spezifische Feldlogik in den Blick genommen und die im Pflegefeld als selbstverständlich wahrgenommenen Grundüberzeugungen dargelegt, die für das als richtig vorausgesetzte Denken, für die *Doxa* im Feld der Pflege stehen. Zum anderen wird mit dem *Vulnerabilitätskapital*, als eine spezifische Form des korporalen Kapitals, die besondere Kapitalform des Pflegefeldes herausgearbeitet.

Fernerhin wird aufgezeigt (Kap. 4), wie sich im naturwissenschaftlichen Schatten der Medizin Pflege-Diskurse entwickeln und zu einem Macht/Wissen-Komplex formieren. Dabei wird zu zeigen sein, wie sich die durch die Formierung und Etablierung von Pflegediskursen konstituierte Pflegewirklichkeit über habitualisierte Wahrnehmungs- und Deutungsschemata in praxeologischen Pflege-Strategien materialisiert und zu einem allgemeinen *Dispositiv der Pflege* (Schroeter 2005b) verdichtet. An den Diskursbeispielen von Pflegediagnostik und Case-Mangement wird gezeigt, wie sich das Pflegedispositiv in das auf Regulierung und Norm(alis)ierung der Gesamtbevölkerung zielende Dispositiv der „Bio-Politik" integriert.

2 Skizzen zu einem Modell der „Figurativen Felder"

2.1 Eine Heuristik zur (Re-)Konstruktion sozialer Ordnungen des Alterns

Will man die „normativen Unbestimmtheiten im gegenwärtigen Diskurs über das Alter" (von Kondratowitz 1990) und die Ziel-Mittel-Diskrepanz von Vergesellschaftungszielen und Vergesellschaftungsmitteln (vgl. Backes 1997a, 2000c) theoretisch auflösen und die multiplen Sozialfiguren des Alterns weitgehend transparent machen, so bedarf es verschiedener „Theorieheuristiken" (vgl. Kelle 2000, S. 185ff.), mit deren Hilfe die wechselseitigen Durchdringungen der verschiedenen Ebenen und Ordnungen des Alterns approximativ zu erschließen wären. Das heißt m.a.W., dass die sozialen Ordnungen des Alterns sowohl auf der Mikro- als auch auf der Makro-Ebene, sowohl in den alltäglichen „Interaktionsordnungen" (Goffman 1983) als auch in den Dimensionen des gesamtgesellschaftlichen Strukturgefüges und – nolens volens – als hintergründig wirkende Deutungsmuster im Alltagsverständnis wie auch als heuristische Konstruktionen in den wissenschaftlichen Modellen und Diskursen zu finden sind.

Das Alter ist also immer eine *komplexe Konstruktion* mit vielschichtigen und z.T. divergierenden Sinnzusammenhängen. Da ist es schon verwunderlich, dass die figurationstheoretischen Möglichkeiten zur Analyse der „relativen Autonomie" des Alterns im „ungeplanten Prozess" des Altersstrukturwandels lange Zeit ignoriert wurden (vgl. Amrhein 2004b; Schroeter 2000d, 2000e). Das Alter wird auf verschiedenen Ebenen wahrgenommen, gedeutet – und konstruiert. Auf der unmittelbaren Interaktionsebene, wo die Akteure von Angesicht zu Angesicht auf der Grundlage hintergründiger Deutungsrahmen *(frames)* die Rahmungen *(framing)* als sinnaktualisierte Praxis entfalten (vgl. Goffman 1977), können die Akteure dabei durchaus im Wechsel ihrer „Sinnwelten" (Hitzler 1988) ein unterschiedliches Rahmungswissen über das Alter aktivieren (vgl. Kap. 2.4.2).

Auch auf der organisatorischen und gesellschaftlichen Strukturebene findet sich das Alter in verschieden ausgeprägten und unterschiedlich verfestigten Sozialfiguren. In nahezu allen gesellschaftlich relevanten Feldern – von der Ökonomie bis zur Religion, vom Recht bis zur Wissenschaft, von der Medizin bis zur Politik usw. – wird das Alter nach der jeweils feldimmanenten Logik konstruiert. Die entsprechenden Deutungsmuster und Ordnungsfiguren reichen vom (untergründigen?) Anciennitätsprinzip bis zum institutionalisierten Lebenslauf und Generationenvertrag, von informellen Alterszuschreibungen bis zum rechtlich verankerten Ruhestand etc. Welche Gestalt die Konstruktion des Alterns dabei annimmt, hängt zum einem ganz wesentlichen Teil von der dem Feld zugrunde liegenden *illusio* (Bourdieu), bzw. von dem dort aktivierten Rahmungswissen (Goffman) wie auch von den dort wirkenden Kräfteverhältnissen ab. Sie figurieren die sozialen Ordnungen des Alterns. So wird das Altern in verschiedenen Feldern verschieden figuriert und verschieden konstruiert. Mal erscheint es als Last und Bürde, ein anderes Mal als eine zu weckende Ressource. Die soziale Figur des Alterns ist nur in ihrer wechselseitigen Verflechtung und Durchdringung mit anderen (politischen, ökonomischen, rechtlichen, alltäglichen usw.) Sozialfiguren zu verstehen. Altern ist keine in sich geschlossene Einheit, weder auf der individuellen noch auf der kollektiven Betrachtungsebene. Alter ist weder eine fensterlose Monade noch ein geschlossenes soziales System. Altern ist ein soziales Ordnungsprinzip, das ständigen Änderungen unterworfen ist. Eine wie sich auch immer gestaltende Ordnung des Alterns kann nichts anders sein als eine – freilich unterschiedlich lange andauernde und wirkende – Momentaufnahme im fortlaufenden Blitzlichtgewitter sozialer Wandlungen. Altern ist eine verschieden ausgeprägte Form von Vergemeinschaftung und Vergesellschaftung (Tönnies, Weber). Gemeinschaftliche und gesellschaftliche Alternsordnungen – von der gemeinschaftlichen Großelternschaft bis zur gesellschaftlichen Ruhestandsregelung - verlaufen in einem differenzierten „Nebeneinander" und „Nacheinander".

Die in der Soziologie bekannten idealtypischen Differenzierungsfiguren – etwa von Gemeinschaft und Gesellschaft (Tönnies), von Zentrum, Umfeld und Peripherie oder von segmentärer, stratifikatorischer und funktionaler Differenzierung (Luhmann) – sind zunächst einmal modellhaft konstruierte Klassifikationsinstrumente, mit denen sich Ausschnitte der Wirklichkeit modellhaft abbilden lassen. Modelle sind aber nicht die Wirklichkeit, sondern nur beobachtete Bilder von der Wirklichkeit. Das gilt auch für die Feststellung, dass in modernen Gesellschaften mehrere Differenzierungsformen zugleich bestehen, so wie es innerhalb von Gesellschaften auch immer Gemeinschaften oder innerhalb der funktional differenzierten Gesellschaftssysteme zugleich auch immer segmentäre und stratifikatorische Differenzierungen gibt.

Wirft man die Frage „Zur Konstruktion sozialer Ordnungen des Alter(n)s" (Backes et al. 2001) auf, so wird man feststellen, dass das Alter zum einen selbst ein Klassifikations- und Strukturierungsprinzip in der Gesellschaft ist, durch welches Zugang und Ausschluss von sozialen Teilnahmechancen geregelt und soziale Beziehungen hergestellt oder unterbunden werden und dass auf der anderen Seite aber eben auch gesellschaftliche Differenzierungen getroffen und Ordnungen geschaffen werden, von denen auch das Alter berührt wird. Figurationssoziologisch wird man also differenzieren müssen zwischen spezifischen Altern in Figurationen und den Figurationen im Alter (Schroeter 2000b). *Altern in Figurationen* heißt zunächst einmal, dass der älter werdende Mensch in verschiedenen wechselseitigen Abhängigkeiten mit unterschiedlichen Machtbalancen zu anderen Menschen, Gruppen von Menschen oder sozialen Institutionen und Organisationen steht. Ältere Menschen bewegen sich auf vielen Feldern zusammen mit Menschen anderer Altersgruppen (in der Familie, im Beruf, in der Freizeit usw.). Es gibt also eine Vielzahl figurativer Felder, auf denen auch ältere Menschen zu finden sind, so dass hier eine nahezu unendliche Anschlussfähigkeit besteht. Und die dokumentiert sich ja auch in der Vielzahl der Betrachtungen, so z.b. in der des älteren Menschen im Straßenverkehrs, des älteren Arbeitnehmers, des älteren Patienten, des älteren Kirchgängers, des Seniortouristen usw.

Zum andern gibt es aber eben auch spezifische *Figurationen im Alter*, d.h. Figurationen, die entweder durch das Alter oder durch den Alterungsprozess bedingt sind oder in denen vornehmlich ältere Menschen zu finden sind (z.b. der so genannte Ruhestand, die (Ur-)Großelternschaft, die Pflegebedürftigkeit).

Doch wie man es auch betrachtet, Altern ist eine soziale Konstruktion und keine Realität *sui generis*! Altern ist gewiss ein durchgehender biologischer Prozess, doch dieser Prozess ist zugleich auch immer durch soziale und gesellschaftliche Faktoren beeinflusst bzw. überformt, sodass das Alter eben darum als „soziale Hervorbringung" anzusehen ist (vgl. Rosenmayr 1978a, S. 22), die jedoch in ihrer konstruierten sozialen Figur unterschiedlichen Rahmungen (im Sinne Goffmans) unterliegt.

Wie unterschiedlich diese Rahmungen sind und wie verschieden das Altern entsprechend dieser Rahmungen aktualisiert wird, zeigt ein Blick auf den Alternsdiskurs, der seinerseits einen Rahmen bildet, in dem sich die verschiedenen Vorstellungen vom Alter und Altsein zu einem allgemeinen und moralisch geleiteten Aussagesystem über das Alter verdichtet haben. Dabei wurden und werden zugleich auch immer verschiedene „Alterserwartungscodes" formuliert, „in denen explizit oder beiläufig Alter immer wieder konstruiert, Verpflichtungen erinnert, Erwartungen modifiziert, kontinuierlich Zeitdeutungen produziert werden. Formuliert werden richtiges Verhalten, ideale Einstellungen, Orientierungschancen für Jüngere, eben Muster sozialer Ordnung." (Göckenjan 2000, S. 25)

Verfolgt man den Altersdiskurs über die historische Zeit, so trifft man auf ein Altersbild, das sowohl mit positiven als auch mit negativen Assoziationen verbunden ist und von Baltes (1996) mit der Metapher „Hoffnung mit Trauerflor" umschrieben wird. Diese Ambivalenz, die sich heute z.b. darin zeigt, wenn etwa von „vitalen Senioren" bzw. vom „erfolgreichen" oder „produktiven Alter" auf der einen und von „kranken und dementen Alten" bzw. vom „pflegebedürftigen Alter" – pietätvollerweise ist im gerontologischen Diskurs nicht vom „erfolglosen", „gescheiterten" oder gar „unproduktiven Alter" die Rede – oder vom „vierten" oder neuerdings auch vom „fünften Alter" auf der anderen Seite gesprochen wird, ist aber keineswegs neu, vielmehr lassen sich ähnliche „Dichotomisierungen des Alters" (vgl. von Kondratowitz 2002) auch im historischen Altersdiskurs finden.

Eine Soziologie des Alterns hat die Vergemeinschaftung und Vergesellschaftung des Alterns (vgl. Schroeter, Zängl 2004) ins Visier zu nehmen. Als Spezielle Soziologie hat sie ihren speziellen „Untersuchungsgegenstand" Altern mit dem ihr zur Verfügung stehenden Instrumentarium aus der Allgemeinen Soziologie empirisch zu erfassen und theoretisch-analytisch zu erklären. Weil man aber „bereits eine ungefähre Theorie haben (muß), um überhaupt richtig Fragen an die Beobachtungen stellen, um erfolgreich statistische Daten verbinden zu können" (Neurath 1931, S, 109), sollen im Folgenden im Rückgriff auf Beiträge aus der Allgemeinen Soziologie die für eine feld- und figurationssoziologische Betrachtung des Alterns erforderliche „Elemente" sondiert werden.

2.2 Felder und Figurationen

2.2.1 Zur Komplementarität von Individuum und Gesellschaft

Will man *Altern im Fadenkreuz von Individualisierung und Vergesellschaftung* (Prahl, Schroeter 2000) betrachten, lohnt ein theoretischer Rückgriff auf bewährtes soziologisches Gedankengut. Denn das Soziale konstituiert sich über die *Wechselwirkung*. Darüber waren sich schon die Klassiker des Faches weitgehend einig. Die soziale Ordnung, so lehrt uns Tönnies, gründet sich auf dem gegenseitigen Willen der Akteure (vgl. Kap. 2.4.1), genauer auf dem *Wesenwillen* der Gemeinschaft bzw. auf dem *Kürwillen* der Gesellschaft. Ohne Willen ist kein Handeln möglich. Das macht er uns schon in den ersten beiden Sätzen seines klassischen Werkes über „Gemeinschaft und Gesellschaft" klar, wenn es dort heißt:

„Die menschlichen Willen stehen in vielfachen Beziehungen zueinander; jede solche Beziehung ist eine gegenseitige Wirkung, die insofern, als von der einen Seite getan oder gegeben, von der anderen erlitten oder empfangen wird. Diese Wirkungen sind aber entweder so beschaffen, dass sie zur Erhaltung, oder so, daß sie zur Zerstörung des anderen Willen oder Leibes tendieren: bejahende oder verneinende." (Tönnies 1979, S. 3) Und auch bei Weber erfährt die Wechselwirkung einen gesellschaftskonstituierenden Charakter, wenn er (Weber 1985, S. 11) in seiner klassischen Definition das soziale Handeln als ein sich am vergangenen, gegenwärtigen oder künftig erwarteten Verhalten anderer orientiertes Handeln versteht und damit dessen reziproken Charakter herausstellt. Simmel (1989a, S. 130) erhebt die Wechselwirkung gar zum *regulativen Weltprinzip*, wenn er davon ausgeht, „daß Alles mit Allem in irgend einer Wechselwirkung steht, daß zwischen jedem Punkte der Welt und jedem andern Kräfte und hin- und hergehende Beziehungen bestehen." Simmel hatte seine Überlegungen zur „Wechselwirkung" zunächst in einem kleinen Aufsatz (1986) über die „Dankbarkeit", kurz darauf dann in erweiterter Form in einem viel beachteten „Exkurs über Dankbarkeit und Treue" (1983d, S. 438ff.) veröffentlicht. Dort hatte er bereits die später von Mauss (1989a, S. 71ff.) aufgestellte Leitthese, dass jede Gabe eine Gegengabe mit den drei darin verankerten Verpflichtungen des Gebens, Nehmens und Erwiderns erfordere, vorformuliert.[13] Nach solcherart Verständnis ist „Gesellschaft (...) nur der Name für die Summe dieser Wechselwirkungen" (Simmel 1989a, S. 131), die „immer aus bestimmten Trieben heraus oder um bestimmter Zwecke willen" entstehen (vgl. Simmel 1983d, S. 4, 1984, S. 48). Dazu hat Elias (1987, S. 44) kritisch eingewandt, daß „die Figur, die bei der Begegnung von Menschen entsteht, die »Verflechtungserscheinungen«, (...) etwas anderes (sind) als eine solche »Wechselwirkung« von Substanzen, als ein rein additives Zu- und Auseinander."

Wenn Simmel die Wirkung auf andere und das Empfangen dieser Wirkungen als den „Inhalt" der „Vergesellschaftung" sieht, so erklärt er die als gesellschaftlichen Motor fungierende Wechselwirkung zum zentralen Gegenstand soziologischer Untersuchungen (Simmel 1983d, S. 6). Damit erscheint der heute in der deutschsprachigen Soziologie aus dem Amerikanischen übernommene Begriff der Interaktion als eine neolinguistische Re-Importation des Simmel'schen Originals.

---

13 Dieses von Simmel schon früh in die Soziologie eingeführte Prinzip der Gegenseitigkeit erfuhr insbesondere in der US-amerikanischen Soziologie eine große Beachtung und kann als grundlegend für die moderne soziologische Tauschtheorie bezeichnet werden. Mehr oder minder stark von Simmels Gedanken inspiriert wurden u.a. Homans (1958, 1972), Gouldner (1984) und Blau (1964).

Im Fokus seines Interesses steht der Einzelne in seiner Beziehung zur Gesellschaft. Ihm geht es darum, die Formen, Kräfte und Regeln zu beschreiben, durch die die Menschen vergesellschaftet werden. Damit hebt er ebenso wie Elias den prozessualen und relationalen Aspekt von Gesellschaft, d.h. von Vergesellschaftung hervor. Denn Gesellschaft ist für Simmel (1984, S. 14) „keine Substanz, nichts für sich Konkretes, sondern ein *Geschehen*, ist die Funktion des Empfangens und Bewirkens von Schicksal und Gestaltung des einen von Seiten des andern."

Elias hat diesen Gedanken nicht nur aufgegriffen, sondern, wie Rehberg (1979) überzeugend dargelegt hat, auch die Simmel'sche Formentheorie historisiert und dynamisiert. Dabei hat er ein Vergesellschaftungsmodell entwickelt, das erklärt, wie aus der Verflechtung vieler Einheiten eine eigentümliche Ordnung erwächst, die sich jedoch nicht aus dem unmittelbaren zweckgerichteten Handeln der einzelnen Akteure herleitet, sondern vielmehr im Ganzen ungeplant vollzieht.

Fragt man nach den gegenwärtigen Formen der Vergesellschaftung des Alterns, so rücken neben Familie, Verwandtschaft und verschiedenen anderen sozialen Gruppen und Netzwerken vor allem die über die Erwerbsarbeit abgeleiteten Institutionen Ruhestand und Generationenvertrag ins Zentrum der Aufmerksamkeit. Die aber erweisen sich als zunehmend brüchig, sodass nicht nur die bisherige Vergesellschaftung des Alterns an Tragfähigkeit verliert, sondern sich zugleich ein „dem der gesellschaftlichen Anomie" ähnlicher „Zustand instrumenteller und normativer Unbestimmtheit" im Umgang mit Alter und Altern ergeben hat (Backes 1997a, S. 130, 362). Wollte man die sich an diesem Dilemma entzündende Diskussion, ob das Alter denn nun als „soziale Last" oder aber als „soziale Ressource" zu deuten ist, ernsthaft diskutieren, so käme man schnell zu der Einsicht, dass derartige Ambivalenzen zu den Struktureigentümlichkeiten moderner Gesellschaften zählen. Eine solche Ambiguität wird nur fassbar, wenn man das spannungsvolle Verhältnis von gesellschaftlicher Differenzierung und personaler Individualisierung in einer relationalen Sichtweise angeht und sich nicht von der irrigen Vorstellung fehlleiten lässt, den „Kampf zwischen Individualität und der Allgemeinheit" (Simmel 1993b, S. 374) auf der dichotomen Achse von Individuum und Gesellschaft betrachten zu wollen.

Auf das Alter bezogen heißt das, die Lebenslagen älterer Menschen in ihrer historisch gewachsenen wechselseitigen Bedingung und Durchdringung von Handlungs-, Organisations- und Gesellschaftsebene zu verstehen. Das konflikthafte Ringen um die Nutzbarmachung individueller Ressourcen und Kompetenzen im Alter auf der einen und das Abwägen der durch das höhere Alter verursachten Kosten auf der anderen Seite gehört zu den Widersprüchlichkeiten einer alternden Gesellschaft. Will man die Alternssoziologie nicht von der unterschwelligen Dichotomie von Individuum und Gesellschaft aus betreiben, so liegt es nahe, sich in jene Modelle hineinzufantasieren, die eben dieser Gegensätzlichkeit eine Absage erteilen.

Die bislang vorliegenden Theorien der Alterssoziologie bewegen sich wie eingangs angedeutet zumeist entweder auf der Ebene der Mikro-, oder aber der Ebene der Makrosoziologie, wobei nur wenige Ansätze versuchen, diese beiden Ebenen in sich zu vereinen. Doch auch die gegenwärtig breit rezipierten und in die Alternssoziologie implementierten Lebenslagen- und Lebensverlaufsperspektiven bewegen sich zwar an der Schnittstelle von Gesellschaftsstruktur und Individualstruktur, aber auch sie schaffen nicht den entscheidenden theoretischen Schritt über den Rubikon und liefern keinen hinreichenden begrifflichen Analyseschlüssel, um die Mikro-Makro-Dichotomie aufzubrechen.

Für eine Soziologie des Alterns, die sowohl der Strukturkategorie *Alter* als auch der Prozesskategorie *Altern* Rechnung zu tragen hat, lohnt eine gedankliche Anleihe bei den Klassikern des Faches, denen wir die Einsicht verdanken, dass Vergesellschaftung und Individualisierung untrennbar zusammengehören. Die These einer fortschreitenden Individualisierung gehört zu den Grundgedanken der Soziologie. Schon ihre Gründerväter haben scharfsinnig erkannt, dass Individualisierung eine Form der Vergesellschaftung ist.[14] Vor allem Tönnies und Simmel haben uns gezeigt, dass Individualität aus der gesellschaftlichen Differenzierung erwächst. Tönnies (1926, S, 10, 26; 1979, S. XXIII; 1998, S. 35) hat wiederholt festgestellt, dass sich soziale Differenzierung und individuelle Besonderung und damit Fortschritt *in, aus* und *neben* gemeinschaftlichen Zusammenhängen her entwickeln. Er stellt sich die Frage, inwieweit sich der Individualismus aus der Gemeinschaft entwickelt und zur Bildung von Gesellschaft beiträgt. Von der Prämisse geleitet, dass sich die soziale Welt aus dem Willen und der Vorstellung der Akteure heraus konstituiert (vgl. Kap. 2.4.1), sieht er in der vom *Wesenwillen* geprägten Gemeinschaft den *Kürwillen* bereits latent vorhanden und damit auch eine Tendenz zum Individualismus schon angelegt, die durch das sukzessive Entfalten des Kaufmann-, Politiker- und

---

14 Unter dem Aspekt der Differenzierung wurde Individualisierung bereits früh von Durkheim (1988), Simmel (1983d, 1989a), Tönnies (1913, 1979, 1998) und Weber (1993), später dann auch von Elias (1987) thematisiert, lange bevor in Deutschland die Individualisierungsdebatte entfachte und in der nicht immer präzis geführten Lebensstildiskussion Eingang fand.

Wissenschaftlerstandes gänzlich aufbricht. Seiner Lesart folgend, ist es insbesondere der *homo oeconomicus*, der seine Mitmenschen egoistisch-kürwillig für seine Zwecke instrumentalisiert und Mittel gegen Zweck abwägt. Damit legt er den Grundstock des rationalen und berechnenden Denkens und ebnet gleichsam den Weg zur vollen Entfaltung des Individualismus (vgl. Tönnies 1979, S. 138f.).

Analog zu Tönnies (1998, S. 37), der den Individualismus aus der ihn bedrückenden und hemmenden Gemeinschaft herausstrebend sieht, setzt Simmel das Ausmaß der Individualisierung in einen engen Zusammenhang mit der Erweiterung der *sozialen Kreise*. Der Tönnies'schen Gemeinschaftskategorie ähnlich, sieht Simmel (1989a, S. 237, 1983d, S. 305) den Einzelnen „zunächst in einer Umgebung, die gegen eine Individualität relativ gleichgültig" ist, die „ihn an ihr Schicksal fesselt und ihm ein enges Zusammensein mit denjenigen auferlegt, neben die der Zufall der Geburt ihn gestellt hat." Aber in dem Maße, wie diese Umgebung größer wird und die ursprüngliche Gruppe wächst, „in eben dem lockert sich ihre unmittelbare innere Einheit, die Schärfe der ursprünglichen Abgrenzung gegen andere wird durch Wechselbeziehungen und Konnexe gemildert; und zugleich gewinnt das Individuum Bewegungsfreiheit, weit über die erste, eifersüchtige Eingrenzung hinaus, und eine Eigenart und Besonderheit, zu der die Arbeitsteilung in der größer gewordenen Gruppe Gelegenheit und Nötigung giebt." (Simmel 1995b, S. 124)

Simmel (1989a, S. 239, 1983d, S. 311) sieht in der Anzahl der verschiedenen Kreise, in denen sich der Einzelne bewegt, den „Gradmesser der Kultur." Aus dem Schnittpunkt der sozialen Kreise ergibt sich für ihn die soziologische Bestimmung des Individuums. Mit dieser Erkenntnis hat er nicht nur die spätere soziologische Rollentheorie antizipiert, er hat auch das ambivalente Spannungsverhältnis von Individuum und Gesellschaft mit dem ihm zur Verfügung stehenden Werkzeug theoretisch feinsinniger betrieben als manche Vertreter in der seit den 80er-Jahren wieder belebten Individualisierungsdebatte.

Das, was heute als „dreifache »Individualisierung«" (Beck 1986, S. 206) bezeichnet wird, nämlich die drei Dimensionen der *Freisetzung* aus vorgegebenen Sozialformen, der *Entzauberung* in Gestalt des Verlustes von traditionalen Sicherheiten wie auch die der *Re-Integration* in Form neuer Arten der sozialen Einbindung, entpuppt sich bei Kenntnis der „klassischen Soziologie" als die in neue Worte gehüllte Gedankenkette der soziologischen Nestoren.

Wenn Beck (1983, S. 63) feststellt, dass „Gemeinsamkeiten (...) nicht mehr im unmittelbaren Lebenszusammenhang der Menschen, in ihren überschaubaren, örtlich geschlossenen Subkulturen (bestehen), sondern (...) in besonderen organisatorischen Kontexten, auf überregionaler Ebene und mit besonderen Methoden gezielt hergestellt werden (können und müssen)", sodass „an die Stelle *traditionaler* Bindungen und Sozialformen" heute „*sekundäre* Instanzen und Institutionen" (Beck 1986, S. 211) getreten seien, so findet sich das in vorformulierter Form auch schon bei Simmel. Wenn der davon sprach, dass „die Individualisierung (...) das Band mit dem Nächsten (lockert), um dafür ein neues – reales und ideales – zu den Entfernteren zu spinnen" (Simmel 1983a, S. 55), so hatte er erkannt, dass die zunehmende Spezialisierung und Differenzierung zwar die Totalität des ursprünglichen Kreises zerstört, dass aber gleichsam „diese ganze Distanzierung" auch „Hand in Hand (geht) mit der Knüpfung von Beziehungen zu dem Fernsten, mit dem Interessiertsein für weit Entlegenes, mit der Gedankengemeinschaft mit Kreisen, deren Verbindung alle räumliche Nähe ersetzen" (Simmel 1989b, S. 663) und die Bildung neuer Identitäten ermöglichen. Das heißt mit anderen Worten: Differenzierung und Integration gehören zusammen.

Und wenn heute davon die Rede ist, dass in der Moderne die „Anteile der prinzipiell entscheidungsverschlossenen Lebensmöglichkeiten (ab)nehmen und die Anteile der entscheidungsoffenen, selbst herzustellenden Biographie (zu)nehmen" (Beck 1983, S. 58), findet auch das seine Entsprechung bereits bei Simmel. Denn wenn der in der Terminologie seiner Zeit analysierte, dass im Zuge der erweiterten und sich schneidenden sozialen Kreise die „lokale und physiologische, von dem terminus a quo her bestimmte Zusammengehörigkeit (...) hier aufs radikalste durch die Synthese nach dem Gesichtspunkt des Zweckes, der innersachlichen, oder, wenn man will, individuellen Interesses ersetzt worden (ist)" (Simmel 1983d, S. 306), so bedeutet das nichts anderes, als den freien Entschluss, sich der Totalität des ursprünglichen sozialen Kreises zu entziehen und seine Grenzen durch die gleichsame Partizipation an anderen Kreisen offener zu gestalten.

Mit der Erkenntnis, dass die Menschen in einer komplexer werdenden Gesellschaft immer individueller werden, hat Simmel auch für die moderne Lebensstilsoziologie eine erhebliche Schrittmacherfunktion ausgeübt. Mit seiner Unterscheidung der zweifachen Individualität[15] hat er das spannungsgeladene

---

[15] Simmel (1995a, S. 49ff.) unterscheidet zwischen zwei zu historisch verschiedenen Zeiten entstandenen, dann aber zusammengesetzten Formen der Individualität. Da ist zum einen der im 18. Jahrhundert entstandene und insbesondere durch Kant vertretene „quantitative Individualismus", der das Freiheits- und Gleichheitsideal zusammenführt. Hier ist Individualität ein allgemeiner Begriff, insofern jeder Mensch individuell ist. Zum anderen ist da der im 19. Jahrhundert entstandene und vor allem

Gefüge von *Innerlichkeit* und *Besonderung* hervorgehoben. In seinem kurzen Aufsatz zum Individualismus macht Simmel (1983e, S. 268) deutlich, dass beide Formen der Individualität zusammengehören: „die innere Zentriertheit, Eigenweltlichkeit, das sich genügende Selbst-Sein – und das positive oder negative, sich angleichende Verhältnis zu einem Ganzem, dem das Wesen zugehört". Ausführlich heißt es dann in der „Soziologie":

> „Die Bedeutung der Individualität überhaupt geht nach zwei Seiten auseinander; die eine ist die (...) Freiheit, die Selbstverantwortlichkeit, die dem Menschen in weiten und bewegten sozialen Umgebungen zukommt, während die kleinere Gruppe im doppelten Sinne die »enge« ist – nicht nur nach ihrem Umfange, sondern auch nach der Beengung, die sich dem Individuum antut, der Kontrolle, die sie über dieses ausübt, dem geringen Radius der Chancen und der Bewegtheiten, die sie ihm gestattet. Die andere Bedeutung der Individualität aber ist die qualitative: daß der einzelne Mensch sich von den andern einzelnen unterscheide, daß sein Sein und Tun nach Form oder Inhalt oder beiden nur ihm allein zukomme, und daß dieses Anderssein einen positiven Sinn und Wert für sein Leben besitze." (Simmel 1983d, S. 541)

Übersetzt man den Simmel'schen Begriffsapparat in die heutige Zeit, so ließe sich die doppelte Individualität von Eigen- oder Selbstverantwortlichkeit auf der einen und von Einzigartigkeit und Unterscheidbarkeit auf der anderen Seite als das gleichsame Streben nach „Autonomie und Authentizität" (Lohmann 1993, S. 154) fassen. Damit ist der heute populäre Gedanke einer zunehmenden Individualisierung und Pluralisierung der Lebensstile in modernen Gesellschaften schon bei Simmel theoretisch vorgezeichnet. Den doppelten Charakter der Individualität – *individuelle Unabhängigkeit* und *persönliche Sonderart* – führt er uns vor Augen, wenn er von der Schwierigkeit des großstädtischen Lebens berichtet, „die eigene Persönlichkeit zur Geltung zu bringen (...), was dann schließlich zu den tendenziösesten Wunderlichkeiten verführt, zu den spezifisch großstädtischen Extravaganzen des Apartseins, der Kaprice, des Pretiösentums, deren Sinn gar nicht mehr in den Inhalten solchen Benehmens, sondern nur in seiner Form des Andersseins, des Sich-Heraushebens und dadurch Bemerklichwerdens liegt." (Simmel 1995b, S. 128) Und im Schlusskapitel seiner „Philosophie des Geldes" weist er (Simmel 1989b, S. 617ff.) uns dann auf die kulturellen Folgen der Moderne hin, wenn er zeigt, wie sich anhand der verändernden Dimensionen von *Distanz, Rhythmus* und *Tempo* „nebeneinander" und „nacheinander" eine „Vielheit der Stile" entfaltet. Wenn heute in der „Multioptionsgesellschaft" (Gross) zuweilen eine zunehmende Unübersichtlichkeit und eine

---

durch Herder und Nietzsche vertretene „qualitative Individualismus", der die Abgrenzung und Besonderheit des Einzelnen hervorhebt.

wachsende Orientierungslosigkeit beklagt und auch ein gestiegener Hedonismus beobachtet wird, so sind sowohl der Verlust von Erfahrungs- und Bedeutungsmustern als auch der Erlebnishunger der modernen Zeit keine neuen Kulturerscheinungen. Schon dem ausgehenden 19. Jahrhundert attestierte er (ebd., S. 669, 675) „ein Gefühl von Spannung, Erwartung" und „ungelöstem Drängen", aber auch einen „Mangel an Definitivem", der die „Seele (...) dazu (treibt), in immer neuen Anregungen, Sensationen, äußeren Aktivitäten eine momentane Befriedigung zu suchen" und die Menschen in „wirre Halt- und Rastlosigkeit (verstrickt), die sich bald als Tumult der Großstadt, bald als Reisemanie, bald als die wilde Jagd der Konkurrenz, bald als die spezifisch moderne Treulosigkeit auf den Gebieten des Geschmacks, der Stile, der Gesinnungen, der Beziehungen offenbart."

Doch entstehen mit der fortschreitenden funktionalen Differenzierung nicht nur immer mehr Kreise, sondern damit einhergehend vollzieht sich auch eine Versachlichung und Kalkulierbarkeit der Kultur, was sich unmittelbar auf die Lebensführung auswirkt. So wie Tönnies (1979, S. 138f.) uns gelehrt hat, wie der *homo oeconomicus* seine Mitmenschen egoistisch-kürwillig für seine Zwecke instrumentalisiert, Mittel gegen Zweck abwägt und damit den Grundstock des rationalen und berechnenden Denkens legt und dabei gleichsam den Weg zur vollen Entfaltung des Individualismus ebnet, so zeigt uns auch Simmel (1989b, S. 605, 672), wie „die rationalistische Weltauffassung (...) die Schule des neuzeitlichen Egoismus und der rücksichtslosen Durchsetzung der Individualität geworden (ist)" und wie mit fortschreitender Kultur ein „Übergewicht der Mittel über die Zwecke" entsteht. In seiner Studie über die „Philosophie des Geldes" führt er den Nachweis, wie die sozialen Beziehungen durch die Einführung der Geldwirtschaft zunehmend objektiviert und berechenbar werden, weil sie alle dem Maßstab des Geldes unterworfen werden. Von des These geleitet, dass „der ganze Stil des Lebens einer Gemeinschaft (...) von dem Verhältnis ab(hängt), in dem die objektiv gewordene Kultur zu der Kultur der Subjekte steht", zeigt er auf, wie in der Moderne „Dinge und Menschen (...) auseinandergetreten (sind)" und der „Objektivierungsprozeß der Kulturinhalte (...) nun endlich in die Intimitäten des täglichen Lebens hinunter(steigt)" (ebd., S. 628, 639, 637).

Die Doppeldeutigkeit dieses Distanzierungsprozesses besteht darin, dass sich mit fortschreitender Kultur zum einen die Distanz zu den engeren Kreisen vergrößert, während sich zum anderen die Distanz zu den weiteren Kreisen gleichsam verringert. So hat uns Simmel gezeigt, wie durch das Geld Distanz erzeugt wird und die innere Bindung zum inneren Wert der Sache verloren geht, wie in modernen Gesellschaften der Naturrhythmus durchbrochen und das Tempo des

Lebens erhöht wird. Dabei erlangen die Menschen zwar mehr Freiheiten, doch sind sie über diese neu gewonnenen Freiheiten „weniger froh" (ebd., S. 723). Damit sieht er recht deutlich die Ambivalenz von Rationalisierung und Individualisierung, wenn er darauf hinweist, dass die „neuere Zeit (...) einerseits die Persönlichkeit auf sich selbst gestellt und ihr eine unvergleichliche innere und äußere Bewegungsfreiheit gegeben (hat)", aber „andererseits den sachlichen Lebensinhalten eine ebenso unvergleichliche Objektivität verliehen (hat)" (Simmel 1983b, S. 78). Simmel hat uns aber auch gezeigt, dass der durch den Geldverkehr forcierten Distanzierung nicht nur eine entfremdende, sondern auch eine psychisch entlastende Funktion zufällt:

> „Denn das Aneinander-Gedrängtsein und das bunte Durcheinander des großstädtischen Verkehrs wären ohne jene psychologische Distanzierung einfach unerträglich. Daß man sich mit einer so ungeheuren Zahl von Menschen so nahe auf den Leib rückt, wie die jetzige Stadtkultur mit ihrem kommerziellen, fachlichen, geselligen Verkehr es bewirkt, würde den modernen, sensiblen und nervösen Menschen völlig verzweifeln lassen, wenn nicht jene Objektivierung des Verkehrscharakters eine innere Grenze und Reserve mit sich brächte." (Simmel 1989b, S. 665)

Die Ambivalenz dieser Entwicklung liegt darin, dass in der modernen Gesellschaft zwar Persönlichkeit und Individualität gesteigert werden, dass aber gleichzeitig die sozialen Beziehungen sowohl zu anderen Menschen als auch zu den kulturellen Dingen verobjektiviert und gleichgültiger werden. Damit ermöglicht die fortschreitende Differenzierung zum einen Freiheit und Individualität, sofern Individualisierung als eine Befreiung aus dem engen Korsett eines engen sozialen Kreises und die potenzielle Wahlfreiheit des Anschlusses an andere soziale Kreise bedeutet. Auf der anderen Seite bedeutet eine fortschreitende Rationalisierung aber auch eine Bedrohung der Individualität, weil durch die Zugehörigkeit zu mehreren Kreisen „Konflikte äußerer und innerer Art entstehen, die das Individuum mit seelischen Dualismus, ja Zerreißung bedrohen" (Simmel 1983d, S. 313) und weil „(das Individuum) dem Überwuchern der objektiven Kultur (...) weniger und weniger gewachsen (ist)" (Simmel 1995b, S. 128). Vereinsamung und Haltlosigkeit sind die Kehrseiten des Individualisierungsprozesses, denn:

> „Die tiefsten Probleme des modernen Lebens quellen aus dem Anspruch des Individuums, die Selbständigkeit und Eigenart seines Daseins gegen die Übermächte der Gesellschaft, des geschichtlich Ererbten, der äußerlichen Kultur und Technik des Lebens zu bewahren." Und es ist „keineswegs notwendig, daß die Freiheit des Menschen sich in seinem Gefühlsleben als Wohlbefinden spiegele." (ebd., S. 116, 126)

Es ist die Paradoxie des Rationalisierungsprozesses, dass die zunehmende Individualisierung gleichsam zur Nivellierung der freigesetzten Individualität führt, insofern es langfristig zu einer strukturellen Angleichung der sozialen Kreise kommt. Eine derartige Entwicklung ist die „soziologische Tragik", die sich aus den „Dissonanzen des modernen Lebens" speist, wenn „zwar die Dinge immer kultivierter werden, die Menschen aber nur in geringerem Maße imstande sind, aus der Vollendung der Objekte eine Vollendung des subjektiven Lebens zu gewinnen" (Simmel 1993a, S. 373).[16]

2.2.2 Differenzierungen und Feldgestaltungen

Simmel, Elias und Bourdieu treffen sich in ihren differenzierungsanalytischen Erkenntnissen, wenn sie in ihrer jeweiligen Begriffsbildung herausstellen, dass sich im Laufe der kulturellen Entwicklung in „relativer Autonomie" spezialisierte und differenzierte „soziale Kreise" (Simmel), „soziale Verflechtungen" bzw. „soziale Figurationen" (Elias) bzw. „soziale Felder" (Bourdieu) herausgebildet haben.

Derartige Felder haben sich im Laufe eines sozialen und kulturellen Entwicklungsprozesses formiert, der in der Soziologie gemeinhin unter der Nomenklatur der strukturellen und funktionalen Differenzierung thematisiert wird: also zum einen als ein gesellschaftlicher Trennungs- und Teilungsprozess, bei dem sich die Zahl, Vielfalt und der Vernetzungsgrad der einzelnen Elemente erhöhen (strukturelle Differenzierung), und zum anderen als ein Teilungsprozess eines sozialen Gebildes oder Systems in verschiedene aufeinander bezogene Elemente, der sich z.B. in der Entwicklung gesellschaftlicher Teilsysteme wie Wirtschaft, Wissenschaft, Politik, Gesundheit usw. niederschlägt (funktionale Differenzierung).[17]

Simmel hat uns gezeigt, wie es infolge der Bevölkerungszunahme und der daraus erwachsenen Arbeitsteilung und Konkurrenzbeziehungen zu einer Differenzierung im „Nebeneinander" und im „Nacheinander" kommt. In moderner soziologischer Terminologie formuliert, bedeutet das eine funktionale Differen-

---

16 Diese Tragik spiegelt sich auch in modernen Sozialbeziehungen, wie sich z.B. in den veränderten Formen der Freundschaft zeigen lässt (vgl. Schroeter 2003c), wenn aus einstigen „Gemeinschaften des Geistes" (Tönnies) und aus „absoluten seelischen Vertrautheiten" zunehmend „differenzierte Freundschaften" (Simmel) erwachsen.
17 Grundlegend zur sozialen Differenzierung sind immer noch die klassischen Studien von Simmel (1989a) und Durkheim (1988). Speziell zur funktionalen Differenzierung als Teilungsprozess eines sozialen Gebildes (Systems) in verschiedenartig aufeinander bezogene Elemente vgl. u.a. Luhmann (1997).

zierung auf der Gesellschaftsebene, die in der Rollendifferenzierung auf der Individualebene ihre Entsprechung findet. In dem Maße, wie die soziale Differenzierung voranschreitet und sich die sozialen Kreise erweitern, wird ein soziales Netzwerk gesponnen, sodass der Einzelne eine Vielzahl von Bezugspersonen und Bezugsgruppen außerhalb des ursprünglichen sozialen Kreises gewinnt. Und damit erhöhen sich auch die Chancen zur Entwicklung einer persönlichen Differenzierung und eigenständigen Individualisierung. Simmel hat an verschiedenen Stellen (1989a, S. 240, 1989b, S. 469, 1983d, S. 312, 321, 527) das komplementäre Verhältnis von Differenzierung und Individualisierung herausgearbeitet. Je weiter die gesellschaftliche Differenzierung voranschreitet, umso größer ist auch die Chance für den Einzelnen, durch die Kombination der Zugehörigkeit zu verschiedenen sozialen Kreisen und durch die spezifische Form der Rollenübernahmen eine unverwechselbare Identität einzunehmen. Je größer und komplexer der soziale Kreis ist, in dem sich die Individuen bewegen, je mehr Kreisen ein Individuum angehört und je vielfältiger die sozialen Beziehungen und je unterschiedlicher die Positionen sind, die in den verschiedenen Kreisen eingenommen werden, desto größer ist auch der Spielraum für die Entwicklung der Individualität.

Ähnlich wie später auch Elias sieht Simmel (1984, S. 13) die Gesellschaft als ein wachsendes Geflecht wechselseitiger Verkettungen und Wirkungen. So wie Elias die fortschreitende Zivilisation durch eine ständige Erweiterung von Handlungs- und Interdependenzketten bestimmt, so sieht Simmel (1989b, S. 254ff.) die kulturelle Entwicklung durch eine Erweiterung und Vervielfältigung der sozialen Kreise sowie durch die damit einhergehende Verlängerung der „Zweckreihen" getragen.

Elias hat eindrucksvoll nachgewiesen, wie mit zunehmender sozialer und räumlicher Differenzierung die funktionsteiligen Gewebe der Handlungs- und Wirkungsketten länger und vielgliedriger wurden. Weil die organisatorischen Einheiten immer größere und die Organisation immer kompliziertere Ausmaße erreichten, haben die gegenseitigen Abhängigkeiten zugenommen, sodass sich das gesamte soziale Interdependenzniveau erhöhte. Die Prozesse der zunehmenden Arbeitsteilung wie auch der gesamte Zivilisationsprozess sind für Elias (1987, S. 71) Beispiele dafür, wie „sich Veränderungen (...) über viele Generationen hin in einer ganz bestimmten Richtung und Ordnung vollziehen, ohne daß sie so, wie sie wirklich verlaufen, von einzelnen Menschen geplant und planmäßig durchgeführt werden." Er hat uns gezeigt, wie sich kleine soziale Einheiten zu größeren, komplexen Einheiten verdichten und wie dabei aus den Interdependenzen der Angehörigen kleiner Einheiten – zumal dann, wenn sie über eine gleiche Stärke verfügen – Konkurrenzmechanismen erwachsen, die zwangsläufig in einem „Mechanismus der Monopolbildung" münden (vgl. Elias 1976b, S. 144ff.). Sobald es einem Konkurrenten gelingt, seinen Kontrahenten zu besiegen, erfährt er gegenüber den anderen einen Machtzuwachs. Und mit jedem weiteren Erfolg vergrößert sich seine Macht, bis er schließlich konkurrenzlos dasteht und über ein Monopol verfügt. Hat sich dieses dann so weit ausgedehnt, dass es arbeits- und funktionsteilig verwaltet werden muss, setzt mit der „Vergesellschaftung der Monopole" eine zweite Phase der Monopolbildung ein, in der der Monopolist in eine zunehmende Abhängigkeit von seinem Verwaltungsstab gerät. Der Monopolbildung fällt damit eine doppelte Funktion zu, zum einen die „Schließung des direkten Zugangs zu bestimmten Chancen für viele und für immer mehr Menschen" und zum anderen „eine immer stärkere Zentralisierung der Verfügungsgewalt über diese Chancen" (Elias 1976b, S. 153). D.h. in anderen Worten, dass es in einer ersten Phase des Monopolbildungsprozesses in einem „freien" Konkurrenzkampf um den *Zugang* zu bestimmten Gütern geht, wobei sich der jeweils Stärkere durchsetzt. In der zweiten Phase handelt es sich dann um einen „gebundenen" Konkurrenzkampf, in dem um die *Verteilung* der Chancen innerhalb des Monopols gerungen wird, wobei die Konkurrierenden monopolistisch gebunden sind und von einer Zentralstelle gelenkt werden. Die zentrale Herrschaftsinstanz kann diese Konkurrenzsituation zu ihrem eigenen Vorteil steuern. Dabei handelt es sich um eine Verflechtungsfigur, die Elias mit dem Begriff des *Königsmechanismus* umreißt. Demnach kann die zentrale Herrschaftsinstanz die konkurrierenden Gruppierungen derart „wechselseitig in Schach halten" und gegeneinander ausspielen, dass sie sich im gegenseitigen Konkurrenzverhalten aufreiben und keine der Gruppierungen genügend Kraft und Stärke entfalten kann, um sich gegen die Zentralgewalt zu stellen. Wenn die wichtigen Funktionsgruppen einer Gesellschaft annähernd gleich stark sind und wenn ihr Interessengegensatz so groß ist, dass kaum ein regelmäßiger und freiwilliger Kompromiss erzielt werden kann, dann ist der Entscheidungsspielraum der Zentralgewalt recht groß. Die Stärke der Zentralgewalt hängt also zum einen davon ab, dass wichtige funktionale Gruppen der Gesellschaft annähernd gleich stark sind, dass es zwischen ihnen ein gewisses Maß an Gleichgewicht, Kooperation und Zusammenhalt gibt, dass zum anderen aber auch ständige Spannungen und Interessengegensätze zwischen ihnen existieren. Wenn diese Spannungen sich verringern und die Kontrahenten ihre Interessengegensätze selbst kooperativ regeln können, sich vielleicht gar noch zu gemeinsamen Aktionen verbünden können, dann wird die Position der Zentralgewalt entscheidend geschwächt (vgl. Elias 1976b, S. 235ff.). Für eine Soziologie des Alterns kann der von Elias explizierte Monopolbildungsprozess eine erkenntnisleitende Funktion übernehmen: So wäre u.a. die wohlfahrtsstaatliche Sicherung des Alters entlang dieser Überlegungen neu zu konturieren und dabei gleichsam aufzuzeigen, wie staatliche Monopolbildungen im Zuge der Globalisierung durch (welt)gesellschaftliche Deregulierungen aufgeweicht werden. Von besonderem Interesse erscheint dann der Blick auf die weitere Entwicklung und auf die Frage, ob und inwieweit die sozialen Sicherungssysteme (etwa im Prozess der europäischen Einigung oder in der prospektiven Vorausschau auf eine sich langfristig entwickelnde Weltgesellschaft) neuerlichen Monopolisierungstendenzen unterworfen werden.

Auch im Rahmen gegenwärtiger nationalstaatlicher Analysen zur Altersproblematik wären diese Überlegungen auf ihre Tauglichkeit hin zu überprüfen, so wenn etwa die durch das Pflegeversicherungsgesetz freigesetzten Konkurrenzen um die Versorgungsleistungen gegenüber älteren pflegebedürftigen Menschen unter das figurationssoziologische Vergrößerungsglas gelegt werden. Es wäre einer empirischen Erprobung wert, mit diesem Vorgehen einmal zu überprüfen, wie die anfänglich wie Pilze aus dem Boden sprießenden ambulanten Pflegedienste miteinander konkurrieren und sich zu oligarchischen Anbietern vernetzen. Eine flüchtige Beobachtung des gesamten Alternsmarktes lässt vermuten, dass derartige (künftige) Konzentrationen nicht auf die Pflegelandschaft beschränkt bleiben, sondern auch andere soziale Felder ergreifen. Die sich derweil auf dem Hintergrund eines immer weiter ausdifferenzierenden Alterns entfaltende Heterogenität der Lebensformen und Lebensstile im Alter öffnet den Blick auf die Anfälligkeit der verschiedenen Alternsmarktsegmente für potenzielle Konzentrationsbewegungen.

In diesem Zusammenhang erscheint es auch aufschlussreich, die sich wandelnden Vorstellungen und Bilder vom Altern selbst unter die Perspektive des Monopolbildungsprozesses zu stellen. Das gilt sowohl für den öffentlichen wie auch für den politischen und wissenschaftlichen Diskurs über das Altern. Das freilich setzt erhebliche theoretische Anstrengungen voraus, verlangt ein solches Vorhaben doch, die figurations- und zivilisationstheoretischen Überlegungen von Elias mit den diskursanalytischen Gedanken Foucaults in Einklang zu bringen.[18] Eine Synthetisierung dieser beiden Ansätze könnte Erhellendes dazu

---

[18] Zu den Unterschieden und Gemeinsamkeiten der Macht- und Disziplinkonzeptionen von Foucault und Elias vgl. van Krieken (1991), Burkitt (1993), Kim (1995) und Smith (2000).

beitragen, die Formierung gerontologischen Wissens nachzuzeichnen. Im diskursanalytischen Teil wäre die Genese der verborgenen Diskurs- und Wissensformen über das Altern ans Licht zu bringen. Der prozess- und figurationssoziologischen Sicht fiele dann die Aufgabe zu, die soziale Produktion des Alternsdiskurses aufzuzeigen und dabei gleichsam herauszuarbeiten, welche Deutungsmuster unter welchen gesellschaftlichen Rahmungen von welchen dominanten Trägergruppen organisiert und kontrolliert und damit auch selektiert und monopolisiert werden.

Der Schlüssel des Elias'schen Konzeptes liegt in dem zentralen Bindeglied der Figurationen, jene langen und komplexen Verkettungen und Verflechtungen zwischenmenschlicher Beziehungen und Abhängigkeiten mit verschiedenen Machtbalancen, die gleichsam Motor für die Transformation der individuellen Handlungsabläufe in langfristige Gesellschaftsstrukturen sind. Elias entwickelt seinen Figurationsbegriff in Anlehnung an Simmel, der in seinen *Grundfragen der Soziologie* den bekannten Passus formulierte:

> „Fortwährend knüpft sich und löst sich und knüpft sich von neuem die Vergesellschaftung unter den Menschen, ein ewiges Fließen und Pulsieren, das die Individuen verkettet, auch wo es nicht zu eigentlichen Organisationen aufsteigt. (...) all die tausend von Person zu Person spielenden momentanen oder dauernden, bewußten oder unbewußten, vorüberfliegenden oder folgenreichen Beziehungen (...) knüpfen uns unaufhörlich zusammen." (Simmel 1984, S. 13)

Diesen Gedanken der Verkettung greift Elias auf und entwickelt auf dieser Basis sein Figurationskonzept, wenngleich er sich auch gegen den von Simmel etablierten Begriff der „Wechselwirkung" wendet (vgl. Elias 1987, S. 44). Der Figurationsbegriff wird von Elias vor allem in seinem Buch *Was ist Soziologie?* (1991) elaboriert, wo er als eine gedankliche und begriffliche Präzisierung dessen erscheint, was Elias zuvor als „Verflechtungsfigur" bezeichnet hat.

Elias ist zutiefst von der Überzeugung geleitet, dass der einzelne Mensch nur in Beziehung zu anderen gedacht werden kann. Es gibt keinen „Nullpunkt" der gesellschaftlichen Bezogenheit, Menschen kommen immer nur im Plural vor, leben und arbeiten zuweilen scheinbar beziehungslos, doch sie sind „durch eine Fülle von unsichtbaren Ketten" (Elias 1987, S. 31) aneinander gebunden und stehen in funktioneller Abhängigkeit zu anderen.

Mit dem Figurationsbegriff lenkt Elias das Augenmerk auf die vielschichtigen zwischenmenschlichen Interdependenzen. Mit diesem terminus technicus ersetzt er den noch in seinen frühen Schriften verwandten Begriff der „Verflechtungsfigur", um die „vertrackte Polarisierung" von Individuum und Gesellschaft aufzubrechen (Elias 1984, S. 62ff.). Damit erscheinen die sozialen

Interaktionen als auf mehreren Ebenen verlaufende und komplementär verknüpfte Beziehungen. Gesellschaftliche Strukturen, soziale Deutungsmuster, individuelle Selbsterfahrung und individuelles Handeln werden als komplementäre Erscheinungen behandelt. Doch um das daraus erwachsene Spannungsfeld von objektiven Strukturen, subjektiven Empfindungen und individuellen Handlungsweisen in seiner Dynamik und wechselseitigen Durchdringung analytisch zu erfassen, bedarf es einer Erklärungsfigur, die zu zeigen vermag, wie soziale Strukturen durch intersubjektive Handlungen verändert und/oder reproduziert und vice versa wie die sozialen Performanzen der Akteure durch strukturelle Rahmungen geleitet werden. Der Figurationsbegriff steht dabei als kategorialer Oberbegriff, der die Prozess- und Interdependenzdimension sozialen Handelns unterstreicht. Eine detaillierte Entschlüsselung der komplexen Lage älterer Menschen in modernen Gesellschaften verlangt jedoch nach weiterem filigranem Werkzeug, das den wechselwirkenden Mechanismus von objektiven Strukturen, subjektiven Empfindungen und individuellen Performanzen noch subtiler und feinsinniger bearbeitet.

Die praxeologische Theorie Bourdieus (1987b) erscheint als ein dazu geeignetes Instrument. Dieses Modell erhebt den Anspruch, die scheinbar unüberbrückbaren Gegensätzlichkeiten und Widersprüchlichkeiten objektiver und subjektiver Theorien aufzuheben und ist darauf ausgerichtet, aufzuzeigen, wie sich Eigentums- und Herrschaftsformen auf dem Wege der kulturellen Praxis konstituieren und reproduzieren. Hier wird dafür votiert, die drei sich in origineller Weise in der „Theorie der Praxis" vereinenden zentralen Modelle – Habitustheorie, Raum- und Feldtheorie und Kapitaltheorie – in einem Modell der figurativen Felder aufgehen zu lassen und dabei die „blinden Flecken" der Bourdieu'schen Theoriebildung durch geeignete Anleihen aus anderen Theorieperspektiven auszugleichen.

2.2.3 Zur Komplementarität von Rationalisierung, Regulierung und Disziplinierung

Rationalisierung und Disziplinierung sind mehr als prominente Wegbegleiter auf dem Weg in die Moderne. Sie sind grundlegende Mechanismen des gesellschaftlichen Zivilisations- und Modernisierungsprozesses und werden unter verschiedener Prononcierung in den einschlägigen Abhandlungen und Debatten zur Konstitution moderner Gesellschaften diskutiert (vgl. Bogner 1989, Kneer 1996). Beide Begriffe sind aufs Engste mit der Soziologie Max Webers verbunden. Aus seinem umfangreichen Oeuvre abgeleitet, wird ihm heute gewissermaßen die Urheberschaft einer „Theorie der Rationalisierung" zuerkannt. Diese ist sodann auch von der soziologischen Forschung in vielfältiger Weise rezipiert und interpretiert worden, sodass sie an dieser Stelle keiner expliziten Wiederholung bedarf.[19] Nur so viel: Rationalisierung ist für Weber ein universeller Prozess, der seinen Ausdruck in den mannigfaltigen Segmenten der sozialen Wirklichkeit (Religion, Wirtschaft, Politik, Recht, Technik, Wissenschaft, Kultur) findet. Rationalisierung ist ein anderer Ausdruck für die „Entzauberung der Welt", für die Säkularisierung und das Zurückdrängen magisch-religiöser Sinngehalte und traditioneller und charismatischer Herrschaftsstrukturen. Rationalisierung wird von Weber als ein umfassender und für die Bildung der kapitalistischen Gesellschaft entscheidender Prozess verstanden. Rationalisierung umfasst den Prozess der Herausbildung zweckrationaler und kalkulierter, organisierter und disziplinierter Handlungsformen. Rationalisierung heißt wissenschaftlicher Fortschritt und „zunehmende Intellektualisierung aller Lebensgebiete", Ordnung und Systematisierung, Arbeitsteilung, Normierung, Bürokratisierung und Disziplinierung.

Dass auch Weber den Prozess der Rationalisierung als durchaus ambivalent ansah, ist bekannt. Das doppelte Gesicht der Rationalisierung zeigt sich zum einen in der Befreiung von affektiven und traditionellen Bindungen, zum anderen ist das damit einhergehende „Umsichgreifen der Disziplinierung" (Weber 1985, S. 687) eine notwendige Begleiterscheinung rationaler Herrschaft. Herrschaft und Disziplin gehören untrennbar zusammen. Betrachtet Weber (ebd., S. 28) den Begriff der *Macht* – definiert als „jede Chance, innerhalb einer sozialen Beziehung den eigenen Willen auch gegen Widerstand durchzusetzen, gleichviel worauf diese Chance beruht" – als „soziologisch amorph", so hält er den der *Herrschaft*, gewissermaßen als Sonderform der Macht, für präziser. Herrschaft wird von ihm als die „Chance" definiert, „für einen Befehl bestimmten Inhalts bei angebbaren Personen Gehorsam zu finden." Sie stützt sich auf *Disziplin*, die er (ebd.) hinwiederum als jene Chance versteht, „kraft eingeübter Einstellung für einen Befehl prompten, automatischen und schematischen Gehorsam bei einer angebbaren Vielheit von Menschen zu finden." Herrschaft kann folglich mit verschiedenen „Motiven der Fügsamkeit" rechnen, die „von dumpfer Gewöhnung angefangen bis zu rein zweckrationalen Erwägungen" reichen können (ebd., S. 122), sodass der Legitimitätsglaube in der Weber'schen Soziologie zwar ein ganz zentrales, aber keineswegs das einzige Gehorsamsmotiv ist (vgl. Baumann 1993).

---

19 Weber hat sein Rationalisierungskonzept in der Vorbemerkung zu den Gesammelten Aufsätzen zur Religionssoziologie synoptisch zusammengetragen (Weber 1988, S. 1–16).

Das individuelles Handeln zurückdrängende „stahlharte Gehäuse moderner Hörigkeit" figuriert die *rationale Disziplin*. Und die „ist inhaltlich nichts anderes als die konsequent rationalisierte, d.h. planvoll eingeschulte, präzise, alle eigene Kritik bedingungslos zurückstellende, Ausführung des empfangenen Befehls, und die unablässige innere Eingestelltheit ausschließlich auf diesen Zweck. (...) Entscheidend ist die rationale Uniformierung des Gehorsams einer Vielheit von Menschen" (Weber 1985, S. 681). Den entscheidenden Durchbruch erfährt die Disziplinierung nach Weber jedoch erst durch den „Geist des Kapitalismus", in dem die aus dem protestantischen Weltbild abgeleitete Vorstellung, dass nur eine „innerweltliche Askese" zur „Gnadengewißheit" führe, zum Katalysator der Berufsethik wird (vgl. Weber 1988, S. 203).

Die Disziplin wird, wie Breuer (1986, S. 45) zu Recht betont, von Weber zur Schlüsselkategorie moderner Gesellschaften erhoben. Abgeleitet aus der Disziplin des Klosters, des Heeres und der ökonomischen Großbetriebe wird sie in der modernen Gesellschaft zur *Grundlage aller Ordnung*. Sie ist das Mittel zur *Abrichtung* der Beherrschten, durch welches „der psychophysische Apparat des Menschen völlig den Anforderungen, welche die Außenwelt, das Werkzeug, die Maschine, kurz die Funktion an ihn stellt, angepaßt (wird)" (Weber 1985, S. 686, 570). Die rationale Herrschaft der Bürokratisierung führt somit zur Entpersönlichung und produziert jene „Ordnungsmenschen", die „nervös und feige werden, wenn diese Ordnung einen Augenblick wankt, und hilflos, wenn sie aus ihrer ausschließlichen Angepaßtheit an diese Ordnung herausgerissen werden." (Weber 1924, S. 414) Sie schafft das *Gehäuse der Hörigkeit*, „in welche vielleicht dereinst die Menschen sich (...) ohnmächtig zu fügen gezwungen sein werden, wenn ihnen eine technisch gute und das heißt: eine rationale Beamten-Verwaltung und -Versorgung der letzte und einzige Wert ist, der über die Art der Leitung ihrer Angelegenheiten entscheiden soll." (Weber 1985, S. 835)

Der bei Weber angelegte Gedanke einer massenhaften Disziplinierung ist auch Gegenstand der Analysen von Foucault – ohne dass dieser sich jedoch dabei auf Weber bezieht. Weber und Foucault verfolgen das ihnen gemeinsame Thema der Disziplinierung auf unterschiedliche Weise und kommen doch zuweilen zu ganz ähnlichen Befunden.[20] Das von Weber skizzierte *stahlharte*

---

20 Die theoretische „Nähe" Foucaults zu Weber blieb in der Soziologie bemerkenswert lange unentdeckt, bzw. unthematisiert. Erst durch die Studie von Smart (1983) wurde die Aufmerksamkeit auf das beiden Theoretikern gemeinsame Konzept der Disziplinierung gelegt. Seitdem ist dieser Gedanke mehrfach aufgegriffen und ausgearbeitet worden (vgl. u.a. Breuer 1986, Gordon 1987, Neuenhaus 1993, O'Neill 1986, Szakolczai 1998, Turner 1987). Zum Vergleich der Machtkonzepte von Weber und Foucault vgl. Lukes (1983).

Gehäuse der Hörigkeit wandelt sich bei Foucault zu einem allumfassenden *Kerkersystem*. Doch der analytische Weg dorthin ist keineswegs nur von Gemeinsamkeiten geprägt. Foucault entwickelt zwar gewissermaßen im Schatten von Weber sein Modell der Disziplinar- und Normalisierungsgesellschaft, doch ist dieses nicht bloß die unbewusste Verlängerung der Weber'schen Analyse in die Moderne.

Zwar zielen sowohl Weber in seiner handlungstheoretischen Perspektive als auch Foucault mit seiner zunächst archäologischen, später dann genealogischen Methode auf die vergesellschaftende Funktion der Macht, doch setzen sie in ihrem unterschiedlichen Vorgehen verschiedene Akzente. Der in seiner Begriffswahl wesentlich präzisere Weber versteht Macht und Herrschaft immer unter dem Aspekt des subjektiv sinnvoll Handelnden. Für Foucault ist Macht eine subjektlose Strategie. Während Weber seine Herrschaftssoziologie mit der Frage nach der Legitimation der Herrschaft und des Gehorsams verknüpft, stellt sich für Foucault eine solche Frage gar nicht, wenn er eine antipodische Konzeption von Herrschern und Beherrschten ablehnt und das Funktionieren von Macht und Herrschaft nicht auf der Ebene bewusster Intentionen und Entscheidungen, sondern in den allgegenwärtigen Diskursen und Praktiken behandelt. Aus diesen verschiedenen Betrachtungsperspektiven leitet sich sodann auch die konträre Bewertung von Macht und Herrschaft ab. Weber konzentriert sich in seinen Ausführungen zur Disziplinierung auf die Darstellung des durch die Uniformierung des Gehorsams zurückgedrängten spontanen und individuellen Handelns. Wie auch Foucault arbeitet er den zunehmend institutionalisierten und gleichsam in die Handlungsmotive der Einzelnen eindringenden Zwang zur Hörigkeit heraus, wendet dies jedoch nicht ins Positive, wie Foucault es tut, wenn dieser herausstellt, dass die Disziplin überhaupt erst das Individuum hervorgebracht hat.

Von dem Gedanken getragen, dass *Macht* das zentrale Integrationsprinzip von Gesellschaft sei, zeigt Foucault in seinen Studien die objektivierenden, disziplinierenden und normalisierenden Kulturtechniken auf und entwickelt auf dieser Grundierung sein Modell einer Disziplinar- und Normalisierungsgesellschaft. In seinem frühen Werk über „Wahnsinn und Gesellschaft" (Foucault 1981a) widmet er sich dem internierenden Ausschluss der Wahnsinnigen und zeigt auf, wie Wahnsinnige, Irre, Verrückte und Geistesschwache zunächst im Anschluss an die mittelalterlichen Ausgrenzungspraktiken eingepfercht und weggesperrt wurden, nicht weil sie als Kranke und Behandlungsbedürftige erschienen, sondern weil sie die soziale Ordnung *sichtbar* störten. Erst als am Ende des 18. Jahrhunderts das wahllose Zusammenpferchen von Wahnsinnigen und Delinquenten zunehmend in die Kritik geriet, als der Wahnsinn nicht mehr als das bloße Gegenteil von Vernunft erschien und allmählich in das Gefilde der Medizin hineingetragen wurde und den „Status als Geisteskrankheit" (Foucault 1980, S. 99) erhielt, begann die Zeit des kontrollierenden, durchleuchtenden und überwachenden Blickes. Die in den frühen Werken über „Wahnsinn und Gesellschaft" und über „Psychologie und Geisteskrankheit" angelegte Kritik an den Humanwissenschaften wird von Foucault in seinen späteren Schriften erneut aufgegriffen und weiter expliziert. Am deutlichsten wird diese Kritik in der Studie über die „Ordnung der Dinge" entfaltet. Dort ist Foucault den dem allgemeinen Wissen und der Wissenschaften zugrunde liegenden Ordnungsschemata, den Diskursstrukturen der Disziplinen und den „Epistemen" der jeweiligen Epoche auf der Spur. Er unterscheidet zwischen den Epistemen der „Ähnlichkeit" in der Renaissance, der „Repräsentation" im klassischen Zeitalter und des „Menschen" in der Moderne. Das „Gebiet der modernen episteme" sieht Foucault (1988, S. 416) „als einen voluminösen und nach drei Dimensionen geöffneten Raum". Entlang der einen Dimension siedelt er die „mathematischen und nichtmathematischen Naturwissenschaften" an, eine zweite Dimension ist die der Modellwissenschaften der Biologie, Ökonomie und Linguistik und die dritte Dimension ist die der „philosophischen Reflexion". Die Humanwissenschaften finden in diesem „erkenntnistheoretischen Trieder" keinen eindeutigen Platz, „so daß man sie in keinem dieser Dimensionen oder an der Oberfläche keiner der so gezeichneten Ebenen finden kann" (ebd., S. 417). Die Grenzen der Humanwissenschaften überkreuzen und verwischen sich, „ihr eigener Gegenstand (löst sich) schließlich auf" (ebd., S. 429). All das hinterlässt bei ihm den Eindruck „von Verschwommenheit, Ungenauigkeit, Präzisionsmangel, den alle Humanwissenschaften hinterlassen" (ebd., S. 426; vgl. dazu kritisch Kneer 1996, S. 202ff.).

Gleichwohl Foucault (1977, 1980, 1981a+b) sich auch schon in seinen frühen Studien mit den kontrollierenden und überwachenden Machttechniken beschäftigte, so hat er, wie er später einräumt (vgl. Foucault 2003b, S. 191, 2003d, S. 299), die „Verknüpfung der Diskurstatsachen über die Machtmechanismen" verwischt. In dem Moment, wo Macht zur neuen zentralen Kategorie des Foucault'schen Denkens avanciert, wird aus dem Diskursanalytiker Foucault ein Gesellschaftstheoretiker (vgl. Honneth 1985, S. 168ff.). Geschult an der Lektüre Nietzsches stellt er nun das Diskurs-Praxis-Verhältnis auf den Kopf. Die Praktiken werden nun nicht länger als von den ehemals als autonom betrachteten Diskursen abhängig betrachtet. Schon in seiner Inauguralvorlesung am *Collège de France* im Dezember 1970 setzt er voraus, „daß in jeder Gesellschaft die

Produktion des Diskurses zugleich kontrolliert, selektiert, organisiert und kanalisiert wird – und zwar durch gewisse Prozeduren, deren Aufgabe es ist, die Kräfte und Gefahren des Diskurses zu bändigen, sein unberechenbar Ereignishaftes zu bannen, seine schwere und bedrohliche Materialität zu umgehen." (Foucault 1998, S. 10f.)

Mit dem subversiven Blick des Genealogen demonstriert Foucault, wie die Diskurse dem Machtwillen unterworfen sind und sich der Wille zum Wissen aus dem Willen zur Macht speist. Seine genealogische Betrachtung der Machtverhältnisse bringt drei historisch aufeinander folgende Machttypen ans Licht, die man als *repressive Exklusion, normative Integration* und *produktive Disziplin* begrifflich fassen kann (vgl. Fink-Eitel 1980, S. 45ff.).[21] Dabei fußt das gesamte Machtkonzept auf den vier Grundannahmen, dass Macht a) ein vielschichtiges und multidimensionales Kräfteverhältnis und kein Privileg einer Person, Gruppe, Klasse oder Institution ist, b) ein ubiquitäres und omnipräsentes Phänomen ist und es somit keinen machtfreien Raum gibt, dass c) Macht und Wissen in originärer Weise ineinander verschränkt sind und dass d) Macht kein bloßes Repressionsinstrument, sondern gleichsam auch produktiv ist (vgl. Kneer 1996, S. 240ff.).

Foucault geht es in seiner „Analytik der Macht" weniger um eine strukturelle Analyse der Machtbeziehungen, sondern vielmehr um die vielseitigen und heterogenen Funktionsweisen der Macht. Das Ergebnis seiner Untersuchungen ist zunächst ähnlich desillusionierend wie das von Weber. Das von ihm freigelegte Machtsystem erscheint in einer Allgegenwärtigkeit, aus dem es kein Ent-

---

21 Der erste Machttypus steht für die Ausschließungsmechanismen und Aussetzungs- und Internierungspraktiken im Mittelalter und in der Renaissance. Die *repressive Exklusion* steht sowohl für die physischen Liquidierungen in den mittelalterlichen Hexenverfolgungen und in den blutig-kruden Hinrichtungen und Marterungen absolutistischer Zeit als auch für die Verbannungen und Wegsperrungen der Lepra- und Pestkranken, der Kriminellen, Irren und Wahnsinnigen. Der Typ der *normativen Integration* steht für ein Modell der inneren Einschließung, das darauf zielt, die zunächst Ausgestoßenen zu therapieren und erziehen und sie damit wieder in den Bereich des Sozialen zu reintegrieren. Die Macht zielt nicht mehr nur auf den Körper, sondern auf die Seele, sodass die Strafe zugleich der Abschreckung wie auch der Belehrung dient. Dieser Typus erlebt eine kurze Blütezeit am Ende des 18. Jahrhunderts, als in Reaktion auf veränderte Formen der Vergehen (Zunahme von Diebstählen, Eigentums- und Betrugsdelikten bei gleichzeitiger Abnahme der Gewaltverbrechen) der Rechtsbrecher zum Verräter und gemeinsamen Feind der Gesellschaft erklärt wurde und als auf Druck der reformerischen Bestrebungen neue Bestrafungsstrategien und -techniken entwickelt wurden, die darauf abzielten, das der Gesellschaft zugefügte Übel wiedergutzumachen (vgl. Foucault 1977, S. 93ff.). Zur *produktiven Disziplin* vgl. weiter unten in diesem Kapitel sowie in Kap. 4 dieser Studie.

rinnen gibt. Anders als in der klassischen Definition Max Webers (1985, S. 28) wird die Machtausübung von Foucault zunächst nicht an einen subjektiven Willen gebunden. Erst später gelangt er zu der Ansicht, dass man „nicht den Faden der Macht verfolgen (kann), ohne zur Frage des Willens zu gelangen." Und er bekennt selbstkritisch: „Eigentlich ist das so klar, dass ich es gleich hätte merken sollen (...)" (Foucault 1992, S. 54). Unter Macht versteht Foucault

> „die Vielfältigkeit von Kräfteverhältnissen, die ein Gebiet bevölkern und organisieren; das Spiel, das in unaufhörlichen Kämpfen und Auseinandersetzungen diese Kraftverhältnisse verwandelt, verstärkt, verkehrt; die Stützen, die diese Kraftverhältnisse aneinander finden, indem sie sich zu Systemen verketten – oder die Verschiebungen und Widersprüche, die sie gegeneinander isolieren; und schließlich die Strategien, in denen sie zur Wirkung gelangen und deren große Linien und institutionelle Kristallisierungen sich in den Staatsapparaten, in der Gesetzgebung und in den gesellschaftlichen Hegemonien verkörpern." (Foucault 1983, S. 113f.)

Macht ist für Foucault weder ein absolutes Gut, noch eine Institution oder eine Struktur, sondern ein *strategisches Kräfteverhältnis*.

> „Die Macht ist der Name, den man einer komplexen strategischen Situation in einer Gesellschaft gibt. (...) Die Macht ist nicht etwas, was man erwirbt, wegnimmt, teilt, was man bewahrt oder verliert; die Macht ist etwas, was sich von unzähligen Punkten aus im Spiel ungleicher und beweglicher Beziehungen vollzieht." (Foucault 1983, S. 114f.) „Die Macht, das sind in Wirklichkeit Relationen, ein mehr oder weniger organisiertes, mehr oder weniger in Gestalt einer Pyramide angeordnetes, mehr oder weniger koordiniertes Bündel von Relationen." (Foucault 2003e, S. 397)

Steht er mit dieser Formulierung dem Machtverständnis von Elias schon nahe, so wird das noch deutlicher, wenn er an anderer Stelle formuliert, dass „spezifische Herrschaftsverhältnisse (...) ihre eigene Ko*nfiguration* und ihre *relative Autonomie* haben." (Foucault 2003d, S. 303f., eigene Hervorhebung) Und wie Elias wendet sich auch Foucault gegen die Auffassung unilinearer Machtbeziehungen. „Die Macht ist niemals voll und ganz auf einer Seite. So wenig wie es einerseits die gibt, die die Macht »haben«, gibt es andererseits die, die überhaupt keine haben." (Foucault 1976, S. 115) Macht wird immer zugleich erfahren und ausgeübt. Folglich ist dieses Machtverhältnis weder einseitig noch monolithisch oder zentralisiert. Die von Weber gezogene Differenz von Macht und Unterdrückung (Herrscher/Beherrschte) wird von Foucault (2003f, S. 547) aufgehoben, ohne dabei die ungleiche Verteilung von Machtressourcen zu ignorieren. Macht ist kein absolutes Gut, sondern ein relationaler Prozess. Macht wird von Foucault (1994a, S. 252) als „ein Ensemble von Handlungen" verstanden, „die sich gegenseitig hervorrufen und beantworten." Machtbeziehungen verlaufen nicht in einer vertikalen Richtung von oben nach unten, vielmehr strahlt die „Mikrophysik der Macht" bis in die letzten Tiefen des gesellschaftlichen Raumes. Die gesellschaftlichen Akteure sehen sich einer potenziell ständigen Überwachung und Kontrolle ausgesetzt und internalisieren dieses Machtverhältnis. Foucault (1983, S. 77) weist ebenso wie Elias darauf hin, wie Fremdzwänge in Selbstzwänge verwandelt werden und wie die Individuen durch inneren Gewissenszwang ihre eigene Überwachung übernehmen.

Doch die vordergründige Gemeinsamkeit in den Machtkonzeptionen von Elias und Foucault, die sich vor allem daraus speist, dass beide die Macht aus den alltäglichen Beziehungen entstehen sehen und dass beide, wie auch Weber, den Ursprung der modernen Formen der Disziplinierung in der Übernahme der gesellschaftlichen Fremdzwänge in individuelle Selbstzwänge ausmachen, löst sich alsbald auf. So macht Elias viel stärker als Foucault die sozialen Bedingungen für die Persönlichkeits- und Verhaltensänderungen verantwortlich, während Foucault hingegen die auftretenden Diskurse für ausschlaggebend hält, die in der Figurationstheorie von Elias allenfalls als Auswirkungen einer sich veränderten Struktur sozialer Beziehungen zu interpretieren wären. Fernerhin wird Macht von Foucault zwar als ein relationaler Prozess verstanden, doch diese Relation bezieht sich weniger auf die sozialen Akteure, als vielmehr auf Kräfte und Strategien, sodass die Machtbeziehungen für Foucault (1983, S. 116) als „gleichzeitig intentional und nicht-subjektiv" erscheinen. Das von Foucault dazu herangezogene Erklärungsinstrument der Strategie verliert sich jedoch im trüben Schleier unklarer Begriffsbildung, sodass ihm der Vorwurf zu machen ist, die Macht als eine unabhängige Variable zu begreifen und damit die Mikrophysik der Macht in eine „Metaphysik der Macht" (Breuer 1992, S. 48) umgewandelt zu haben.

Anders als Elias und Weber bezieht Foucault die sich verdichtenden Machtrelationen nicht auf ein Zentrum, vielmehr versteht er unter Macht ein polyzentrisches und multidimensionales Kräfteverhältnis. In der Disziplinargesellschaft „gibt es nicht ein »Machtzentrum« oder einen Mittelpunkt der Kräfte, sondern ein komplexes Netz aus unterschiedlichen Elementen – Mauern, Raum, Institutionen, Regeln, Diskursen." (Foucault 1977, S. 396)

> „Die Macht funktioniert, die Macht übt sich als Netz aus, und über dieses Netz zirkulieren die Individuen nicht nur, sondern sie sind auch stets in der Lage, diese Macht zu erleiden und auch sie auszuüben; sie sind niemals die träge oder zustimmende Zielscheibe der Macht; sie sind stets deren Überträger. Mit anderen Worten, die Macht geht durch die Individuen hindurch, sie wird nicht auf sie angewandt." (Foucault 2003c, S. 238)

Gleichwohl sich die verschiedenen Machtstrategien zu einer „mehr oder weniger zusammenhängende(n) und einheitliche(n) Strategie" (Foucault 2003f, S. 546) verdichten und die daraus erwachsenen Machtverhältnisse vom Staat kodifiziert werden, sieht Foucault in diesem jedoch kein Zentrum der Macht, weil der trotz seiner üppigen Apparatur nicht den gesamten Bereich der Machtverhältnisse besetzt und nur auf der Grundlage vorher bestehender Machtbeziehungen funktionieren kann (vgl. Foucault 2003b). Die Gesellschaft fußt seiner Überzeugung nach nicht auf einer konsensuellen Übereinkunft ihrer Mitglieder, sondern wird wie auch das Individuum durch die Disziplin konstituiert. Und die Grundlage der Disziplin wird nicht durch das Recht in Form juridischer Gesetze als Ergebnis eines souveränen (Volks-)Willens gestellt, sondern durch die humanwissenschaftlich entdeckte Norm.

Die Vorstellung von einer Macht ohne Zentrum muss jedoch, wie Steinert (1993, S. 246) gezeigt hat, nicht gleichsam mit dem Verzicht der Überzeugung einhergehen, „daß Gesellschaften grundlegend von der vorherrschenden Produktionsweise strukturiert werden." Anders als Foucault stellt er, ähnlich wie Breuer (1987, 1992), die disziplinierte Lebensführung in einen unmittelbaren Zusammenhang mit der gesellschaftlichen Produktionsweise und zeigt, wie die Techniken der Disziplin vom westlichen Klosterwesen ausgehend durch die Jahrhunderte über geschlossene Anstalten transportiert wurden, bis es im Kapitalismus durch die strikten Fabrikordnungen, rigiden Arbeitsorganisationen und durch die geschlossenen Fabriksiedlungen zu einer allgemeinen „Fabrikation des zuverlässigen Menschen" kam (vgl. Treiber, Steinert 1980).

Die allgegenwärtigen Machtnetze durchdringen die Körper, die Verhaltensweisen, das Wissen, die Techniken usw. Damit werden Macht und Wissen von Foucault als Einheit gedacht. Mit dieser heuristischen Doppelung zeigt er,

> „daß die Macht Wissen hervorbringt (und nicht bloß fördert, anwendet, ausnutzt); daß Macht und Wissen einander unmittelbar einschließen; daß es keine Machtbeziehung gibt, ohne daß sich ein entsprechendes Wissensfeld konstituiert, und kein Wissen, das nicht gleichzeitig Machtbeziehungen voraussetzt und konstituiert." (Foucault 1977, S. 39)

Daraus leitet sich zugleich die Hypothese ab, dass Macht auch immer eine produktive Wirkung hat, indem sie Gegenstandsbereiche und Wahrheitsrituale ins Leben ruft. Anders als Weber setzt Foucault die Macht nicht mit Zwang und Unterdrückung gleich. Denn, so fragt Foucault:

> „Wenn die Macht immer nur unterdrückend wäre, wenn sie niemals etwas anderes tun würde als Nein zu sagen, glauben Sie wirklich, dass es dann dazu käme, dass ihr gehorcht wird? Dass die Macht Bestand hat, dass man sie annimmt, wird ganz einfach dadurch bewirkt, dass sie nicht bloß wie eine Macht lastet, die Nein sagt, sondern dass sie in Wirklichkeit die Dinge durchläuft und hervorbringt, Lust verursacht, Wissen formt und einen Diskurs produziert; man muss sie als ein produktives Netz ansehen, das weit stärker

durch den ganzen Gesellschaftskörper hindurchgeht als eine negative Instanz, die die Funktion hat zu unterdrücken." (Foucault 2003b, S. 197) Macht ist mehr als ein Verhältnis, das nur unterdrückt und negiert. Die Macht ist produktiv, insofern sie „dazu bestimmt (ist), Kräfte hervorzubringen, wachsen zu lassen und zu ordnen, anstatt sie zu hemmen, zu beugen oder zu vernichten." (Foucault 1983, S. 163) Die Macht bringt das moderne Subjekt erst hervor; sie fabriziert das Individuum, das gleichzeitig Wirkung und verbindendes Element der Macht ist. Das Subjekt konstituiert sich über die aufgezwungenen Praktiken kultureller Muster. Und insofern erweist sich die Disziplinargesellschaft als ambivalent, weil sie gleichsam homogenisiert und individualisiert, „da sie Abstände mißt, Niveaus bestimmt, Besonderheiten fixiert und die Unterschiede nutzbringend aufeinander abstimmt." (Foucault 1977, S. 237) Individualisierung und Totalisierung fallen in der Moderne zusammen (vgl. Foucault 1994a). Das zeigt sich z.B. auch im Bereich der Pflege, wenn dort mit einem biografie- und lebensweltorientierten Ansatz die pflegebedürftigen Klienten im Rahmen eines Assessmentverfahrens sorgsam beobachtet, geprüft und miteinander vergleichen werden, um sie dann gleichsam durch gezielte Empowermentstrategien individuell zu stärken und ihnen zu einer angemessenen Selbstakzeptanz zu verhelfen (vgl. Kap. 4).

Der von Foucault gezeichnete Doppelcharakter der Subjektwerdung in Gestalt von Unterwerfung und Selbstkonstitution bleibt jedoch schwammig und vage und zumeist einspurig auf die Unterwerfungsprozeduren konzentriert, sodass Irritationen die konsequente Folge waren. Dem von Habermas (1988c, S. 324) erhobenen Vorwurf, dass Foucault mit seiner Methode der Genealogie „der Bewegung einer radikal historischen Auslöschung des Subjekts (folgt)", steht die Aussage Foucaults (1994a, S. 243) entgegen, dass es ihm darum ging, „eine Geschichte der verschiedenen Verfahren zu entwerfen, durch die in unserer Kultur Menschen zu Subjekten gemacht werden." Der Eindruck einer „Elimination des Subjektbegiffs" (Honneth 1985, S. 136) ist vor allem den machtanalytischen Arbeiten Foucaults (1977, 1983) geschuldet, in denen das Subjekt sich in den allgemeinen Machtverhältnissen zu verlieren scheint. In seinen späteren Schriften (Foucault 1994a, 1989a+b, 1993a+b) hingegen gewinnt der Subjektbegriff zunehmend an Kontur, wenn er die reflexive Selbsterfahrung des Subjekts in den Blick nimmt.[22] Da das Subjekt immer auch das Produkt von Machttechniken ist, erscheint die Subjektivität als heteronom. Mit der Konzeption jenes formierten „Gehorsamssubjekts" (Foucault 1977, S. 167) stößt Fou-

---

22 Zum Stellenwert des Subjektbegriffs bei Foucault vgl. u.a. Cook (1992) und Bublitz (1995).

cault auf die Ambivalenz von Disziplinierung und Subjektivierung, die sich im Fadenkreuz von Individualisierung und Vergesellschaftung abspielt. Das innovative Moment der Foucault'schen Überlegungen liegt darin, dass er das moderne Individuum als ein Produkt sozialer Disziplinierungen sieht, ein Gedanke, der in den gegenwärtigen soziologischen Überlegungen zur „Individualisierungsdebatte" kaum aufgegriffen wird.

2.3 Soziale Felder als Figurative Felder

2.3.1 Raum und Felder

Struktur, Habitus und Praxis sind die drei ineinander verschränkten Ebenen, auf denen sich die gesellschaftliche Wirklichkeit vollzieht. In einer Art „Sozialtopologie" entwirft Bourdieu (1985a) das Bild der sozialen Welt, die sich für ihn als ein mehrdimensionaler Raum mit einem Komplex relativ autonomer untergeordneter Felder darstellt. Die vertikale Achse umspannt die hierarchische Klassen- oder Schichtungsstruktur, auf der horizontalen Achse finden sich die verschiedenen Felder sozialer Praktiken (Praxisfelder, Kräftefelder, Kampffelder). Und die diagonale Achse umfasst mit der so genannten „Laufbahnachse" die Zeitdimension, die auch von der sozialen Ungleichheitsforschung thematisiert wird, wenn etwa Berger (1990) mit seinem Konzept der „Ungleichheitsphasen" und „temporalen Statusunbestimmtheiten" aufzeigt, dass soziale Lagen immer auch entlang individueller und kollektiver „Zeitachsen" strukturiert sind und damit in der zeitlichen Dimension variieren können.

Der Bourdieus praxeologischer Theorie zugrunde liegende *dreidimensionale Raum* des Sozialen besteht aus den drei Grunddimensionen des Kapitalvolumens, der Kapitalstruktur sowie der zeitlichen Entwicklung beider Größen (vgl. Bourdieu 1987a, S. 195ff.).

> „In der ersten Dimension richtet sich die Distribution der Akteure nach dem Gesamtumfang des in ihrem Besitz befindlichen Kapitals aller Sorten; in einer zweiten Dimension richtet sie sich nach der Struktur dieses Kapitals, das heißt, nach dem relativen Gewicht des ökonomischen und des kulturellen Kapitals in ihrem Gesamtvermögen; in der dritten Dimension richtet sie sich nach der Entwicklung von Umfang und Struktur ihres Kapitals über die Zeit." (Bourdieu 1998a, S. 29)

Damit ist die gesamte Struktur des sozialen Raumes als ein in drei Ebenen unterteiltes Kräftefeld im Sinne eines „Ensembles objektiver Kräfteverhältnisse" (Bourdieu 1985a, S. 11) zu verstehen, in welchem die einzelnen Akteure um ihre sozialen Positionen, um Ressourcen, Macht und Kapital ringen, sodass sich die relative Stellung der Akteure (oder Gruppen) anhand des Umfangs und der Verteilungsstruktur der einzelnen Kapitalien bestimmen lässt und sich ihre Positionen verorten und analytisch konstruieren lassen. Insofern scheint es mir gerechtfertigt, die sozialen Felder, die ja eben nicht als bloße räumliche Eingrenzungen misszuverstehen sind, sondern immer auch *relationale* Handlungsfelder darstellen, in denen Strukturen, Verflechtungen und Abhängigkeiten geschaffen werden, als *figurative Felder* zu bezeichnen (vgl. Schroeter 2000b, 2003a, 2005a).[23] Diese in Anlehnung and Elias und Bourdieu gewählte Bezeichnung soll zum Ausdruck bringen, *dass sich in den sozialen Feldern immer auch Verkettungen von Handlungen finden, die zugleich Reaktionen auf vorgefundene Bedingungen wie auch Bedingungen für folgende Reaktionen sind und die sich wechselseitig bedingen und durchdringen und damit ein eigenartiges Geflecht wechselseitiger und veränderbarer Abhängigkeiten (Interdependenzgeflechte, Figurationen) erzeugen.*

Bourdieu wird zuweilen eine opake und unscharfe Begrifflichkeit vorgehalten,[24] was sich vor allem auf den Feldbegriff *(champ)* bezieht. Auf den ersten Blick könnte man geneigt sein, den Begriff des sozialen Feldes durch die dem Soziologen vertrauter erscheinenden Begriffe des sozialen Systems oder des sozialen Milieus zu ersetzen. Doch beide werden von Bourdieu bewusst nicht benutzt. Das mag, wie Müller (1992, S. 264) argumentiert, zum einen darin begründet liegen, dass ihm der Systembegriff wohl als zu objektivistisch und der Milieubegriff als zu normativistisch erscheint und beide die stillschweigende Vorstellung suggerieren, dass die Werte und Regeln des Feldes mit denen der Akteure übereinstimmen. Zum anderen tragen sowohl System- als auch Milieukonzepte den diesen Gebilden inhärenten Konflikten und Spannungen

---

[23] Wenn im Folgenden im Rekurs auf Bourdieu von sozialen Feldern die Rede ist, so sind diese aufgrund der vielschichtigen relationalen Verflechtungen immer als *figurative Felder* zu lesen. Diese Lesart würde wohl auch Bourdieu teilen, hat er doch mit ausdrücklichem Bezug auf Norbert Elias (1983) die höfische Gesellschaft als im Sinne eines Gravitationsfeldes funktionierend beschrieben (Bourdieu 1985a, S. 72f.).

[24] So hat Kretschmar (1991, S. 572) gezeigt, dass Bourdieu allein in einem einzigen Vortrag (Bourdieu 1985a) von einem „politischen Feld", einem „Macht-Feld", von „Berufsfeldern", vom „ökonomischen Produktionsfeld", vom „Feld der symbolischen Produktion" oder vom „Feld der symbolischen Kräfte", vom „intellektuellen Feld", vom „sozialen Feld insgesamt" oder vom „Teilfeld der Partei" spricht. In anderen Publikationen spricht Bourdieu vom „universitären Feld", vom „philosophischen Feld", vom „Feld philosophischer Stellungnahmen", vom „epistemologischen Feld", vom „kulturellen Feld". Andernorts ist die Rede vom Feld des Sports, der Mode, des Geschmacks, der Kunst, der Religion usw.

nur in unzureichendem Maße Rechnung und thematisieren nicht die in ihnen wirkenden handlungsleitenden Kräfte.

Bourdieu hat das soziale Feld in seinem Theoriegebäude zur zentralen Kategorie erhoben und damit dem feldtheoretischen Ansatz im soziologischen Diskurs zur neuerlichen Aktualität verholfen. Die sozialwissenschaftlichen Ansätze der Feldtheorie reichen jedoch weiter zurück und wählen zumeist ihren Ausgangspunkt im Rekurs auf die *topologische Psychologie* von Kurt Lewin, so z.B. Fürstenberg mit seinem Modell *sozialer Aufstiegsfelder* (1962) bzw. *sozialer Handlungsfelder* (1995), oder auch Mannheim mit seinem Konzept der *segmentalen Felder* (1967, S. 347ff.).[25]

Um den Begriff des Feldes genauer zu explizieren, lohnt zunächst ein Blick auf die *topologische Psychologie* von Kurt Lewin, der seinen Feldbegriff im Anschluss an die physikalische Feldtheorie entwickelt hat und ein Feld als „(e)ine Gesamtheit gleichzeitig bestehender Tatsachen, die als gegenseitig voneinander abhängig begriffen werden", definiert (Lewin 1963, S. 273). Er hat bereits in einer frühen Studie (Lewin 1983, S.292), als er den Feldbegriff noch nicht systematisch in sein Theoriesystem eingeführt hatte, darauf hingewiesen, dass „die Rede vom Entstehen und Vergehen von Kräften (...) häufig auch das Verhältnis der an einem bestimmten Orte in verschiedenen Zeitmomenten bestehenden Kräfte" und damit auch das Bestehen oder die Veränderung eines *Feldes* meint. Im Bezug auf die Physik deutet er darauf hin, dass der Feldbegriff dort „nicht die in einem bestimmten Raume verteilten Energien, sondern die in einem bestimmten Raume bestehenden, durch Kraftlinien dargestellten Zug- und Druckkräfte" bezeichnet, was er als eine „Konstanz oder Inkonstanz einer Kräfteverteilung" bzw. als das „Vorhandensein gleicher (gleich großer und gleichgerichteter) oder ungleicher Kräfte in bestimmten Zeitmomenten" interpretiert.

Die Grundgedanken seiner Feldtheorie hat Lewin in dem m.W. noch immer unpublizierten Manuskript über *Feldtheorie und Geometrie* zusammengefasst, aus dem hier die zentrale Passage in extenso wiedergegeben wird:[26]

> „1. Die Feldtheorie geht von der Annahme aus, daß das Verhalten, welches jede Art von Handeln, von Affekt oder Denken umfaßt, von einer Vielzahl gleichzeitig vorliegender Faktoren abhängt, die das psychologische »Feld« ausmachen. Dieses Feld enthält solche Tatsachen, wie etwa die Bedürfnisse der handelnden Person, die Ziele und Wünsche des Individuums; die Art und Weise, wie das Individuum Vergangenheit

---

[25] Einen allgemeinen Überblick über die verschiedenen „Studien zur Anwendung des Feldbegriffs in den Sozialwissenschaften" gewährt Mey (1965), dessen Schrift freilich vor dem Bekanntwerden der Bourdieu'schen Feldtheorie verfasst wurde.

[26] Der hier zitierte Passus aus dem Manuskript findet sich bei Graumann (1982, S. 25f.). Zur weiteren Würdigung und Kritik der Feldtheorie von Lewin vgl. Lück (1996).

und Zukunft sieht; die Art und Lage von Schwierigkeiten; ferner die Gruppen, zu denen das Individuum gehört; seine Freunde und seine eigene Position unter ihnen. Das Feld ist demnach kein »abstraktes« Bezugssystem, wie etwa die graphische Darstellung der Relation von Eigenschaften (z.b. von Gewicht und Alter); hierbei steht jede Koordinate für ein Kontinuum von Ähnlichkeiten. Vielmehr repräsentiert es eine Vielzahl von Bereichen, die alle zur gleichen Zeit existieren und die untereinander in Wechselwirkung stehen. Die graphische Darstellung eines Feldes bringt die »räumlichen« Beziehungen (also die relativen Positionen) dieser Bereiche, wie sie zu einem bestimmten Zeitpunkt bestehen, zum Ausdruck. Eine solche Darstellung macht nicht notwendigerweise von Koordinaten Gebrauch.
2. Jedem Individuum entspricht zu einem bestimmten Zeitpunkt ein anderes psychologisches Feld, das wir den Lebensraum dieses Individuums nennen. Es schließe sowohl die Person wie die Umwelt ein; und zwar die Umwelt, wie sie das Individuum sieht.
3. Die Veränderung in einem Teil des Feldes beeinflußt bis zu einem gewissen Grade jeden anderen Teil des Feldes. Jede Veränderung innerhalb des Feldes hängt von der Konstellation dieses Gesamtfeldes ab.
4. Veränderungen in einem Feld können durch psychologische oder nichtpsychologische Einwirkungen hervorgerufen werden. Der Stein, der den Kopf einer Person trifft, oder der »Reiz« eines Lichtstrahles auf der Retina sind solche nicht-psychologischen, »fremden« Faktoren, welche das psychologische Feld beeinflussen, ohne selbst das Resultat psychologischer Vorgänge zu sein. Es handelt sich hierbei um die Determinanten, die wir als »Randbedingungen des Lebensraumes« bezeichnen können.
5. Vom Standpunkt der Feldtheorie aus kann festgestellt werden, daß der Sachgegenstand der Psychologie sich aus zwei Problemkreisen zusammensetzt: a) Wie beeinflussen bestimmte Randbedingungen die Eigenschaften des Feldes (dies ist die Kernfrage der traditionellen Psychophysik und ist auch grundlegend für die Auswirkung der Kultur auf das Individuum) und b) in welcher Weise stehen die verschiedenen Teile innerhalb des Feldes in einem gegenseitigen Abhängigkeitsverhältnis und was sind die Bedingungen für eine Veränderung (zahlreiche Motivationsprobleme gehören zu diesem letzten Typ)? Die traditionellen psychologischen Disziplinen haben alle mit beiden Problemen zu tun.
6. Die Feldtheorie ist keine »Theorie« in der gleichen Bedeutung wie etwa das Gravitationsgesetz oder die Maxwellschen Gleichungen Theorien sind. Die letzteren bestehen aus Aussagen, welche getroffen werden, um Geschehnisse zu erklären oder vorauszusagen. Schreitet man von spezifischen zu immer allgemeiner werdenden Theorien fort, so gelangt man niemals zur Feldtheorie. Insoweit befindet sich die Feldtheorie außerhalb jener Kontroverse, die über spezifische psychologische Hypothesen ausgetragen wird. Sie legt die Voraussetzungen fest, die für die »Form« einer begründeten Theorie, aber nicht für ihren Inhalt, erforderlich sind. Auf der anderen Seite ist die Feldtheorie wiederum nicht bloß ein technisches Werkzeug, dank dem psychologische Relationen durch geometrische (statt algebraische) Hilfsmittel dargestellt werden können, sondern sie schließt auf irgendeine Weise die Aussage über die »Eigenart« des psychologischen Materials mit ein."

Lewins topologischer Ansatz geht von einem *hodologischen Raum*[27] aus, der „gleicherweise die Beschreibung der strukturalen Verhältnisse innerhalb der Person wie in der psychologischen Umwelt (erlaubt)" (Lewin 1982a, S. 66). Da seiner Auffassung nach das zielgerichtete Handeln im Raum weder durch alleinige biologisch-physische Zustande noch durch bloße äußere physikalische Faktoren zu erklären ist, beschreitet er mit seiner Feldtheorie einen Weg, um einen „Zugang zum Problem der gerichteten Handlungen" (ebd., S. 68) zu eröffnen. Insofern liegt seinem Modell eine „dynamische Raumkonstruktion" zugrunde, wenn er den Raum als ein „Kraftfeld" i.S. „einer Anordnung von Kräften im Raum" ansieht. Kraft – verstanden als eine „Tendenz zur Lokomotion" (Lewin 1982b, S. 82, vgl. auch 1969, S. 67ff.) – wird „durch die Tatsache *definiert*, daß keine beobachtbare *reale Lokomotion* in ihrer Richtung eintritt, wenn keine anderen Kräfte ihre Wirkung paralysieren oder verändern, und daß, wenn immer eine reale Lokomotion vorkommt, eine Kraft oder eine Resultante von Kräften in ihrer Richtung existieren muß." (Lewin 1982c, S. 110)

Er betrachtet den *Lebensraum* als die vom Individuum wahrgenommene Umwelt und die Veränderungen im Lebensraum als Ergebnis von Feldkräften. In seiner *topologischen Psychologie* geht Lewin von einer Gesamtheit von Person und Umwelt, „von dem Zueinander von Gebilde und seiner Umgebung aus." Und deshalb, so erläutert er, „kann man die Kräfte, die das psychische Geschehen regieren, nur dann zu verstehen hoffen, wenn man das Ganze der Situation in die Darstellung einbezieht." Von dem Bestreben geleitet, „Person und Umwelt in einheitlichen Ausdrücken als Teile einer Situation darstellen zu können", führt er den Begriff des „psychologischen Lebensraumes" ein, der er als „den Gesamtbereich dessen" versteht, „was das Verhalten eines Individuums in einem gegebenen Zeitmoment bestimmt" (Lewin 1969, S. 34).

Als einen der „Hauptsätze" seiner psychologischen Feldtheorie bezeichnete Lewin (1982d, S. 135) die Annahme, dass „jedes Verhalten oder jede sonstige Veränderung innerhalb eines psychologischen Feldes (...) einzig und allein vom psychologischen Feld *zu dieser Zeit* abhängig (ist)." Das jedoch sei nicht dahingehend missszuverstehen, „daß die Feldtheorie weder an historischen Problemen noch an der Wirkung vorausgegangener Erfahrungen interessiert sei." Eine solche Lesart hält Lewin (ebd.) für „ganz und gar unrichtig." Aber, so führt er

---

[27] Lewin (1982a, S. 66) versteht den hodologischen Raum als einen „endlich strukturierte(n) Raum, das heißt, seine Teile sind nicht ins Unendliche teilbar, sondern aus bestimmten Einheiten oder Regionen zusammengesetzt. Richtung und Distanz sind durch »ausgezeichnete Wege«, welche leicht der psychologischen Lokomotion zugeordnet werden können, definiert."

an anderer Stelle aus, „die Wirkung der Vergangenheit auf das Verhalten kann nur indirekt sein; das vergangene psychologische Feld ist einer der »Ursprünge« des gegenwärtigen Feldes, doch beeinflußt dieses das Verhalten." (Lewin 1982e, S. 161)

Lewin hat mit seinem Modell des psychologischen Feldes die Konzeption der Bourdieu'schen Feldtheorie vielleicht stärker beeinflusst als das in der Bourdieu-Lektüre zum Ausdruck kommt.[28] Manch einer der von Lewin formulierten Gedanken findet sich auch bei Bourdieu, wenngleich dieser mit seiner radikal soziologischen Sicht auf die Felder eine ganz andere Perspektive als Lewin einnimmt und den Feldbegriff nicht nur auf den individuellen Lebensraum, sondern auf den *sozialen Raum* bezieht.

Beide werfen nicht nur einen „topologischen Blick" auf den Gegenstandsbereich ihrer Disziplin, sie berufen sich auch beide ausdrücklich auf Ernst Cassirer (1910), um den „aristotelischen Substantialismus" zu überwinden (vgl. Bourdieu, Wacquant 1996, S. 126, Lewin 1981a). Gemeinsamkeiten finden sich vor allem in der Vorstellung von der relationalen Verbundenheit der Felder sowie in der Konzeption des Kraftfeldes, d.h. in der Vorstellung, dass das Feldgeschehen nicht von äußeren Kausalketten determiniert erscheint, sondern von den inneren Kräften der Akteure maßgeblich mitgestaltet wird. Sowie Lewin in seiner Feldtheorie betont, „daß jedes Ereignis auf dem Zusammenwirken einer Vielzahl von Bedingungen beruht" (Lewin 1982d, S. 133) und davon ausgeht, dass „alle psychologischen Konstrukte in einem System wechselseitig aufeinander zu beziehen sind" (Lewin 1982b, S. 81), betrachtet auch Bourdieu die Felder als „Relationensysteme" (Bourdieu, Wacquant 1996, S. 138), die er dann vor allem als Kampf-, Kräfte- und Spielfelder modelliert. Damit steht er in geistiger Nähe zu Karl Mannheim (1967, S. 348f.), der nur dann von einer Feldstruktur spricht, „wenn die miteinander im Kampf liegenden sozialen Atome von gesellschaftlichen und natürlichen Gesetzen wie dem Kampf und dem Wettbewerb geleitet werden" und „ihre Tätigkeiten durch freiwillige Anpassung (koordinieren)."

Ein Feld ist zunächst einmal eine „willkürliche und künstliche Konstruktion" (Bourdieu 1987b, S. 123), in dem um Wahrung oder Veränderung der Kräfteverhältnisse gerungen wird. Aber auch in dem Verständnis, dass die sozialen Felder „ein Netz oder eine Konfiguration von objektiven Relationen zwischen

---

[28] Zumindest an einer Stelle (Bourdieu, Wacquant 1996, S. 126) verweist Bourdieu auch explizit auf Lewin, als er dessen theoretische Anleihen von Ernst Cassirer anspricht, auf den sich auch Bourdieu in seiner relationalen Denkweise beruft. Zum Vergleich der Feldtheorien von Lewin und Bourdieu vgl. Kretschmar (1991), zu Bourdieus Cassirer-Rezeption vgl. Bickel (2003).

Positionen" (Bourdieu, Wacquant 1996, S. 127) bilden, sind sie zunächst einmal wissenschaftliche Artefakte, mit denen die spezifischen Regeln unterliegenden und räumlich wie zeitlich begrenzten sozialen Figurationen analytisch fassbar gemacht werden sollen.

Die sozialen Felder sind damit Ausdruck ausdifferenzierter gesellschaftlicher Teilbereiche, die nicht nur ihre spezifischen (und spezialisierten) Akteure haben, sondern auch über eigene materiale und soziale Ressourcen verfügen und nach eigenen Regeln funktionieren. Auf den ersten Blick mögen die sozialen Felder im Sinne Bourdieus partiell den sozialen Systemen im Sinne Luhmanns ähneln, insofern es in beiden Modellbildungen, in Feldern und Systemen, spezifische Sinnverständnisse und systemspezifische Regeln gibt, eine Art unentziehbarer Zwang für die Akteure, die dem Glauben an das Spiel und deren Einsätzen unterliegen. Ein zweiter und genauerer Blick macht den Unterschied jedoch recht schnell deutlich (vgl. Bourdieu, Wacquant 1996, S. 133ff.). Zum einen sind die Felder und ihre zahlreichen Unterfelder im Unterschied zu Luhmanns Systemen prinzipiell offen und ihre Grenzen veränderbar, sodass auch die Erträge des einen Feldes in das eines anderen zu konvertieren sind. Und zum anderen handelt es sich bei den Feldern zwar auch, aber nicht nur um Orte von Sinnverhältnissen, sondern vor allem um Stätten konflikthafter Auseinandersetzungen, auf denen die agierenden Akteure um ihre sozialen Positionen ringen. Dabei erscheint der „soziale Raum wie ein symbolischer Raum, wie ein Raum von Lebensstilen und durch unterschiedliche Lebensstile gekennzeichneten Statusgruppen" (Bourdieu 1992, S. 146). Auch bei dieser Vorstellung findet sich ein (indirekter) Anschluss an Lewin. Der sprach zwar nicht von symbolischen Positionskämpfen in den Feldern, wies aber darauf hin, dass ein „Ziel (in feldtheoretischer Terminologie: die positive Valenz) (...) ein Kraftfeld von besonderer Struktur (ist), nämlich ein Kraftfeld, in dem alle Kräfte nach derselben Region zielen," sodass es im Falle der „Überschneidung von mindestens zwei Kraftfeldern" zu einem Konflikt kommt (Lewin 1982b, S. 82).

Bourdieu betrachtet die Felder als „relativ autonome Mikrokosmen" bzw. als „autonome Sphären, in denen nach jeweils besonderen Regeln »gespielt« wird." (Bourdieu 1998b, S. 16, 1992, S. 187) Je größer die Autonomie eines Feldes ist, desto eher ist es in der Lage, äußere Anforderungen und Strukturen zu brechen, umzugestalten und in eine eigene feldspezifische Form zu bringen. Und im umgekehrten Falle zeigt sich die Heteronomie eines Feldes darin, dass feldexterne Anforderungen und Zwänge stärker oder „halbwegs ungebrochen" in das Feld stoßen (vgl. Bourdieu 1998b, S. 19). Kein sozialer Mikrokosmos kann sich gänzlich den Zwängen des gesellschaftlichen Makrokosmoses entziehen, aber jedes soziale Feld kann seinen spezifischen Mikrokosmos mit eigenen Regeln und Regelmäßigkeiten[29] ausstatten und eine relative Autonomie erlangen. Soziale Felder definieren „sich unter anderem darüber, daß die spezifischen Interessen und Interessenobjekte definiert werden, die nicht auf für die für andere Felder charakteristischen Interessen und Interessenobjekte reduzierbar sind (...) und von jemandem, der für den Eintritt in dieses Feld nicht konstruiert ist, nicht wahrgenommen werden." (Bourdieu 1993, S. 107f.) In diesem Verständnis sind soziale Felder abgegrenzte Rahmen, innerhalb derer sich die Aktionen der dort wirkenden (individuellen und kollektiven) Akteure auf ein spezifisches Sujet konzentrieren. So lassen sich z.b. die verschiedenen „gesellschaftlichen Funktionssysteme" (u.a. Wirtschaft, Politik, Wissenschaft, Religion, Medizin) durchaus als Felder darstellen, während aber umgekehrt nicht alle sozialen Felder (u.a. Sport, Literatur, Kunst, Mode) gesellschaftliche Funktionssysteme sind.

Soziale Felder lassen sich zuweilen in eine Vielzahl von Unterfeldern differenzieren, wobei jedes Unterfeld seine eigene Logik und seine eigenen spezifischen Regeln und Regulatorien hat (vgl. Bourdieu, Wacquant 1996, S. 135). Jedes dieser sozialen Felder hat seinen eigenen Spielraum mit eigenen Spielregeln, wobei die „Ordnung eines Feldes" als eine eigentümliche „Kombination aus spontaner Anpassung der sozialen Atome und einer bewußten Übernahme der von einer zentralen Stellen gegebenen Spielregeln" erscheint (Mannheim 1967, S. 349). Bourdieu (1993, S. 110) hat darauf hingewiesen, dass es als „eines der sichersten Indizien für das Bestehen eines Feldes" anzusehen ist, wenn eine ganze „Zunft von Konservatoren" auftritt, „lauter Leute, die ein Interesse an der Erhaltung dessen haben, was im Feld produziert wird, die also ein Interesse daran haben, zu erhalten und sich selbst als Erhaltende zu erhalten."

Die figurativen Felder erschließen sich über den habituell gesteuerten *praktischen Sinn* der Akteure. Ein derartiger „praktischer Glaube" ist in der Bourdieu'schen Konzeption gewissermaßen das „Eintrittsgeld" in ein jedes Feld, ohne dessen Anerkennung das Feld gar nicht funktioniert (vgl. Bourdieu 1987b, S. 124ff.), denn „die Bedingung für den Eintritt in das Feld ist die Anerkennung dessen, was umkämpft ist, und damit zugleich die Anerkennung der Grenzen, die – bei Strafe des Platzverweises – nicht überschritten werden dürfen." (Bourdieu 1993, S. 190) Die Felder stützen sich auf eine stille und als selbstverständlich erfahrene Übereinkunft, auf eine feldspezifische Hintergrundüberzeugung und Wirklichkeitsannahme. Diese hingenommene und verborgen wirksame Gesamtheit von Selbstverständlichkeiten wird von Bourdieu (1979, S. 331)

---

[29] Zur Unterscheidung von Regeln und Regularitäten bzw. Regelmäßigkeiten vgl. Bourdieu (1992, S. 79ff.) und Giddens (1997, S. 69ff.).

als *Doxa* bezeichnet, die „jenes Ensemble von Thesen (bildet), die stillschweigend und jenseits des Fragens postuliert werden und die als solche sich erst in der Retrospektive, dann, wenn sie praktisch fallengelassen wurden, zu erkennen geben." Bohn und Hahn (1999, S. 261) haben zu Recht darauf verwiesen, dass die sozialen Felder in diesem partiellen Verständnis der hintergründig wirkenden Selbstverständlichkeiten an Goffmanns „Rahmen", Webers „Wertsphären" oder auch an die „Sinnprovinzen" bei Alfred Schütz erinnern.

Die Doxa gehört gewissermaßen zu den „segmentalen Einflüssen" der Feldstruktur, „die nicht die Gesamtpersönlichkeit berühren, sondern nur bestimmte Reflexbereiche des einzelnen Menschen, die unter den Einfluß der Feldstrukturen fallen." (Mannheim 1967, S. 347) Sie wirkt im Verborgenen und beinhaltet „insbesondere die Klassifikationssysteme, die festlegen, was als interessant bewertet wird und was als uninteressant, wovon niemand denkt, daß es erzählt zu werden verdient, weil keine (Nach)Frage besteht." (Bourdieu 1993, S. 80) Für das Feld der Pflege wären das etwa die Grundidee der Optimierung des Alterns, das Credo eines „erfolgreichen" und „produktiven Alterns" (vgl. Schroeter 2002b, 2004b), der „Glaube" an die Wirksamkeit der Gesundheitsförderung, die Überzeugung von der Stichhaltigkeit des Ressourcenansatzes, der „Glaube" an die Lern- und Leistungsfähigkeit im Alter, die Vorstellung von der Notwendigkeit der Kompetenzaktivierung und Förderung der Menschenstärken (Empowerment) sowie daraus abgeleitet die für angemessen erachtete lebensweltliche und biografieorientierte Pflege (vgl. Schroeter 2002c, 2005c).

Die Feldteilnehmer bestimmen in dem Spiel selber die Ein- und Austrittsbedingungen, wenn sie etwa das Entrierungskriterium erhöhen oder senken, etwa der Gestalt, dass einige für zu alt oder auch für noch nicht alt genug, für zu krank oder für zu „fit", für zu passiv, für zu verwirrt – eben für nicht wirklich dazugehörend befunden werden. Will man die habituell verankerten Grundaxiome der alternsspezifischen Felder näher ins Visier nehmen, so müssen gleichsam die feldspezifischen Regeln auf ihren normativ-verpflichtenden Rahmen hin untersucht werden. Eine stärkere analytische Durchdringung bedarf bspw. die Frage, wie Diskurse über Altern und Alte in Dispositive des Macht-Wissens umgeformt werden und ihren Anteil an einer „sozialen Disziplinierung" der Älteren tragen. Dabei wäre kritisch zu prüfen, ob und inwieweit gewissermaßen im Gewande wissenschaftlicher Wahrheit die definitorischen Festlegungen von Gesundheit, Krankheit, Pflegebedürftigkeit, Aktivität und Passivität oder die gerontologisch-geragogischen Konzeptionierungen eines aktiven, erfolgreichen, produktiven oder optimalen Alterns eine „neue gesellschaftliche Rahmung" mit den Leitkriterien der „gesellschaftlichen Verpflichtung", „Selbstlegitimation" und „Remoralisierung" fundieren (vgl. von Kondratowitz 1998, S. 63), die zwar von einer jugendzentrierten Gesamtgesellschaft getragen werden, möglicherweise aber nicht den Lebensorientierungen älterer Menschen entsprechen. In der Folge wäre dann zum einen zu klären, in welchem Maße die sich an derartigen Konzepten orientierenden Altersexperten und -therapeuten samt der sie tragenden Institutionen ältere Menschen dazu anleiten, ihr eigenes Verhalten zu reflektieren und den gerontologisch-geragogischen Leitvorstellungen entsprechend zu regulieren. Und zum anderen wäre der kontextuelle Rahmen des Altenhilfe- und Pflegefeldes unter dem spezifischen Fokus von „Drill und Dressur", von „Gelehrsamkeit und Fügsamkeit im Alter" näher zu konturieren, um Aussagen darüber zu treffen, ob und inwieweit dabei die Disziplinartechniken als „Mittel der guten Abrichtung" (vgl. Foucault 1977, Weber 1985, S. 686) und die in den verschiedenen Feldern wirkenden „Altersadvokaten" als „Kontrolleure und Erfüllungsgehilfen" eines geragogisch überwachten, erfolgreichen Alterns fungieren. Wichtig erscheint in diesem Zusammenhang der Blick auf die ambivalente Figur von Optimierung und Domestizierung des Alterns (vgl. Schroeter 2000a, S. 44) bzw. auf das Ambiguitätsverhältnis von Hilfe und Kontrolle im pflegerischen Beziehungsgefüge (vgl. Kap. 4 dieser Studie).

2.3.2 Felder und Habitus

Bourdieu hat den Habitusbegriff zu Recht in ein unmittelbares Komplementärverhältnis zu den sozialen Feldern und den darin verteilten Ressourcen und Kapitalien gerückt. Insofern erscheint es als durchaus sinnvoll, die hier als in „figurativen Feldern" zu verorten verstandenen Lebenslagen älterer Menschen zunächst einmal als Prozesse zu verstehen, die sich über die Anzahl und Verflechtungen der daran Beteiligten sowie über die Ebenen, auf denen diese miteinander verkehren, zu bestimmen. Ein solches Vorgehen lässt sich nicht auf eine strukturelle Feldbetrachtung reduzieren, es erfordert vielmehr ein relationales Denken, das die prozessuale Verflechtung der sozialen Felder und Handlungsräume in den Blick nimmt. Und weil das Alter weder ein Nullpunkt sozialer Beziehungen noch ein unter dem irreführenden Begriff des „Ruhestands" zu fassendes monadisches System ist, in dem der ältere Mensch als „homo clausus" von den Vergesellschaftungsprozessen abgeschnitten wird, muss auch der „homo senectus" stets als ein „homo figurationis" verstanden werden. Die sozialen Felder, in denen er in je unterschiedlicher Weise partizipiert, sind eben soziale Figurationen, nämlich Netze von Relationen, offene und sich verändernde Orte von Begegnungen, Beziehungen und Auseinandersetzungen, eben

Beziehungsfelder oder auch Kampffelder, „auf denen um Wahrung oder Veränderung der Kräfteverhältnisse gerungen wird" (Bourdieu 1985a, S. 74). Will man, wie es etwa die Vertreter des Lebenslagenansatzes propagieren, die „Handlungsspielräume" älterer Menschen zum Ausgangspunkt einer die *objektive Lebenslage* und die *subjektive Lebensweise* (Wendt 1984, S. 108) umfassenden Analyse nehmen, wäre es dienlich, diesen Ansatz mit dem Habituskonzept theoretisch anzureichern (vgl. Schroeter 2001c). Das bietet ein wirkungsvolles Werkzeug, um die auch im Lebenslagenansatz noch unterschwellig wirkende Dichotomie von Individual- und Gesellschaftsstruktur aufzuheben und die Vermittlung zwischen Struktur und Praxis zu erklären.

In differenzierten Gesellschaften, in denen die figurativen Verflechtungen immer größer und komplexer werden und sich immer mehr Spielräume der individuellen Entscheidung öffnen (Simmel, Elias, Beck), sind die Handlungsoptionen jedoch nicht vom individuellen Entscheidungsträger selber geschaffen, sondern „vorgegeben und begrenzt durch den spezifischen Aufbau seiner Gesellschaft und die Eigenart der Funktionen, die er innerhalb ihrer besitzt. Und welche dieser Möglichkeiten er auch ergreift, seine Tat verflicht sich in die von anderen; sie löst weitere Handlungsketten aus, deren Richtung und vorläufiges Ergebnis nicht von ihm, sondern von der Machtverteilung und dem Spannungsaufbau dieses ganzen bewegten Menschengewebes abhängen" (Elias 1987, S. 76f.).

Dass in diesem figurativen Gewebe dem sozialen Habitus eine Schlüsselstellung einzuräumen ist, wurde bereits von Elias erkannt. Schon der Untertitel seines Buches über den Zivilisationsprozess – „Soziogenetische und psychogenetische Untersuchungen" – deutet das komplementäre Verhältnis von menschlicher Psyche, sozialer und historischer Strukturen an. Implizit angelegt ist dieser Gedanke bereits bei Simmel (1983d, S. 17), der „Vergesellschaftung" immer auch als ein „psychisches Phänomen" betrachtet und darauf aufmerksam macht, dass seelische Motivierungen, Gefühle, Gedanken und Bedürfnisse nicht nur als sozial aufgesetzte Äußerlichkeiten, sondern als „ihr Wesentliches und uns eigentlich allein Interessierendes" zu betrachten sind. D.h. mit anderen Worten, dass bei einer soziologischen Analyse der Vergesellschaftungsformen die psychischen Dispositionen stets mitgedacht werden müssen und dass soziale und psychische Strukturen in einem komplementären Verhältnis zueinander stehen. Das *Missing Link* hingegen vermochte er noch nicht zu benennen. Elias, in vielen seiner Überlegungen von Simmel geleitet, hat die soziale Figur des Habitus prozesssoziologisch behandelt, ist aber in der Verwendung des Begriffes eher unpräzise geblieben. Er bezeichnet durch ihn ein „spezifisches Gepräge", das Menschen mit anderen Angehörigen ihrer Gesellschaft teilen und das sich aus der Geschichte ihrer Beziehungen, Abhängigkeiten und Angewiesenheiten zu anderen Menschen herleitet. Er hat uns aufgezeigt, wie das individuelle Verhalten mit zunehmender sozialer Differenzierung immer mehr aufeinander abgestimmt werden muss und wie die einzelnen Aktionen „immer genauer und straffer durchorganisiert" sein müssen. Damit wird jeder Einzelne zugleich auch dazu gezwungen, „sein Verhalten immer differenzierter, immer gleichmäßiger und stabiler zu regulieren", sodass diese Verhaltensregulierung „dem einzelnen Menschen von klein auf mehr und mehr als ein Automatismus angezüchtet wird, als Selbstzwang, dessen er sich nicht erwehren kann, selbst wenn er es in seinem Bewußtsein will." Eine solche „Selbstzwang-Apparatur" wird zum „entscheidende(n) Zug im Habitus jedes »zivilisierten« Menschen" (Elias 1976b, S. 317, 320).

In einer sozialanthropologischen Herleitung ist der Habitus vor allem von Arnold Gehlen behandelt worden. Er sieht in Anlehnung an Scheler (1998) den Menschen als ein *offenes Wesen*, das sich in Form zu bringen hat. Den Formierungszwang übersetzt Gehlen (1986a, S. 61) dabei als „Zuchtbedürftigkeit" und meint damit, dass die Offenheit des Menschen und die Plastizität seiner Antriebe einer Formierung bedürfen. Der sozial geformte Charakter ist für ihn ein „Zuchtprodukt der Gesellschaft", letztlich ein „Haltungsgefüge aus übernommenen, angeeigneten oder abgestoßenen, aber immer verwerteten Antrieben, die man tätig aneinander und an der Welt orientiert hat" (Gehlen 1986a, S. 380, 373). Eine frühe Formulierung von Herder (1985, S. 711) aufgreifend, begreift Gehlen (1986a, S. 131) den Menschen bekanntlich auch als ein „Mängelwesen", das in einem „Überraschungsfeld" lebt und sich dadurch Orientierung verschaffen muss, indem es sich durch eine „tätige Umarbeitung" dieses Überraschungsfeldes – u.a. durch Gewohnheiten und „habitualisierte(s) Verhalten" (ebd., S. 65) – eigenständig entlastet. Der Mensch handelt „sehr oft »schematisch«, d.h. in habituell gewordenen, eingeschliffenen Verhaltensfiguren, die »von selbst« ablaufen." Damit bezieht sich Gehlen (1957, S. 104) nicht einzig auf das „äußere Handeln", sondern vor allem auch auf die ebenfalls „weitgehend automatisierten" Gedanken- und Urteilsgänge, Wertgefühle und Entscheidungsakte. Daran anknüpfend haben Berger und Luckmann (1969, S. 56f.) Habitualisierung als „Einsparung von Kraft" gedeutet und unter dem Verweis auf den von Gehlen (1986b, S. 50ff.) explizierten Begriff der „Hintergrunderfüllung" darauf verwiesen, dass sich „vor dem Hintergrund habitualisierten Verhaltens (...) ein Vordergrund für Einfall und Innovation (öffnet)." (Berger, Luckmann 1969, S. 57)

Damit ist das doppelte Gesicht des Habitus freigelegt: Er ist zugleich Produkt und Produzent der sozialen Wirklichkeit. „Der Habitus ist gleichzeitig ein System von Schemata der Produktion von Praktiken und ein System von Schemata der Wahrnehmung und Bewertung der Praktiken." (Bourdieu 1992, S. 144) Das hatte auch Elias (1987, S. 84) erkannt, als er darauf verwies, dass das Gepräge nicht nur etwas Passives, sondern auch etwas Aktives und Prägendes und der Mensch „Münze und Prägstock zugleich" ist, da die „individuelle Selbststeuerung" der einzelnen Akteure zugleich immer in Beziehungen zu anderen Akteuren steht, „die deren Selbststeuerung Grenzen setzt und sie bindet." Dieser Gedanke findet dann auch später in dem von Bourdieu populär gemachten Habituskonzept eine zentrale Position (freilich ohne auf Elias, Gehlen oder Berger und Luckmann zu rekurrieren),[30] wenn er dem Habitus mit seinem doppelten Charakter von *opus operatum* und *modus operandi* sozialer Praktiken das zentral verbindende Glied von sozialer Struktur und konkreter Praxis zuspricht. Er definiert die verschiedenen Formen des Habitus

> „(...) als Systeme dauerhafter und übertragbarer *Dispositionen*, als strukturierte Strukturen (opus operatum, K.R.S.), die wie geschaffen sind, als strukturierende Strukturen (modus operandi, K.R.S.) zu fungieren, d.h. als Erzeugungs- und Ordnungsgrundlagen für Praktiken und Vorstellungen, die objektiv an ihr Ziel angepaßt sein können, ohne jedoch bewußtes Anstreben von Zwecken und ausdrückliche Beherrschung der zu deren Erreichung erforderlichen Operationen vorauszusetzen, die objektiv »geregelt« und »regelmäßig« sind, und genau deswegen kollektiv aufeinander abgestimmt sind, ohne aus dem ordnenden Handeln eines Dirigenten hervorgegangen zu sein." (Bourdieu 1987b, S. 98f., vgl. ähnlich 1979, S. 164f.)

Als ein Stück verinnerlichter Gesellschaft, in dem sich im Laufe des Sozialisierungsprozesses Orientierungen, Neigungen, Überzeugungen, Einstellungen, Vorlieben usw. manifestieren, figuriert der Habitus ein dynamisches Prinzip dauerhafter Dispositionen, in dem Wahrnehmungs-, Denk- und Handlungsschemata zusammenwirken. Damit bildet er eine „objektive Grundlage" für die Regelmäßigkeit und Prognostizierbarkeit von Verhaltensweisen, die sich darin gründet, „daß Akteure mit dem entsprechenden Habitus sich in bestimmten Situationen auf eine ganz bestimmte Weise verhalten" (Bourdieu 1992, S. 100).

Der Habitus entwickelt sich nicht im luftleeren Raum, er steht immer auch in einem unmittelbaren Bezug zu den vorgefundenen Strukturen und Feldern und

---

[30] Bourdieu nimmt keineswegs für sich Anspruch, den Begriff des Habitus erfunden zu haben. Er weist selbst darauf hin, dass der Begriff bereits von Hegel, Weber, Husserl, Mauss oder Panofsky benutzt wurde, er ihn jedoch neu definiert habe (vgl. Bourdieu 1985c, S. 151f.). Zu einem knappen Überblick über die verschiedenen Habituskonzepte vgl. Krais, Gebauer (2002) und Willems (1997a, S. 182ff.).

zählt ebenso wie die Doxa zu den „segmentalen Einflüssen" der Feldstrukturen auf das Denken und Handeln der Akteure. Mannheim (1967, S. 347) spricht „vom Einfluß einer Feldstruktur auf den Charakter eines Menschen, wenn wir sein Verhalten nicht durch die Einrichtungen einer Gemeinschaft oder durch die mechanischen Strukturen einer Organisation, sondern nur durch eine mehr oder weniger freiwillige Anpassung an den Druck segmentaler Einflüsse erklären können." Damit verweist er auf „gesellschaftliche Einflüsse, die auf der Verflechtung des menschlichen Handelns beruhen ohne in bestimmten Gruppen, Gemeinschaften oder Gesellschaften ihr Zentrum zu finden" (Mannheim (1967, S. 345). Diese Verflechtungen, oder Figurationen, sind der Nährboden für die Entstehung des Habitus.

Der Habitus ist gleichermaßen *Produkt* wie auch *Produzent* der sozialen Praxis. Als *opus operatum* bzw. als strukturierte Struktur ist er etwas Hervorgebrachtes, insofern er „individuelle und kollektive Praktiken, also Geschichte, nach den von der Geschichte erzeugten Schemata (produziert)" und damit „die aktive Präsenz früherer Erfahrungen (gewährleistet), die sich in jedem Organismus in Gestalt von Wahrnehmungs-, Denk- und Handlungsschemata niederschlagen (...)" (Bourdieu 1987b, S. 101). Als *modus operandi* bzw. als strukturierende Struktur ist er zugleich ein Erzeugungsprinzip konkreter sozialer Praxis. Damit fällt dem Habitus die Funktion einer Übertragungsstation zu, durch die gleichsam die in ihr inkorporierten Strukturen gewissermaßen zur „zweiten Natur" der Akteure werden.

Die durch Lernprozesse getragene Inkorporation des Sozialen, als eine wesentliche Bestimmung des Habitus, wird zur Grundlage und Voraussetzung von Wahrnehungs- und Interpretationsschemata und damit auch des praktischen sozialen Handelns, sodass der Habitus selbst kohärente Lebensformen erzeugt. Der Habitus figuriert damit nicht nur eine Grammatik der Wahrnehmung und Deutung, er wird damit auch zu einem Instrument der Homogenisierung kultureller Praktiken. Mit dieser doppelten Figur von *opus operatum* und *modus operandi* wird zum einen die soziale Determiniertheit der individuellen und kollektiven Handlungsmuster betont. Zum anderen wird damit zugleich auch das dem Habitus inhärente Innovationspotenzial angesprochen.

Als *strukturierte Struktur* diskutiert Bourdieu (1987b, S. 102, 1979, S. 164) den Habitus unter dem Stichwort der „Interiorisierung der Exteriorität", wobei er aber zugleich auch auf die „Dialektik zwischen Interiorität und Exteriorität" als Kernstück einer Theorie der Praxis hinweist. Der Habitus figuriert die *Inkorporation des Sozialen*. Als einverleibte und zur Natur gewordene Geschichte präsentiert er die Vergangenheit in der Gegenwart (vgl. Bourdieu 1987b, S.

105). Das ist aber nur die eine Seite *(opus operatum)* des Habitus. Die andere *(modus operandi)* zeigt ihn als Erzeugungsprinzip, das Neues und Kreatives hervorbringt. Bourdieu (1985b, S. 386) weist die Lesart der konstitutiven Dispositionen vom Standpunkt „einer Art Widerspiegelungstheorie, einer mechanistischen, pawlowschen oder neo-pawlowschen Theorie, der das Individuum zu einem bloßen Abdruck des Sozialen" macht, ausdrücklich zurück.[31] Vielmehr geht es ihm darum, „die »schöpferischen«, aktiven, inventiven Eigenschaften des Habitus (was das Wort *habitude*: Gewohnheit nicht zum Ausdruck bringt) und des Akteurs heraus(zu) stellen" und darauf hinzuweisen, „daß dieses generative Vermögen nicht das eines universellen Geistes, der menschlichen Natur oder Vernunft überhaupt ist, (...) sondern die eines aktiv handelnden Akteurs" (Bourdieu 1997a, S. 62, vgl. auch 1989b, S. 26f.).

Krais (1989, 1993) hält den Begriff des Habitus als wissenschaftliches Konstrukt für vergleichbar mit dem der sozialen Rolle, insofern durch ihn soziales Handeln erklärbar und prognostizierbar wird. Doch dieser Vergleich ist, wie sie auch selbst sieht, nur begrenzt tauglich, denn zwischen beiden Begriffen existieren grundlegende Unterschiede: Zum einen wird der Habitus von Bourdieu als eine inkorporierte Struktur, „als eine *im* Subjekt angesiedelte Instanz gedacht, *nicht*, wie die soziale Rolle, als »gesellschaftliche Zumutung«, als ein von außen dem Subjekt angesonnenes Bündel von Verhaltensregeln" (Krais 1993, S. 216). Und zum anderen lässt sich der Habitus nicht auf eine mehr oder weniger begrenzte Anzahl vorgegebener Handlungsmuster reduzieren, vielmehr kann er als Erzeugungsprinzip zugleich auch den Rahmen für Veränderungen schaffen. Insofern steht das Habitusprinzip für mehr als nur für ein Prinzip der Standardisierung sozialen Verhaltens. Es wurde von Bourdieu als eine Heuristik entwickelt, um die Desiderate der von ihm kritisierten objektivistischen und subjektivistischen Denkmodelle zu überwinden und das Kollektive im Individuellen zu entdecken (vgl. Bourdieu 1983b, S. 132).[32] Als urförmige Klassifikati-

---

[31] Er erklärt hingegen deutlich, dass der Mensch „universell mit der Fähigkeit und der Bereitschaft zur Totalisierung, Systematisierung und Kreativität ausgestattet" ist, wobei jedoch die „im genetischen Erbgut der Menschengattung eingeschriebene Potentialität des Menschen als Vernunftwesen (...) eine theoretische Möglichkeit (ist), deren historische Bedingungen der Realisierung nicht allen gleich gegeben sind" (Bourdieu 1985b, S. 388).

[32] Bourdieu unterscheidet zwischen dem kollektiven *Klassenhabitus* und dem *individuellen Habitus*. Der *Klassen- oder Gruppenhabitus* ist ein „subjektives, aber nicht-individuelles System verinnerlichter Strukturen, gemeinsamer Wahrnehmungs-, Denk- und Handlungsschemata," der für „eine einheitliche, von den Ersterfahrungen dominierte Aufnahme von Erfahrungen (sorgt), die Mitglieder derselben Klasse statistisch miteinander gemein haben (...)". Der *individuelle Habitus* als „*ein System*

onsschemata agieren die Habitusformen auch „jenseits des Bewußtseins wie des diskursiven Denkens, folglich außerhalb absichtlicher Kontrolle und Prüfung" (Bourdieu 1987a, S. 727). Eine solche Konstruktion hat Bourdieu den Vorwurf eingebracht, ein zu deterministisches Konzept entwickelt zu haben (vgl. z.B. Jenkins 1982, S. 272), das sich einem *circulus vitiosus* (Janning 1991, S. 32) nähere und dass er „irreführende Übergeneralisierungen" (Miller 1989, S. 203) vornehme und die Handlungsspielräume der einzelnen Akteure nicht genügend berücksichtige. Zum anderen wird ihm auch vorgehalten, die menschliche Reflexivität zu unterschätzen und zu verkennen, dass habitualisierte Dispositionen mittels reflexiven Bewusstseins auch überwunden werden können. Damit – so lautet der Vorwurf – bliebe er trotz seines Anspruchs der Überwindung objektivistischer und subjektivistischer Positionen in der objektivistischen Tradition befangen, „indem er den Habitus als (...) verfeinertes (...)»Regelsystem« begreift, dessen generative Leistung in der Übertragbarkeit liegt." (Bohn 1991, S. 118)

Eine derartige (Fehl-)Interpretation mag zum einen der nicht immer eindeutigen und präzisen Begriffsverwendung von Bourdieu geschuldet sein, zum anderen aber wohl auch einer geflissentlichen Übersehung der dem Habituskonzept inhärenten Dynamik. Ein solches Missverständnis findet sich auch in der Alternssoziologie, so z.B. bei Rosenmayr, bei dem es heißt:

> „Selbst wenn man bei Pierre Bourdieu nachschlägt, dem sich Schroeter in verschiedenen Argumenten verpflichtet weiß, wird sehr deutlich, dass ein sozial erlernter Habitus, wie erfolgreich er auch in einem bestimmten früheren Lebensabschnitt gewirkt haben mag, nicht das ausschließliche Prinzip des Handelns im Alter sein dürfe. (...) Für vieles, besonders für Innovation und Kreativität, so möchte ich hinzufügen, muss in einem änderungsmächtigen Altern der Habitus »außer Kraft« gesetzt werden." (Rosenmayr 2003, S. 43)

Mit einer solchen Lesart wird die komplexe Figur des Habitus unnötig verkürzt und somit verfälscht dargestellt. Um Innovation und Kreativität abzurufen, muss – ja kann der Habitus gar nicht außer Kraft gesetzt werden, sondern lediglich seine durch Routine und Konvention gesteuerten Teile. Der Habitus selbst ist der Steuerungsmechanismus dieser schöpferischen Kräfte, er kann nicht von außten par ordre du mufti einfach abgestellt werden. Der Habitus ist, so möchte ich einen Begriff von Amann verwenden, die Trägersubstanz und Lenkungsfi-

---

individueller Dispositionen ist eine *strukturale Variante* (...), in der die Einzigartigkeit der Stellung innerhalb der Klasse und des Lebenslaufs zum Ausdruck kommt." (Bourdieu 1987b, S. 112f) gur der *Regulation*.³³ Der Habitus *ist* der *Regulationsmechanismus* und insofern flexibler und wirkungsmächtiger als Rosenmayr es hier suggeriert. Als Denk-, Wahrnehmungs- und Handlungsschema fungiert der Habitus zugleich auch immer als die sowohl kognitiv wie auch korporal-leiblich und willentlich angetriebene „Relaisstation" (Elias) menschlichen Handelns (vgl. Kap. 2.3.3, 2.3.4, 2.4.1 dieser Studie). Der Habitus umfasst das gesamte *Dispositionen*system, die Bezeichnung „Disposition" scheint Bourdieu

> „in besonderem Maße geeignet, das auszudrücken, was der (als System von Dispositionen definierte) Begriff des Habitus umfaßt: Sie bringt zunächst das *Resultat einer organisierenden Aktion* zum Ausdruck und führt damit einen solchen Worten wie »Struktur« verwandten Sinn ein; sie benennt im weiteren eine *Seinsweise*, einen *habituellen Zustand* (besonders des Körpers) und vor allem eine *Prädisposition*, eine *Tendenz*, einen *Hang* oder eine *Neigung*." (Bourdieu 1979, S. 446, Anm. 39)

Bourdieu hat den Habitus als ein *offenes* Dispositionensystem konzeptioniert, wobei er zwar *auch* (!) ein „Produkt sozialer Konditionierungen", aber eben auch in einem „unaufhörliche(n) Wandel begriffen" ist, der, „durch den Einfluß einer Laufbahn veränderbar, (...) schließlich auch durch Bewußtwerdung und Sozioanalyse *unter Kontrolle gebracht* werden (kann)." (Bourdieu 1989a, S. 407) Damit regiert zwar die Struktur über den Habitus, aber „nicht in den Gleisen eines mechanischen Determinismus, sondern über die Einschränkungen und Grenzen, die seinen Erfindungen von vornherein gesetzt sind." (Bourdieu 1987b, S. 102f.) Von der Leibniz'schen Überzeugung ausgehend, dass wir Menschen „in Dreiviertel unserer Handlungen Automaten sind" (Bourdieu 1987a, S. 740), stehen bei Bourdieu zwar die routinisierten und sich symbolisch dokumentierenden sozialen Gebilde (kulturelle Praktiken und soziale Klassifikationsgewohnheiten) im Zentrum des Interesses, doch auch, wenn er auf den „nachhaltigen Effekt anfänglicher Determinismen" verweist, so betont er eben auch, dass es sich hier nicht um ein „système fatal" handelt, „dessen Initialpunkt alles weitere determiniert".

> „In dem Maße, wie das ursprünglich Erworbene das später Angeeignete bedingt, indem es Kategorien zur Wahrnehmung und Bewertung aller späteren Erfahrungen ausbildet, und damit die möglichen Bestimmungsfaktoren der Praktiken, läßt sich also durchaus davon sprechen, daß das Ältere auch das am stärksten Determinierende ist – und daß sich die

---

33 Mit Regulation bezeichnet Amann (2000c, S. 110) „die Fähigkeit des Menschen, produktiv auf Veränderungen zu reagieren und zwar in aktiven Prozessen. Unerheblich gewordene Rollen werden an die Peripherie der Bedeutsamkeit gerückt, altersrelevante soziale Anforderungen werden mit Aufmerksamkeit bedacht, Prioritäten werden neu festgelegt, Bedingungen und Engagement wandeln sich."

Möglichkeiten rapide reduzieren. Nun darf man sich diesen Prozeß allerdings auch nicht als *Verhängnis* denken, so als wäre mit dem Anfang alles weitere ein für allemal festgelegt." (Bourdieu 1985b, S. 378)

Bourdieu (1985b, S. 378) sieht durchaus die potenzielle „Chance zum Durchbrechen dieses Kreislaufes". Allerdings belässt er es bei diesen Hinweisen und bleibt einen theoretischen Nachweis schuldig. Insofern ist Amanns (2000b, S. 434f.) kritische Einschätzung zu Bourdieus blasser sozialisationstheoretischer Begründung der „Binnendifferenzierung und Ausgestaltung des Habitus" sehr wohl gerechtfertigt, tun sich doch hier „Blindflecke" auf, die sozialisationstheoretisch zu schließen wären. Denn Bourdieu hat in der Tat keine explizite Sozialisationstheorie entwickelt, aber sein theoretisches Modell beinhaltet durchaus eine „implizite Theorie der Sozialisationsprozesse" (Liebau 1987, S. 81).

2.3.3 Felder, soziale Identität und Hexis

Wenn man den Habitus als das sich zwischen Struktur und Praxis bewegende Gelenkstück sozialisationstheoretisch begründen will, so bedarf es, worauf ich an anderer Stelle (vgl. Schroeter 1994, S. 75ff., 119ff., 2001c; Schroeter, Prahl 2000, S.478) hingewiesen habe, sowohl einer bedürfnis- und willenstheoretischen als auch einer sozialanthropologischen Einbettung, um auf dieser Grundlage die aus dem dynamischen Wechselspiel von *innerer* und *äußerer Realität* (Hurrelmann) erwachsene Persönlichkeit eines Menschen zu erklären. Es wäre durchaus verdienstvoll, den Habitus einmal identitätstheoretisch stärker zu fundieren. Dazu scheint mir die von Mead entworfene Theorie der Persönlichkeit noch immer ein brauchbares Instrumentarium (vgl. auch Wittpoth 1994).

Bourdieu ist gewiss nicht der Einzige, der die Janusköpfigkeit des Habitus erkannt hat. Elias, der selbst den Begriff des Habitus verwendet, spricht, wie oben gezeigt, davon, dass der Mensch „Münze und Prägstock zugleich" sei und sieht in der Verwendung des Habitusbegriffs „die Chance, dem Entweder-Oder, das sich so oft in soziologischen Erörterungen des Verhältnisses von Individuum und Gesellschaft findet, zu entkommen." (Elias 1987, S. 244) Und auch Mead hat sich in seinem klassischen Werk *Mind, Self and Society*, in dem er eine Theorie der Persönlichkeit entworfen hat und seine Analyse auf die Auseinandersetzung des Menschen mit der natürlichen und sozialen Umwelt zentriert, ebenfalls dieser Problematik zugewandt und festgestellt, dass „(d)er Einzelne seine eigene Umwelt genauso beeinflußt, wie er von ihr beeinflußt wird." (Mead 1991, S. 259)

Mead gilt als Mitbegründer einer Sozialtheorie, die später unter dem von Blumer geprägten Namen des *Symbolischen Interaktionismus* populär wurde und menschliches Handeln als symbolisch vermittelte Interaktionen begreift und von dem Gedanken geleitet ist, dass die in den Interaktionen verwandten Symbole subjektiv und intersubjektiv interpretiert werden und mit einem gemeinsamen *Sinn* versehen sind. Er geht davon aus, dass sich der Mensch im Unterschied zum Tier seine Welt über *symbolische Bedeutungen* erschließt, in die stets auch aus der vergangenen Erfahrung stammende Vorstellungen mit einfließen (vgl. ebd., S. 102, 412).

Diese Vorstellung, dass die Vergangenheiten der beteiligten Akteure die jeweilige Handlungssituation entscheidend vorstrukturieren und damit zugleich auch den Rahmen für potenziell Neues und Innovatives vorgeben, deckt sich mit Bourdieus Verständnis der sozialen Praxis als ein „Ort der Dialektik von opus operatum und modus operandi, von objektivierten und einverleibten Ergebnissen der historischen Praxis, von Strukturen und Habitusformen" (Bourdieu 1987b, S. 98, vgl. auch Bourdieu 1979, S. 164). So wie Bourdieu den Habitus als ein Stück verinnerlichter Geschichte betrachtet, weist auch Mead darauf hin, dass

> „(d)ie Spanne dessen, was uns beschäftigt, (...) größer (ist) als die Spanne der trügerischen Gegenwart. Das »was es ist« hat eine zeitliche Ausdehnung, die unsere Erfahrung transzendiert. Das ist ganz besonders deutlich an den Vergangenheiten, die wir mit uns herumtragen. Sie sind zum Großteil gedankliche Konstrukte dessen, was die Gegenwart ihrer Natur nach enthält, in die sehr wenig Material der Gedächtnisbilder eingebaut wird." (Mead 1987d, S. 340)

Die Vergangenheit selektiert das für die aktuelle Situation Bedeutsame, nicht jedoch ohne zugleich auch Raum für Kreatives und Innovatives bereitzustellen. Bourdieu und Mead sind sich darin einig, dass der Mensch die potenzielle Fähigkeit zur Kreativität besitzt.

So wie Bourdieu (z.B. 1985b, S. 386) immer auch die strukturierende Struktur (modus operandi) des Habitus betont und darauf hinweist, dass der Habitus „nicht das Schicksal (ist), als das er manchmal hingestellt wurde" und als Produkt der Geschichte auch ständig mit neuen Erfahrungen konfrontiert und beeinflusst wird und damit zwar „dauerhaft, aber nicht unveränderlich" ist (Bourdieu, Wacquant 1996, S. 167f.) und stets auch „Erfinderkunst", „Spontaneität" und „geregelte Improvisation" zulässt (vgl. Bourdieu 1987b, S. 104f., 1979, S. 179), so hebt auch Mead (1987d, S. 342) sowohl das durch das Gewesene bedingte Folgende als auch den in „jedem Moment der Erfahrung" steckenden „Hauch von Neuem" hervor und betont, dass auf der einen Seite zwar „alles, was geschieht – auch das Neu-Entstehende –, unter determinierenden Bedingungen geschieht", dass diese Bedingungen auf der anderen Seite „jedoch niemals vollständig die inhaltliche Realität (the »what it is«) dessen (determinieren), was geschehen wird." (Mead 1969, S. 244)

Und dennoch sind sowohl Bourdieu als auch Mead von der Überzeugung geleitet, dass Dispositionen sozial unbewusst inkorporiert werden (vgl. Bourdieu 1979, S. 200, 1987a, S. 727) bzw. die „Verknüpfung von Reiz und Reaktion habitualisiert wird und unter die Bewußtseinsschwelle sinkt" (Mead 1987a, S. 215) und es „ganze Bündel solcher Gewohnheiten (gibt), die nicht in die bewußte Identität eindringen, die aber zur Bildung der sogenannten unbewußten Identität beitragen." (Mead 1991, S. 205) Aber es gibt eben auch Situationen, in denen die Akteure auf keine bereits etablierten Deutungsmuster und Sinnstrukturen zurückgreifen können und sie die Orientierungspunkte erst durch eine gemeinsame Interpretationsleistung konstruieren müssen, sodass sie zu kreativen Interpreten und Konstrukteuren ihrer sozialen Umwelt werden.

Mead sieht die Persönlichkeit wie auch das gesamte soziale Handeln des Menschen durch Symbole geprägt, die die Menschen im Verlaufe ihrer Sozialisation erworben und im ständigen Austausch weiter vermittelt (bestätigt, oder aber auch verändert) haben. Symbole sind mehr als abstrakte Zuordnungen von Bildern und Worten zu Dingen und Ideen, sie beinhalten auch Einstellungen und Handlungsweisen. Diese Symbole haben einen „allgemeinen Sinn" und weisen über eine konkrete Situation hinaus. Sie sind für die Akteure Bedeutungsträger (z.B. in Form von Zeichen, Gesten, Sprache), welche a) künftige Handlungen anzeigen, b) Handlungen von anderen identifizieren und c) Beziehungen zwischen den Akteuren herstellen. Insofern sind sie wichtig für Kommunikation und Interaktion, denn ohne sie ist keine Verständigung möglich.

Und auch Bourdieu erkannte, dass die Reziprozitäten und die symbolischen Repräsentationen mehr als eine interesselose Konstitution des Sozialen beinhalten, sofern sie gleichsam als Mittel sozialer Positionierung fungieren und entsprechende Statusfunktionen wahrnehmen. Er begreift die soziale Welt „als ein symbolisches System, das nach der Logik der Differenz, des differentiellen Abstands organisiert ist." (Bourdieu 1992, S. 146) Doch während Bourdieu in seiner makroskopischen Analyse den Blick stärker auf die allgemeinen Klassifikationssysteme und Distinktionsbestrebungen richtet und sich weniger um die Frage kümmert, wie die Genese des Habitus sozialisationstheoretisch begründet werden kann, liefert Mead mit seinem Identitätskonzept jenen theoretischen Schlüssel, der helfen kann, eine genauere Perspektive auf die (sozial-)anthropologischen Voraussetzungen der Vergesellschaftung zu eröffnen.

Was lehrt uns Mead? Zunächst einmal, dass all das, was der Mensch wahrnimmt, erst durch seine Interpretation seine spezifische Bedeutung erhält. Die

Be-Deutungen all des Wahrgenommenen (der anderen Menschen, der Dinge, der sozialen Beziehungen, der Institutionen und Rituale, der Ideen, der Wertigkeiten, kurz der sozialen Welt) werden dabei in den Interaktionen mit anderen Menschen *konstruiert*. Folglich können scheinbar zugeschriebene Bedeutungen neu interpretiert und umgedeutet werden. Um überhaupt sozial handeln (interagieren) zu können, muss der Mensch in der Lage sein, das eigene Handeln in der Bedeutung für den anderen und damit dessen Reaktion einzuschätzen. Um das Verhalten des anderen zu antizipieren, versetzt er sich in die Rolle des anderen und kann durch diesen Prozess der Rollenübernahme *(taking the role of the other)* sich und sein eigenes Handeln mit den Augen des anderen sehen. Mit dem Prinzip des *role-taking* verweist Mead zunächst einmal nur auf die wechselseitige Verschränkung der Haltungen und Perspektiven der Akteure. Doch die Antizipation des Verhaltens anderer ist indessen kein Ausdruck der Akzeptanz des antizipierten Verhaltens. Und insofern handelt es sich hier, wie Turner (1955/56) anmerkt, eher um die Übernahme eines *Rollenstandpunktes*, während erst durch die gegenseitige Bearbeitung der aufeinander bezogenen Haltungen das *role-making* einsetzt.[34]

Von der Annahme geleitet, dass „(a)lle lebenden Organismen (...) in eine allgemeine gesellschaftliche Umwelt oder Situation eingebettet (sind), in einen Komplex gesellschaftlicher Wechselwirkungen und Einflüsse, von denen ihre weitere Existenz abhängt" (Mead 1991, S. 274), geht Mead dann weiter davon aus, dass der einzelne Mensch die Haltung anderer sich selbst gegenüber einnimmt und „schließlich alle diese Haltungen zu einer einzigen Haltung oder einer einzigen Position kristallisiert, die als die des »verallgemeinerten Anderen« bezeichnet werden kann." (ebd., S. 130) Die Einnahme der Haltung der anderen ist notwendig, „um einer Gemeinschaft anzugehören; man muß diese äußere gesellschaftliche Welt einsetzen, die man in sich selbst hereingenommen hat, um denken zu können." (ebd., S. 243) Der *verallgemeinerte Andere* ist damit „die organisierte Gemeinschaft oder soziale Gruppe" die als „organisierter Prozeß oder gesellschaftliche Tätigkeit in die Erfahrung jedes einzelnen Mit-

---

[34] Später hat Goffman mit dem Begriff der *Rollendistanz* einen weiteren Aspekt hinzugefügt, um deutlich zu machen, dass der Rollenträger mehr und auch was anderes ist, als das, was von ihm in einer bestimmten Rolle erwartet wird. Mit dem Begriff der Rollendistanz drückt Goffman (1973a, S. 118) die „Trennung zwischen dem Individuum und seiner mutmaßlichen Rolle" aus, wobei Rollendistanz nicht mit Rollenverweigerung identisch ist. Die Trennung von Individuum und mutmaßlicher Rolle kann zum einen eine bewusste und demonstrativ signalisierte Abgrenzung von der eingenommenen Rolle, zum anderen aber auch eine souveräne Distanzierung von einigen mit der Rolle verbundenen Rechten oder Pflichten bedeuten.

gliedes ein(tritt)", Kontrolle über sein Verhalten ausübt, ihm aber auch seine Identität verleiht (ebd., S. 196ff.). Erst durch die wechselseitige Rollenübernahme wird eine Verständigung über Perspektiven und Haltungen möglich. Insofern ist die Übernahme der Rolle anderer für die Entwicklung der kooperativen Gesellschaft wichtig, denn sie führt zur Kontrolle des Einzelnen über seine eigenen Handlungen. Hier finden wir den Gedanken, der später z.B. von Elias oder auch von Foucault populär gemacht wurde, dass gesellschaftliche Kontrolle durch Selbstkritik wirkt, individuelles Verhalten beeinflusst und der Integration des Einzelnen in den gesellschaftlichen Erfahrungs- und Verhaltenprozess dient. Durch die Übernahme der Haltung anderer ist der einzelne Akteur nicht nur in der Lage, sein Verhalten hinsichtlich seiner Interaktionen mit anderen abzustimmen, durch diese Form von Selbstkritik funktioniert auch die gesellschaftliche Kontrolle über das Verhalten des Einzelnen.

Soziale Wirklichkeit wird in diesem Modell als ein mit sinnhaften Bedeutungen unterlegtes interindividuelles interaktives Netz verstanden. Die Summe der anderen Interaktionspartner (verallgemeinerter Anderer) und deren in einer bestimmten Situation gemeinsamen Haltungen und Handlungen bilden als *Institutionen* die Grundlage der Gesellschaft. Durch den Prozess der gegenseitigen Rollenübernahme gerinnen aus Interaktionen Institutionen (vgl. Mead 1991, S. 255, Gehlen 1986b, S. 37). Und die stehen für die „Organisation von Handlungen". Insofern sind sie nicht „notwendigerweise gegen die Individualität der einzelnen Mitglieder gerichtet," denn ohne Institutionen, ohne organisierte gesellschaftliche Haltungen gibt es „*keine wirklich reife Identität oder Persönlichkeit*". Die ist nur möglich, insofern jedes Individuum „in seiner individuellen Erfahrung die organisierten gesellschaftlichen Haltungen oder Tätigkeiten spiegelt oder erfaßt, die die gesellschaftlichen Institutionen verkörpern oder repräsentieren." (Mead 1991, S. 309)

Durch die symbolische Kommunikation ist der Mensch in der Lage, seine eigenen Handlungen, wie auch die seiner Handlungspartner und sozialen Umwelt, schlechthin mit Bedeutungen zu versehen. Durch die Fähigkeit, sich selbst nicht nur mit den Augen einer konkreten Bezugsperson *(signifikante Andere)*, sondern auch aus der Perspektive der organisierten Gemeinschaft *(verallgemeinerte Andere)* zu betrachten, entwickelt der Mensch seine *Identität (self)* und sein *Bewusstsein (mind)*.

Wie in einem Spiegel erkennt sich der Mensch in den Handlungen und Erwartungen seiner Interaktionspartner. Ähnlich wie zuvor Simmel und später dann Elias sieht auch Mead die relationale Verflochtenheit von Gesellschaft und

Individuen. Während Simmel die Individualität mit der Ausdehnung und Kreuzung der das Individuum umgebenden sozialen Kreise erklärt und Elias (1987, S. 176) das „persönliche Gepräge des Individuums" durch „ein ständiges Zusammensein mit anderen" und durch die „ständige Bezogenheit seines Verhaltens auf andere" erklärt, betont auch Mead (1991, S. 244), dass „(m)an ist, was man ist, insoweit man Mitglied dieser Gemeinschaft ist. Das Rohmaterial, aus dem sich dieses bestimmte Individuum entwickelt, wäre keine Identität, bestünden nicht seine Beziehungen zu anderen Mitgliedern der Gemeinschaft." Diese Feststellung klänge banal und wäre kaum einer ständigen Wiederholung wert, würde hier nicht, ähnlich wie bei Simmel mit dem Konzept der sich kreuzenden sozialen Kreise oder wie bei Elias mit den veränderten Figurationen der „Wir-Ich-Balance", mit der originellen Doppelfigur von »I« und »me« gleichsam auch ein Instrument angeboten, mit dem diese wechselseitige Abhängigkeit und gegenseitige Durchdringung von Vergesellschaftung und Individuation erfasst werden kann.

In der Mead'schen Theoriebildung entwickelt sich durch den Prozess der Sozialisation die Persönlichkeit, die durch das »me« sozial und durch das »I« psychisch geprägt ist.[35] »I« und »me« werden von Mead (ebd., S. 253) als „verschiedene Phasen" der Identität (des *self*) unterschieden. Das »me« ist das sich als Objekt erfahrene Ich, es „ist die organisierte Gruppe von Haltungen anderer, die man selbst einnimmt" (ebd., S. 218). Es figuriert die Sicht von sich selbst vom Standpunkt eines anderen Gruppenmitgliedes. Die Übernahme der organisierten Haltungen gibt dem Individuum sein »me«, denn durch die Fähigkeiten des Einzelnen, die Haltungen der anderen einzunehmen, wird er sich seiner Identität bewusst. Das »me« beinhaltet die Vorstellungen, wie der Mensch von anderen gesehen und bewertet wird. Es ist „ein von Konventionen und Gewohnheiten gelenktes Wesen. Es ist immer vorhanden" (ebd., S. 241). Durch die Rollenübernahme lagert es die sozialen Verhaltenserwartungen ein und legt potenzielle Handlungs- und Orientierungsstrukturen an. Die Struktur des »me« bestimmt den Ausdruck des »I«. Damit umfasst das »me« den Verinnerlichungsprozess der gesellschaftlichen Erwartungen (Werten, Normen, Rollenanforderungen) und verwandelt die gesellschaftlichen Fremdzwänge in indivi-

---

35 Mead greift mit der systematischen Trennung von »I« und »me« ein Begriffspaar auf, das bereits von William James benutzt wurde (vgl. Smith 1931, S. 369). In der von Pacher übersetzten Ausgabe (Mead 1991, S. 216, Anm., 442) wird das »I« durchgängig als »Ich« und das »me« stets als »ICH« wiedergegeben. Hier werden im Folgenden hingegen die Mead'schen Originalbegriffe in die Pacher-Übersetzung reimportiert, weil sich diese auch in der Rezeption des Mead'schen Werkes etabliert haben.

duelle Selbstzwänge. Durch das »me« „erhält man eine Position, erreicht man die Würde, Mitglied der Gemeinschaft zu sein. (...) Es ist die Grundlage für den Eintritt in die Erfahrung der anderen." (ebd., S. 243)

Das »I« ist als Antwort auf die Haltungen der anderen gewissermaßen die spontane und impulsive Reaktion[36] des Individuums auf eine konkrete Situation und damit eine durchaus unabhängige Größe der Persönlichkeit, die jedoch immer wieder durch das »me« gefiltert und gezügelt wird. „Wenn das »Ich« spricht, hört das »Mich« zu. Wenn das »Ich« zuschlägt, fühlt das »Mich« diesen Schlag." (Mead 1987c, S. 242) Wenn man das »me« als Bewertungsinstanz für die Strukturierung der spontanen Impulse betrachtet, so ist es durchaus folgerichtig, wenn man – bedingt durch den Umstand, dass der Einzelne oftmals mehreren sozialen Bezugspersonen gegenübersteht – von „mehrere(n) unterschiedliche(n) »me's«" (Joas 1991, S. 139) ausgeht, die zu einem einheitlichen Selbstbild synthetisiert werden müssen. Mead spricht in Anlehnung an Freud davon, dass das »me« „im Sinne eines Zensors" funktioniert (Mead 1991, S. 254). Es ist Ausdruck gesellschaftlicher Kontrolle. Das »I« hingegen steht für das Neue und Innovative, für das Unkonventionelle und Kreative und ist damit der Träger neuer Entwicklungen. Das Neue drückt sich in Entwicklung aus, die als eine Form der Reorganisation etwas mit sich bringt, was zuvor noch nicht existierte. Insofern lässt sich das »I« auch als eine grundlegende Voraussetzung für Veränderungen in der Gesellschaft interpretieren.

Dieses Kreativpotenzial wird zwar durch das »me« eingeengt, doch beinhaltet die Reaktion des »I« nicht nur eine Anpassung an das sozial kontrollierende »me«, sondern auch eine Beeinflussung der eigenen sozialen Umwelt. Denn in dem Maße, wie sich ein Akteur an die rahmenden Umweltbedingungen angepasst hat, „haben diese Anpassungen die Umwelt, auf die er reagieren kann, verändert, und die Welt ist dementsprechend anders geworden. Es besteht immer eine wechselseitige Beziehung zwischen dem Einzelnen und der Gemeinschaft, in der er lebt." (ebd., S. 260) Damit ist exakt der Mechanismus beschrieben, den Giddens (1997) unter der Terminologie der „Dualität der Struktur" oder Bourdieu (1987b, S. 77) als die „Dialektik von sozialen Strukturen und strukturierten strukturierenden Dispositionen" beschrieben haben.

Mit dem Begriffsdoppel von »I« und »me« knüpft Mead an eine Problematik an, die Durkheim (1984, S. 46) Jahre zuvor mit seiner Unterscheidung zwischen dem *individuellen* und dem *sozialen Wesen* schon erkannt hatte, aber theoretisch nicht so filigran zu explizieren vermochte. Diese analytische Trennung ist für Mead „keine Fiktion", denn »I« und »me«

---

36 Zum biologischen Wesen des »I« vgl. Mead (1991, S. 397ff.).

„(...) sind nicht identisch, da das »I« niemals ganz berechenbar ist. Das »me« verlangt nach einem bestimmten »I«, insoweit wir die Verpflichtungen erfüllen, die im Verhalten selbst auftreten, doch ist das »I« immer ein wenig verschieden von dem, was die Situation selbst verlangt. So gibt es also immer den Unterschied zwischen »I« und »me«. Das »I« ruft das »me« nicht nur hervor, es reagiert auch darauf. Zusammen bilden sie die Persönlichkeit, wie sie in der gesellschaftlichen Erfahrung erscheint. Das »self« ist im wesentlichen ein gesellschaftlicher Prozeß, der aus diesen beiden unterscheidbaren Phasen besteht." (Mead 1991, S. 221)

Durch das ständige Wechselspiel von »I« und »me« entsteht die Identität, das »self«. Demnach ist der Mensch in der Konzeption von Mead ein mit reflexivem Bewusstsein (»mind«) ausgestattetes, gleichsam individuelles (»I«) und soziales (»me«) Subjekt. Dieser Gedanke, der, im Duktus ähnlich, sich auch in den frühen Schriften von Plessner und Elias,[37] später dann auch in den Werken von Goffman, Habermas und Krappmann findet,[38] konfligiert nur vordergründig mit dem Habituskonzept von Bourdieu. Es ist zwar richtig, dass der Habitus in der Bourdieu'schen Konzeption weitgehend unbewusst geleitet ist, doch wenn man Bourdieus (1987a, S. 740) bei Leibniz geborgtes Credo, dass wir Menschen „in Dreiviertel unserer Handlungen Automaten sind", umdreht, so bleibt immerhin ein Viertel der Handlungen, die subjektgesteuert verlaufen (können). Denen schenkt Bourdieu in der Tat wenig Aufmerksamkeit, wenn nach seinem Verständnis die Soziologie „alle biologischen Individuen als identisch (behandelt), die als Erzeugnisse derselben objektiven Bedingungen mit denselben Habitusformen ausgestattet sind." (Bourdieu 1987b, S. 111) Dennoch lassen sich gedankliche Analogien zwischen Bourdieu und Mead ausmachen.

---

37 Plessner (1975, S. 300) unterscheidet zwischen „individuellem" und „allgemeinem Ich". Ebenso wie für Mead, ist auch für Plessner menschliches Leben nur in „vermittelter Unmittelbarkeit" vorstellbar. Elias (1987, S. 55) hat in seinen figurationssoziologischen Überlegungen gezeigt, wie „sich im Verkehr mit anderen in dem Einzelnen Gedanken, Überzeugungen, Affekte, Bedürfnisse und Charakterzüge (produzieren), die sein Allerpersönlichstes, sein eigentliches »Selbst« darstellen und in denen eben darum zugleich das Gewebe der Beziehungen zum Ausdruck kommt, aus dem er hervor-, in das er hineingeht; und so bildet sich dieses »Selbst«, dieses »Allerpersönlichste« in einer kontinuierlichen Verflechtung der Bedürfnisse, einem beständigen Verlangen und Erfüllen, einem wechselnden Nehmen und Geben."
38 Zu den Begriffen der „persönlichen" und „sozialen Identität" vgl. auch Goffman (1996b). Vgl. auch das Identitätskonzept von Krappmann (1971, S. 79f.), der in Analogie zu Mead und Goffman von einer „Ich-Identität" als Balance zwischen der „persönlichen Identität" und der „sozialen Identität" spricht. Ähnlich formulierte es zuvor Habermas (1973, S. 131), als er unter der „Ich-Identität (...) die Balance zwischen der Aufrechterhaltung beider Identitäten, der persönlichen und der sozialen", verstand.

Für Mead ist die Identitätsbildung ein gesellschaftlicher Prozess, bei dem der Einzelne gewissermaßen auf sich selbst reagiert und sich selbst Objekt ist, sofern er die Reaktion der anderen in die eigene Ich-Entwicklung integriert. Dabei vollzieht sich die Identitätsentwicklung in zwei Stadien: zunächst „durch eine Organisation der besonderen Haltungen der anderen ihm selbst gegenüber" und dann „durch eine Organisation der gesellschaftlichen Haltungen des verallgemeinerten Anderen oder der gesellschaftlichen Gruppe als Ganzer." (Mead 1991, S. 200) Damit werden die gesellschaftlichen Haltungen und Handlungen (Institutionen) in den unmittelbaren Erfahrungshorizont des Einzelnen eingebracht und in die Struktur der Identität eingelagert. So entfaltet der Mensch seine Persönlichkeit, „weil er einer Gemeinschaft angehört, weil er die Institutionen dieser Gemeinschaft in sein eigenes Verhalten hereinnimmt" (ebd., S. 204f.) und die systematischen Prinzipien und Verhaltensmuster des verallgemeinerten Anderen zur eigenen Angelegenheit macht. Da dieser Prozess alle Akteure einer Gesellschaft betrifft, gibt es auch keine eindeutige Trennung zwischen den Identitäten der Menschen, „da unsere eigene Identität nur soweit existiert und als solche in unsere Erfahrung eintritt, wie die Identitäten anderer Menschen existieren und als solche ebenfalls in unsere Erfahrung eintreten. Der Einzelne hat eine Identität nur im Bezug zu den Identitäten anderer Mitglieder seiner gesellschaftlichen Gruppe." (ebd., S. 206) Das heißt nun aber nicht, dass die jeweiligen Identitäten völlig identisch seien, denn jede Identität spiegelt einen anderen Aspekt dieses Prozesses. Die relationale Verbundenheit der Akteure in den jeweiligen Feldern des soziales Raumes, ihre je verschiedenen sozialen Positionen im figurativen Gewebe werfen nicht nur ein jeweils andersartiges Licht auf die Identitätsstruktur, sie produzieren auch verschiedene Identitätsstrukturen.

Der bei Mead durch das Wechselspiel von »I« und »me« zum Ausdruck gebrachte Gedanke, „daß »fremde« Menschen einen integralen Anteil an der Entstehung der eigenen Individualität haben", mag zwar, wie Elias (1987, S. 86f.) schreibt, „heute beinahe als eine Schmälerung der Verfügung und des Besitzrechts an sich selbst" und dem Einzelnen als eine „Entwertung und Sinnentleerung seines ganzen Daseins" erscheinen, er ist aber die fundamentale Voraussetzung der Habitustheorie. In modernen differenzierten Gesellschaften ist „das vereinzelte Ich aus seiner Überschattung durch gesellschaftliche Verbände" herausgetreten, das „Pendel der Wir-Ich-Balance" ist in eine „Ich-Wir-Balance" umgeschwungen (vgl. ebd., S. 265). Bei dieser Entwicklung handelt es sich „nicht nur um ein vereinzeltes, individuelles Problem, sondern um ein Habitus-Problem, um einen Grundzug der sozialen Persönlichkeitsstruktur von Menschen der neueren Zeit" (ebd., S. 269), in der der *Ich-Identität* eine größere Wertschätzung beigemessen wird als der *Wir-Identität.* Doch die z.B. durch unterschiedliche Geschmäcker und Lebensstile exponierte Individualität ist auch eine Schimäre, werden doch, wie Bourdieu (1987a) in seiner Studie über *Die feinen Unterschiede* eindrucksvoll gezeigt hat, „die besonderen Habitusformen der verschiedenen Mitglieder derselben Klasse durch ein Verhältnis der Homologie vereinheitlicht" (Bourdieu 1987b, S. 113). Mit dieser Feststellung wird dem einzelnen Menschen keineswegs jegliche Individualität abgesprochen, vielmehr wird diese in ein relationales Verhältnis zu den sozialen Feldern im sozialen Raum gesetzt.

In Analogie zur Simmel'schen Konzeption der Kreuzung sozialer Kreise, in der das „Spezifische der Individualität durch die Kombination der Kreise gewahrt" wird (Simmel 1983d, S. 325), verweist Bourdieu unter Bezug auf die „Besonderheit der *sozialen Lebensläufe*" als „Grundlage der Unterschiede zwischen den individuellen Habitusformen" darauf, dass es einleuchte, „daß sich die unendliche Zahl der individuellen Unterschiede aus den unendlich vielen Kombinationen erklärt, die die Variablen des Lebenslaufs jedes Individuums und die Variablen seiner Abstammungsgruppe miteinander eingehen können." (Bourdieu 1987b, S. 113)

Es ist das Verdienst von Mead, das Verhältnis von Individuum und Gesellschaft in seiner prozessualen Dynamik begriffen und die Bedeutung des Individuums an der Gestaltung der sozialen Welt hervorgehoben zu haben. Kritisch einzuwenden bleibt indes, dass die funktionale Differenziertheit komplexer Gesellschaften keine hinreichende Berücksichtigung findet und ein filigranes Werkzeug fehlt, um segmentierte und verselbstständigte Institutionen und Systeme fassen zu können. Sein Theorem des „verallgemeinerten Anderen" und der damit verknüpfte Geltungsanspruch verallgemeinerter Regeln weist zudem die Schwäche auf, dass hier implizit davon ausgegangen wird, dass sich die verallgemeinerten Normen einzig auf die Übereinstimmung der beteiligten Akteure stützen (vgl. dazu kritisch Habermas 1988b, S. 61ff., 73ff., 166f.). Die Institutionen als Summe der gemeinsamen Haltungen und Handlungen der anderen Interaktionspartner und als organisierte Formen der Tätigkeit der Gruppe oder der Gesellschaft entstehen für Mead selbstverständlich aus den Interaktionen. In diesem Punkt steht Mead Institutionstheoretikern wie Durkheim und Gehlen gar nicht fern, die Institutionen ebenfalls als aus kollektiven Handlungsverflechtungen entwickelte Ordnungsgefüge interpretieren. Nur interpretiert Mead die Institutionen als *kontraktuelle* und durch *Vernunft* begründet, während Durkheim und Gehlen sie zwar auch als interaktive Produkte, aber als unabhängig von individuellen Absichten entstanden interpretieren. Insofern mangelt es Meads Ordnungskonzept an einer Erklärung der Erhaltung und Verfestigung sozialer Institutionen (vgl. Rehberg 1985, S. 80f.). Insbesondere fehlt es in seiner Theorie an einer Erklärung einer sanktionsgestützten Ordnung. Der Macht- und Herrschaftsaspekt bleibt ausgeblendet, Machtbildungsprozesse werden theoretisch nicht erfasst. Und es fehlt eine dezidierte Auseinandersetzung mit den gesellschaftlichen Reproduktionszwängen, „die durch die Handlungsorientierungen der vergesellschafteten Individuen *hindurchgreifen* (...)" (Habermas 1988b, S. 169).

Diese Kritik weist zwar auf die Grenzen des Mead'schen Modells hin, schmälert aber nicht die unzweifelhaften Verdienste, die mit ihm verbunden sind und die sich in vielen soziologischen Analysen und Theoriebildungen niederschlagen.[39] Mit seiner theoretischen Doppelfigur von »me« und »I« hat er ein Instrumentarium geschaffen, mit dem sowohl handlungs- als auch strukturtheoretische Dimensionen des Sozialisationsprozesses berührt werden. Mit diesem begrifflichen Werkzeug bietet er jenen notwendigen Theorieschlüssel an, der für eine sozialisationstheoretische Öffnung des Habituskonzeptes erforderlich ist.

Somit lässt sich erklären, wie das habituelle Dispositionensystem durch das dialektische Zusammenspiel von »me« und »I« zum Fundament dessen wird, was Bourdieu als den „sozialen" oder „praktischen Sinn" bezeichnet, also die Orientierungsgrundlage sozialen Handelns. Bourdieu (1987b, S. 109) betont jedoch im Gegensatz zu Mead, dass in diesem dialektischen Wechselspiel „die Praktiken ohne jede strategische Berechnung und bewußte Bezugnahme auf eine Norm objektiv aufeinander abgestimmt und *ohne jede direkte Interaktion* und damit erst recht ohne ausdrückliche Abstimmung einander angepaßt werden können." Insofern produziert der Habitus auch jenseits bisheriger Erfahrungen neue Handlungsmuster, jedoch nicht voraussetzungslos. Die neu generierten oder modifizierten Deutungsmodi und Verhaltensdispositionen bewegen sich üblicherweise im Rahmen dessen, was der Habitus als „normal" klassifiziert. Und „normal" sind die Verhaltensweisen, die sich konform zu dem untergründigen gesellschaftlichen Strukturgefüge verhalten.

---

39 Das vielleicht prominenteste Beispiel dafür, wie sich Meads Gedankenwelt auch in einer kritischen Gesellschaftstheorie wiederfindet, ist die *Theorie des kommunikativen Handelns* von Jürgen Habermas (1988a+b), in der er Webers Rationalitätskonzept mit dem Lebensweltansatz von Schütz und eben mit dem Theorem des verallgemeinerten Anderen von Mead verbindet.

Als ein System verinnerlichter Muster (Bourdieu) und nach innen genommener unbewusster Gewohnheiten wie auch bewusster Symbole (Mead) stellt sich der Habitus als „Produkt einer Prägungs- und Aneignungsarbeit" dar, der es als Fundament des sozialen Handelns einerseits erlaubt, „Institutionen zu bewohnen *(habiter)*, sie sich praktisch anzueignen und sie damit in Funktion, am Leben, in Kraft zu halten", der aber andererseits den Strukturen und Institutionen auch immer wieder „Korrekturen und Wandlungen aufzwingt" (Bourdieu 1987b, S. 107).

Mit dieser Lesart stehen sowohl Mead als auch Bourdieu zunächst einmal gar nicht so fern von der Sozialanthropologie Arnold Gehlens,[40] der ebenfalls einen engen Zusammenhang von Persönlichkeit und Institutionen sah (vgl. Gehlen 1986d, S. 72). Gehlen betrachtet die Institutionen als „Außenstützen" des Menschen, die seine gefährliche Weltoffenheit auffangen und ihm Halt gewähren. Doch während Gehlen noch von der Überzeugung gefangen war, dass eine solche Außensteuerung nur in starken Institutionen eines hierarchischen Gesellschaftsgefüges möglich sei, in der „Zucht als Erziehung und Selbstzucht, Unterordnung und Führung (...) die Skelette (sind), die das Antriebsleben in Form halten" (Gehlen 1986a, S. 315), sieht Bourdieu (1987a, S. 729) diese treibende Kraft in den *inkorporierten Schemata* des Habitus, die vom jeweiligen Individuum in seiner Sozialisationsgeschichte erworben wurden. Denn „erst durch den Habitus findet die Institution ihre volle Erfüllung", weil eine Institution „nur dann vollständig und richtig lebensfähig (ist), wenn sie dauerhaft nicht nur in Dingen (...) objektiviert ist, sondern auch in den Leibern, also in den dauerhaften Dispositionen (...)" (Bourdieu 1987b, S. 107f.).

In diesem Sinne figuriert der Habitus die *Einverleibung des Sozialen* und bildet damit die „Grundlage jener Präsenz in der Sozialwelt, die Voraussetzung gelungenen sozialen Handelns wie der Alltagserfahrung von dieser Welt als fraglos gegebene ist." (Bourdieu 1985a, S. 69, vgl. auch 1979, S. 200) Der Habitus wirkt unmittelbar in den Körper hinein und wird zur *leiblichen Hexis*. Sowohl der griechische Begriff der „Hexis" als auch der lateinische Ausdruck des „Habitus" bezeichnen zunächst einmal eine Haltung bzw. ein Gehabe. Bourdieu verwendet die beiden Begriffe jedoch in einem unterschiedlichen Kontext. Der Habitus steht dabei für die (nicht zwangsläufig bewusst) verinnerlichten Wahrnehmungs- und Deutungsschemata, während die Hexis die „eingefleischten" (inkorporierten) Gesten und Posituren, ein „Haltungsschema" (schème

---

[40] Gehlen bezieht sich mehrfach direkt auf Mead, zumeist im Zusammenhang mit dem Prinzip der Perspektivenverschränkung (vgl. z.B. Gehlen 1971, S. 201, 1986a, S. 168, 185, 208, 261ff., 318, 395f., 1986b, S. 37f., 46, 147, 1986c, S. 52).

postural) darstellt, z.B. „ein bestimmtes Gehen, eine spezifische Kopfhaltung, ein Verziehen des Gesichtes, für die jeweiligen Arten, sich zu setzen, mit Instrumenten umzugehen." (Bourdieu 1979, S. 190)

Die doppelte Bedeutung des Haltungsbegriffs als innere und unsichtbare Einstellung und Geisteshaltung auf der einen und als äußere und sichtbare Körperhaltung auf der anderen Seite wird durch das Begriffspaar von Habitus und Hexis idealtypisch aufgespalten. Der Habitus als „Handlungs-, Wahrnehmungs- und Denkmatrix" (Bourdieu 1979, S. 169) stellt dabei gewissermaßen die ideative Basis, die ihren körperlichen Ausdruck in der leiblichen Hexis erfährt. Die Hexis ist, wenn man so will, die körperliche Bindung des Habitus, die eingeschriebene „Gedächtnisstütze" (Bourdieu 2001, S. 181), die als sensitive und motorische Fassette des Haltungsgefüges „die realisierte, einverleibte, zur dauerhaften Disposition, zur stabilen Art und Weise der Körperhaltung, des Redens, Gehens und damit des Fühlens und Denkens gewordene politische Mythologie" (Bourdieu 1987b, S. 129) repräsentiert. Deutlich tönen hier die Gedanken von Marcel Mauss, der mit seiner Studie über „Die Techniken des Körpers" eine entscheidende gedankliche Vorarbeit für eine solche Sicht geleistet hat, als er darauf hinwies, dass die Körpertechniken als „die Weisen, in der sich die Menschen in der einen wie der anderen Gesellschaft traditionsgemäß ihres Körpers bedienen" (Mauss 1989b, S. 199), immer kulturell geformt sind.

Insofern umspannt die Hexis nicht nur die nach außen sichtbaren und in die Körper eingeschriebenen Zeichen, sondern auch „die eigenständige Unterstimme, von der die (...) lebensgeschichtlichen Prozesse der Verarbeitung von Eindrücken (...) getragen werden." (Schmitz 1992, S. 228) Auf diese Weise wird dem eher kognitiven Habituskonzept ein sowohl leiblicher als auch körperlicher Unterbau zugewiesen, dem Habitus wird Spürsinn und leibliches Wissen eingehaucht (vgl. Gugutzer 2002). Die Doppelfigur von Habitus und Hexis fassettiert somit ein inkorporiertes und verleiblichtes Klassifikationssystem, mit dem die objektiven Strukturen mit subjektivem Sinn versehen werden. Dieser *praktische Sinn (sense pratique)* ist also keineswegs auf kognitive Vorgänge zu reduzieren, er umfasst nicht minder auch das unbewusste *Erleben* und *Empfinden*. Als sozialer Orientierungs- und Unterscheidungssinn ermöglicht er den Umgang mit Differenzen, lässt erahnen, spüren und wissen, was situativ „passend" ist. Wenn in der soziologischen Anthropologie „eine tätige Umarbeitung des Überraschungsfeldes in eine verfügbare und in verdichteten Andeutungen übersehene Welt von zu erwartenden Eindrücken und Erfolgen" (Gehlen 1986a, S. 131f.) als Entlastung bezeichnet wird, so entlastet der praktische Sinn den Menschen in seinem alltäglichen Kampf im reizüberfüllten Überraschungsfeld, freilich immer auch unter der Gefahr, dass die soziale und körperliche Orientierung, die kognitive und sensitive Wahrnehmung, *Verkennungen* (Bourdieu 1997b, S. 96f.), Täuschungen und Modulationen (Goffman) aufsitzt.[41]

Bourdieu liegt mit seiner Habitus- und Hexistheorie dicht an den disziplinierungstheoretischen Überlegungen von Elias und Foucault, die auf ihre je eigene Art aufgezeigt haben, wie die sozialen Machtnetze die Körper und Verhaltensweisen der Menschen durchdringen. Bourdieu verfolgt diesen Gedanken zwar nicht mit der Foucault'schen Radikalität und ist auch weit davon entfernt, den sozialen Akteur einzig als ein unterworfenes Subjekt zu denken, das mit „Dressurmethoden" (Foucault) gefügig gemacht wird. Doch teilt er zumindest die Vorstellung von einer „List der pädagogischen Vernunft", die darin besteht, „den »wilden Körper« und vornehmlich den a-sozialen Eros, der allzeit und auf der Stelle nach Befriedigung verlangt, durch einen »habituierten«, d.h. zeitlich strukturierten Körper zu ersetzen" (Bourdieu 1979, S. 199f.) und die den Körper mit sichtbaren Zeichen belegt. Wenn es bei Bourdieu (1987b, S. 129) heißt, dass „Arme und Beine (...) voller verborgener Imperative (seien)", so sieht er diese a) durch den unbewussten Erwerb von Handlungsprinzipien, b) durch bewusste Formen der Weitergabe grundlegender Prinzipien und praktischer Beherrschungen sowie c) durch die „heimliche Überredung durch eine stille Pädagogik bewirkt", die in ihrer sozialisatorischen Arbeit Strukturen und Dispositionen

---

[41] Im Rahmen der Alterssoziologie sei hier vor allem auf die *mask of ageing* Hypothese verwiesen, deren identitätstheoretische Grundlage sich aus der idealtypischen Trennung von »I« und »me« (Mead) speist (vgl. Hepworth 1991; Featherstone, Hepworth 1991, 1998). Dabei fallen Körperbild und Körperrepräsentation Schlüsselstellungen für das Verstehen von Alternsbildern und Identitätsbildungen im Alter zu. Das individuelle Selbst wird quasi zum Gefangenen des alternden Körpers, der die wahre Identität nicht länger physisch zum Ausdruck bringen kann. Die Spannung zwischen dem inneren subjektiven Erleben und dem äußeren Erscheinungsbild spiegelt sich in der Altersmaske, hinter der sich die wahre Identität verbirgt. Ähnlich argumentiert Turner (1995a, S. 258), wenn er für die Akteure in modernisierten Gesellschaften eine inhärente Spannung zwischen der inneren Reflexivität des subjektiven Selbst und der äußeren biologischen Rückbildung des Körpers ausmacht. Demnach gibt es mit zunehmendem Alter eine wachsende Diskrepanz zwischen dem inneren Selbst und der äußeren körperlichen Erscheinung. Die sichtbare körperliche Hülle erscheint als nichts anderes als eine Maske, die das wirkliche Selbst nur verdeckt, der äußere Körper nichts anderes als eine Überlagerung des jugendlichen inneren Körpers. Zur Weiterentwicklung der *mask of ageing* Hypothese vgl. insbesondere Biggs (1997, 2004) und Woodward (1988, 1991), eine zusammenfassende Diskussion findet sich bei Schroeter (2004d, S. 69ff.).

schafft, „die den Habitus in die Logik des Aufschubs und des Umwegs, folglich des Kalküls einführen." (Bourdieu 1979, S. 199)

Damit folgt er einer Anschauung, die in der sozialen Anthropologie zum etablierten Gedankengut zählt. Gehlen (1986a) hat gezeigt, wie die menschlichen Antriebe gehemmt und zurückbehalten, mit Bildern und Fantasmen besetzt und im Aufbau der Erfahrung entfaltet werden können. Und Elias (1976b, S. 336ff.) hat eindrucksvoll demonstriert, wie sich das menschliche Verhalten im Laufe des Zivilisationsprozesses zunehmend verfeinert und reguliert, wie spontane Triebe und Affekte zurückgedrängt werden und es zu einer Ausbreitung des Zwangs zur Langsicht und des Selbstzwangs kommt. Gerade Elias hat immer wieder deutlich gemacht, wie die sozialen Beziehungen zu einer allseitigen Regelung von Affekten, Triebverzichten und Triebverwandlungen anleiten und wie die Menschen im Zuge des gesellschaftlichen Wandels dazu angehalten werden, ihre „Verrichtungen, Triebäußerungen und Begierden (...) von selbst den Blicken anderer zu entziehen oder sie gar vor sich selbst zu verbergen, so daß sie sich ihrer gewöhnlich nicht mehr bewußt werden." (Elias 1987, S. 167f.)

Doch während Elias seine Vorstellungen von der Kontrolle und Beherrschung des Körpers dazu benutzt, um langfristige gesellschaftliche Tendenzen und Entwicklungen zu beschreiben, begreift Bourdieu die Hexis – als unbewusste Einverleibung der Praxisstrukturen – als ein funktionales und strategisches Mittel im distinktiven Kampf um die sozialen Positionierungen in den sozialen Feldern.

2.3.4 Felder, Körper und Leib

Wirft man einen Blick auf die sozialwissenschaftlichen Identitätstheorien, so fällt auf, dass sie den Aspekt der Körperlichkeit und Leiblichkeit entweder ganz ausblenden – das gilt insbesondere für die kognitivistischen Ansätze der Psychologie –, oder aber nur am Rande bzw. in einer sozialkognitiven Verengung thematisieren (vgl. Gugutzer 2002, S. 19ff.). Das gilt sowohl für den psychoanalytischen Ansatz von Erikson (1973), der dem Körper nur im Kontext des Wachstums und der sexuellen Reifung in der Adoleszenz eine identitätsbildende Funktion zuspricht, als auch für die Identitätstheorie von Mead, in der dem Körper als physiologischer Organismus zwar eine entscheidende Bedeutung für das „Selbst" zugesprochen wird, dieses aber letztlich als sozial vermittelt gefasst und kognitiv erklärt wird. Das soziologische Identitätskonzept von Goffman weist dem Körper hingegen eine stärkere Bedeutung zu, wobei der Körper hier vornehmend als „Körperding" und Inszenierungsobjekt behandelt wird, als Plattform für Präsentationen und Darstellungstechniken, mit denen Distinktionen und persönliche Identifizierbarkeiten herzustellen sind. Noch stärker als bei Goffman wird der Körper von Giddens (1999) identitätstheoretisch eingebunden. Für ihn ist der Körper nicht nur eine physische Einheit, den man „besitzt", sondern ein „Handlungssystem", das mit seinen praktischen Verankerungen in den täglichen Interaktionen einen wesentlichen Teil der Identität stützt, wobei er mit der körperlichen Erscheinung (bodily appearance), dem Benehmen (demeanour) und der Sinnlichkeit (sensuality) verschiedene für die Identitätsbildung relevante Körperaspekte unterscheidet.

Lindemann (1992, S. 332) hat kritisiert, dass der Körper soziologisch nur dann als relevant gilt, sofern „er als Mittel gesehen werden kann, das dazu dient, etwas zu tun," und dass „die Binnenerfahrung des Körpers (...) lediglich angesprochen (wird), um sie als soziologisch irrelevant abzutun." Will man dem Thema einer körperbezogenen Identitätskonstruktion gerecht werden, muss eben diese körperliche Binnenerfahrung zum integralen Bestandteil der Erklärungsansätze werden. Es reicht nicht, die Körper als materialisierte soziale Repräsentatoren, als passiv gefügige oder aktiv widerspenstige Projektionsflächen sozialer Strukturen und symbolischer Ordnungsgefüge zu betrachten. Vielmehr gilt es der „Leibvergessenheit" (Joas) entgegenzutreten und auch die jenseits kognitiver Wahrnehmung anzusiedelnden subjektiven Dimensionen des *Empfindens, Fühlens, Spürens* und *Erlebens* mit zu berücksichtigen. Einige der jüngeren sozialwissenschaftlichen Körperstudien (u.a. Abraham 2002; Gugutzer 2002; Haneberg 1994; Jäger 2004; Lindemann 1993; Schaufler 2002; Setzwein 2004; Stockmeyer 2004) haben in diesem Zusammenhang aus gutem Grunde die Ansätze von Plessner, Merleau-Ponty und Schmitz aufgegriffen und körpersoziologisch eingebunden.

Eine Inkorporierung des Sozialen schreibt sich eben nicht nur objektiv in die Körper der Akteure ein, sie wird auch subjektiv in je unterschiedlichem Maße gespürt. Das Auf- und Erspüren von objektiven und subjektiven Körperwirklichkeiten erfordert ein unterschiedliches Instrumentarium, um die Janusköpfigkeit von Körper und Leib zu verstehen. So hilfreich und notwendig diskursanalytische, interaktionistische und praxeologische Interpretationen auch sein mögen, sie bedürfen einer phänomenologischen Ergänzung. Andernfalls bleibt die leiblich-affektive Dimension der körper-/leiblichen Konstruktionsprozesses verschlossen.

Ein grundlegender Zugang dazu findet sich in der Philosophie von Helmuth Plessner, der sich vor allem mit dem 1928 verfassten Werk über „Die Stufen des Organischen und der Mensch" anschickte, den cartesianischen Dualismus von *res extensa* und *res cogitans* zu überwinden und die Einheit von Körper und

Geist wiederherzustellen. Dort thematisiert Plessner den Doppelaspekt von Innen (Leibsein, Seele und Erleben) und Außen (Körperhaben, Leib und Körperding) und die *exzentrische Positionalität* des Menschen. Demnach kann sich der Mensch im Gegensatz zum Tier selbst zum Gegenstand machen. Er kann seine Positionalität, d.h. seine wechselseitige Beziehung mit seinem Umfeld, *reflektieren* und ein *Selbst* als Einheit von Innen und Außen, als Balance von *Leibsein* und *Körperhaben*, entwickeln. Der „Mensch ist immer zugleich Leib (...) und hat diesen Leib als diesen Körper." (Plessner 1982, S. 238) Das bedeutet zugleich, das Leibsein und Körperhaben ein dem Menschen inhärenter Doppelaspekt seiner Existenz ist. Das Körperhaben ist zwar dem Leibsein ontogenetisch vorgängig (vgl. Gugutzer 2002, S. 74), doch der Mensch hat den Körper nicht per se, er ist ihm vielmehr als Aufgabe zugestellt, die erst bewältigt werden muss. Erst wenn der biologische Körper erlernt, kontrolliert und beherrscht ist, hat ihn der Mensch auch. Als „exzentrisch organisiertes Wesen" muss sich der Mensch zu dem, „was er *schon ist, erst machen*" (Plessner 1975, S. 309f.). Ähnlich wie später auch Arnold Gehlen in seiner soziologischen Anthropologie darauf verwies, dass sich der Mensch als *offenes Wesen* handelnd eine „zweite Natur", die Kultur schaffen muss, hatte zuvor auch Plessner erkannt, dass der Mensch seine äußere Umwelt erfahrend und erlebend zur Kultur umarbeitet. Insofern ist Identitätsbildung schon aufgrund der anthropologischen Bedingtheit niemals bloß ein individueller, sondern immer auch ein sozialer Prozess, weil – mit Plessner gesprochen – der Mensch in eine von anderen bewohnte „Mitwelt" hineinwächst und sich selbst nur vermittelt durch die anderen erfassen kann. Mit dieser von Plessner (1975, S. 324) so bezeichneten „indirekten Direktheit" oder „vermittelten Unmittelbarkeit" liegt er sodann auch in gedanklicher Nähe zur Identitätstheorie von George Herbert Mead.

Will man den Leib bzw. die Leiblichkeit als vermittelnde Größe zwischen eigenem Ich und sozialer Welt begreifen, so lohnt eine Anleihe bei Merleau-Ponty, der das leibliche „Zur-Welt-Sein" *(être-au-monde)* zur anthropologischen Voraussetzung der menschlichen Existenz erklärt. Der Leib ist das Medium, welches die Tür zur sozialen Welt öffnet und dem Ich diese Welt sinnlich-wahrnehmend vermittelt. Leib und menschliche Existenz sind nicht voneinander zu trennen, „da sie einander wechselseitig voraussetzen, der Leib geronnene oder verallgemeinerte Existenz, die Existenz unaufhörliche Verleiblichung ist." (Merleau-Ponty 1966, S. 174)

Der Leib ist auch eine zentrale Größe in der phänomenologischen Soziologie von Alfred Schütz.[42] Ihm ging es bekanntlich darum zu zeigen, dass das gegenseitige *Verstehen* eine wichtige Voraussetzung dafür ist, dass Menschen überhaupt miteinander handeln können. In Anlehnung an die philosophische Phänomenologie Husserls sieht er die *alltägliche Lebenswelt* zunächst einmal als jenen „Wirklichkeitsbereich (...), den der wache und normale Erwachsene in der Einstellung des gesunden Menschenverstandes als schlicht vorgegeben vorfindet." (Schütz, Luckmann 1988, S. 23) Und in dieser fraglos gegebenen Welt, so formuliert er in Anlehnung an Merleau-Ponty,

„(...) gibt es einen priviligierten Gegenstand (...), der zu jedem Augenblick meines bewußten Lebens präsent, wenn nicht appräsent ist: nämlich mein Leib. (...) Ich *bin* mein Leib und meine sinnlichen Wahrnehmungen. Ich *bin* meine Hand, die diesen oder jenen Gegenstand erfaßt. Mein Leib ist die Form, in der mein Selbst sich in der Außenwelt manifestiert." (Schütz 1982, S. 213)

Schütz stellt seinen Überlegungen zur Lebenswelt also voraus, „daß für jeden von uns sein eigener Leib und dessen habituelles Funktionieren der erste fraglos gegebene Erfahrungskomplex ist" (ebd., S. 214). Der „Leib ist sozusagen der Nullpunkt des Koordinatensystems" (ebd., S. 215), mit dessen Hilfe sich der Mensch die Welt erschließt. Er erscheint als „ein besonders geeignetes Vermittlungsglied zwischen der Welt des Außen und des Innern" (Schütz 1981b, S. 92), das ein dem Erkennen vorausgehendes „somatisches Lebensgefühl" (ebd., S. 157) vermittelt. In den späteren Schriften von Schütz über den „Sinnhaften Aufbau der sozialen Welt" (Schütz 1981a) und vor allem in der posthum erschienenen Schrift über die „Strukturen der Lebenswelt" (Schütz, Luckmann 1984, 1988) bleibt der Leib zwar eine grundlegende Größe für das Handeln und die Sinnkonstruktion, doch der entscheidende Schlüssel zum Zugang zur Lebenswelt ist das Bewusstsein, wobei sich Ego und alter als geschlossene Einheiten gegenüberstehen.

Hier ist Merleau-Ponty viel radikaler, bei ihm wird die intersubjektive Kommunikation zur „Zwischenleiblichkeit" *(intercorporéité)*. Die Wahrnehmung des anderen wird nicht wie bei Schütz auf einen kognitiven Vorgang reduziert, sie ist ein leiblicher Akt, in dem kognitives Erkennen und leibliches Empfinden zusammentreffen. In einem ähnlichen Zusammenhang spricht Schmitz (1985, S. 84ff.) von *Einleibung*, und meint damit zunächst einmal den durch die

---

[42] Ich halte hier an dem in der Soziologie etablierten Begriff der „phänomenlogischen Soziologie" fest, wenngleich dieser Ausdruck auch von Luckmann (1979) als ein „begrifflicher Widerspruch" gedeutet wird. Zur Köper/Leib-Thematik in der Soziologie von Schütz vgl. insbesondere Abraham (2002).

Anwesenheit eines anderen Menschen, Gegenstandes, Bildes, Geräusches usw. hervorgerufenen Effekt auf das eigene leibliche Empfinden. Externe Einflüsse greifen auf den Leib über. „Man spürt den Anderen am eigenen Leibe, indem man sich eigentümlich berührt fühlt" (Schmitz 1985, S. 89). Der Leib wird somit zum Sensor für praktisches Handeln. Der Leib ist, mit Merleau-Ponty gesprochen, auf situative Anforderungen hin orientiert. Als *Körperschema* erscheint er wie eine „Bereitstellung für diese oder jene wirkliche oder mögliche Aufgabe" (Merleau-Ponty 1966, S. 125). Der Leib als Körperschema trägt seinen Anteil am „praktischen Sinn" (Bourdieu).

Das eigene Leibsein bleibt in der ungestörten Lebenswelt zumeist selbstverständlich und unhinterfragt. Das Spüren wirkt als latente Schicht unter der Oberfläche des Gewussten (vgl. Abraham 2002, S. 85). Es drängt erst dann ins Bewusstsein, wenn Störungen, Andersartigkeiten und Widerstände auftreten (vgl. Merleau-Ponty 1976, S. 219). Dann wird aus dem unmittelbar erfahrenen Leib der mittelbar erlebte Körper (Gugutzer 2002, S. 77). Zeigt sich das bereits in alltäglichen Situationen – etwa wenn man sich den Fuß vertritt, wenn die Nase juckt, das Auge tränt oder der Magen knurrt –, so wird das Körpererleben in (korporalen) Krisensituationen – etwa in der Pubertät, bei Krankheit oder nachlassenden Kräften im Alter – zumeist vollends reflexiv. Der Leib ist der ontologische Sockel der Reflexion.

Körper	*Leib*	*Verschränkung von Körper und Leib*
(1) unbelebt: Körperding (2) Haben (Körper als Gegenständlichkeit und Medium) (3) relative Örtlichkeit (4) teilbar ausgedehnt (5) durch äußere Sinne wahrnehmbar (v.a. Sehen und Tasten) (6) sozial und kulturell geprägt (Wissen)	(1) belebt: mein Leib (2) Sein (Organismus und Leib als Zuständlichkeit) (3) absolute Örtlichkeit (4) unteilbar ausgedehnt (5) Spüren (nicht anschaulich, affektiv erfahrbar) (6) universelle Struktur (Grundgegensatz: Enge und Weite) (7) im unmittelbaren Lebensvollzug: Körper-Geist-Dualismus aufgehoben	eigenleibliches Spüren ist verbunden mit dem Körper, den man hat

(nach: Gugutzer 2002, S. 125)

Leib und Körper sind nicht empirisch, sondern nur analytisch trennbar, realiter sind Körper und Leib stets ineinander verschränkt. Die idealtypische Körper-Leib-Differenzierung lässt sich mit Gugutzer (2002) wie folgt darstellen:

ad 1: Leib ist immer ein lebendiger Körper, ein Körper hingegen kann auch unbelebt sein, ein toter Körper ist kein Leib mehr;

ad 2: Menschen leben stets unter dem Doppelaspekt des Leibseins und Körperhabens;

ad 3: die relative Örtlichkeit des Körpers bezieht sich darauf, dass sich zwei Körper z.B. durch Händeschütteln, Umarmungen usw. relativ nahe kommen, während das Kribbeln im Bauch, der Kloß im Hals oder die Trockenheit im Mund an konkret lokalisierbaren Leibregionen *(Leibesinseln)* gespürt werden (vgl. Schmitz 1965);

ad 4: mit teilbar ausgedehnt ist gemeint, dass man einzelne Körperteile (z.B. Hand oder Bein) genauso in Teile zerlegen kann wie den gesamten Körper. Wenn das Leibliche hingegen als unteilbar ausgedehnt bezeichnet wird, so heißt das, dass leibliche Regungen nicht in gleicher Weise (etwa in zwei Ängste, drei Freuden oder vier Bauchweh, fünf Jucken usw.) zerlegt werden können.

ad 5: Körper sind von außen wahrnehmbare, sicht- oder tastbare Größen, das eigenleibliche Befinden i.S. leiblich-affektiver Erfahrungen ist hingegen spürbar;

ad 6: der Körper (Haltung, Darstellung, Inszenierung, Körperwissen) ist sozialstrukturell und soziokulturell geformt, die leiblichen Regungen lassen sich nach Schmitz (1965, S. 73–172, 1966, S. 19–35) in einem komplexen Gefüge („Alphabet der Leiblichkeit") kombinatorisch buchstabieren. Das dabei grundlegende Kategorienpaar ist der Gegensatz von Enge und Weite:

> „Leiblich spüren wir uns stets eng oder weit in wechselnden Graden und Mischungsverhältnissen, zwischen Enge und Weite durch Engung (zur Enge hin) und Weitung (zur Weite hin) pendelnd. Die Engung überwiegt z.B. bei Schreck, Angst, Schmerz, gespannter Aufmerksamkeit, Beklommenheit, Hunger, dumpfen Zumutesein, die Weitung etwa dann, wenn es uns weit ums Herz wird, in tiefer Entspannung, bei Freude, die hüpfen läßt, in Stimmungen schwerelosen Schwebens, beim Einschlafen, beim Dösen in der Sonne, in der Wollust und wohligen Müdigkeit." (Schmitz 1985, S. 82)

ad 7: Körper (als physiologisches Objekt) und Geist (Denken, Sprache) sind in der Leiberfahrung miteinander verschränkt.

Ein in der neueren körpersoziologischen Debatte äußerst fruchtbarer Ansatz wurde von Gesa Lindemann vorgelegt, in dem sie den Leib sowohl als eine *Realität eigener Art* wie auch als *kulturell geformtes Produkt* begreift, der in einem wechselseitigen Bedeutungsverhältnis zum Körper steht. Und so heißt es bei ihr in einer Reformulierung Plessners, dass wir „den Leib, der wir sind, als den Körper (erleben), den wir haben" (Lindemann 1995, S. 133). Sie geht davon aus, „daß Leiblichkeit und Affektivität Phänomene sui generis sind und man nicht nur von einer sozialen Konstruktion der Gefühle, sondern auch umgekehrt von einer leiblich-affektiven Konstruktion sozialer Realität auszugehen hat" (Lindemann 1992, S. 331). In Anlehnung an Plessner und Schmitz unterscheidet sie zwischen dem physikalisch zu messenden *Dingkörper* und dem nur qualitativ zu erfahrenden *gefühlten Körper*. Während der Körper als Ding nach quantifizierbaren Maßen gemessen und gewogen werden kann, sind die von Schmitz elaborierten Leibphänomene „nicht anschaulich im Sinne von Schauen/ Sehen fassbar, sondern nur noch einer Selbstbeobachtung, die das Spüren des eigenen Leibes in den Mittelpunkt stellt, zugänglich" (Lindemann 1996, S. 161). Die Körper-/Leib-Verschränkung wird von Lindemann als ein „Verhältnis wechselseitigen Bedeutens" interpretiert, wenn zum einen angenommen wird, dass der Leib Bedeutungsträger und der Körper Bedeutung ist und zum anderen umgekehrt auch der Körper Bedeutungsträger und der Leib Bedeutung ist.

In diesem Kontext stellt sich sodann auch die Frage nach dem Zusammenhang von Leiblichkeit und Biografie (vgl. Abraham 2002; Alheit et al. 1999). Biografie und Leib gehören zusammen, „(s)ie entstehen aneinander und durcheinander, sie entwickeln jeweils autonome Strukturen, aber stets in Verbindung, das eine stützt und irritiert das andere." (Fischer-Rosenthal 1999, S. 15f.) Menschen strukturieren mit Biografie und Leib ihre Welt. Lebenszeit ist immer auch Körper/Leibzeit. Die Lebensspanne ist an die Zeitlichkeit des Körpers gebunden, aber der bloße zeitliche Verlauf des Lebens konstituiert noch keine Biografie, die muss erst durch Strukturierungsarbeit hergestellt werden (vgl. u.a. Fischer, Kohli 1987; Fischer-Rosenthal, Rosenthal 1997). Eine solche biografische Arbeit vollzieht sich immer in Kommunikation, sowohl in Kommunikation mit anderen als auch in der Kommunikation mit der Artikulation des eigenen Körpers „auf dem Bildschirm des Leibes" (Fischer-Rosenthal 1999, S. 33ff.). Die biografische Strukturierung verwirklicht sich in erzählter und erlebter Lebensgeschichte (vgl. Rosenthal 1995), sowohl in Narrationen und biografischen Selbstpräsentationen als auch in erinnerten und kognizierten Lebensmustern sowie in „körperliche(n) Artikulationen im Ausdrucksfeld des Leibes" (Fischer-Rosenthal 1999, S. 38).

Der unreflektierte Leib wird spätestens dann reflexiv, wenn Störungen auftauchen. Das gilt insbesondere für korporale Krisensituationen, die zumal im Alter oftmals mit Krankheiten verbunden sind. Mit der „Krankheit als eine(r) Sprache des Leibes" (Fischer-Rosenthal 1999, S. 39) verschafft der Körper sich Gehör. Das Kranksein führt uns vor Augen, dass „dieser Leib, der ich bin, mir nicht restlos zur Verfügung steht, ja, daß er in dem Maße, in dem er mein Leib ist, der ich wirklich und wahrhaftig bin, wesentlich unverfügbar ist." (Marcel 1978, S. 59)

Alter ist gewiss nicht mit Krankheit und Pflegebedürftigkeit gleichzusetzen, doch bei älteren, zumal bei hochaltrigen Menschen stellen chronische Krankheiten, Multimorbidiät und Pflegebedürftigkeit nun einmal gesundheitliche Problemfelder dar, die oftmals als schmerzhafte Einschnitte und als „biographical disruption" (Bury 1982; Charmaz 1991) wahrgenommen und nicht selten in Formen „ritualisierter Performanz" zu bewältigen versucht werden (vgl. Schroeter 2004c, S. 174ff.). D.h., dass chronische Krankheiten nicht selten den gesamten weiteren Lebensverlauf strukturieren (vgl. Corbin, Strauss 1998, 2004; Strauss, Glaser 1975). Sie sind nicht nur mit körperlichen Beschwerden und Einschränkungen verbunden, sie werfen auch eine Reihe alltäglicher Probleme auf, die auf mehreren Ebenen (Biografie-, Krankheits-, Interaktions- und gesellschaftlich strukturierter Versorgungsebene) zu *bearbeiten* sind (vgl. Schaeffer, Moers 2000).

Auf der unmittelbar zu erfahrenen Körperebene verbindet sich mit der Chronizität der Erkrankung eine „prekäre Leiblichkeit" (Fischer 1986), insofern durch die dauerhafte Anwesenheit der Krankheit die Idealisierung der Körperkontrolle zerbricht und der Kranke seinen Körper nicht nur episodisch als etwas ihm Fremdes erfährt. Durch diese kontinuierliche Präsenz der chronischen Krankheit wird biografietheoretisch formuliert, „eine Gegenwartsschwelle konstituiert, die nicht mehr Vergangenheit werden kann." (Fischer 1986, S. 253) Es beginnt gewissermaßen ein neuer Lebensverlauf unter veränderten Rahmenbedingungen, mit veränderten Wahrnehmungs- und Deutungssystemen und auch mit veränderten, nämlich eingeschränkten Handlungsmustern.

2.4 Figurative Felder als Deutungsrahmen

2.4.1 Wille und Habitus

Die Willenskategorie ist aus dem modernen soziologischen Diskurs weitgehend entschwunden. Dabei könnte der vor allem von Tönnies (1979, 1982) in die Soziologie überführte Willensbegriff durchaus Erhellendes zur Klärung der eingangs bei Simmel entliehenen Fragestellung, wie denn Gesellschaft möglich sei, beitragen.[43] *Der Wille ist Teil des Habitus* und als solcher an der konstitutionellen Formung von Lebenslagen und sozialer Praxis entscheidend beteiligt. Soziale Praxis bedarf einer ziel- und handlungsorientierenden Kraft, denn „im Wünschen liegt noch nichts von Arbeit oder Tätigkeit, alles Wollen dagegen ist Tunwollen." (Bloch 1982, S. 51)

Auch die bloße Gewohnheit „*stellt keine bewegende Kraft* dar (...). Vielmehr muß eine – z.B. auf einem Trieb oder einem willensmäßigen Akt – beruhende Tätigkeitsbereitschaft hinzukommen, wenn eine Reproduktionstendenz einsetzen soll." (Lewin 1922, S. 138) Damit wird der Wille zur Triebfeder der „Vita activa", denn „ohne Wollen gibt es auch kein Handeln" (Tönnies 1981, S. 6), sodass der Mensch als „wesentlich wollend" (Gehlen 1986a, S. 364) zu betrachten ist. Folglich lassen sich auch die Lebenslagen, als wie auch immer definierte Spielräume innerhalb einer sozialen Ordnung, auf den Willen der Akteure zurückführen. Der Wille ist das konstituierende Moment des Sozialen, denn er ist der Weg zur Handlung. „Wollen greift also produktiv in die Wirklichkeit hinein." (Tönnies 1982, S. 45)

Soziale Verbindungen sind gewollte Verbindungen, ausgerichtet an Werten und ausgedrückt in Normen. Der Wille, wenngleich aus der Lust und den Trieben abgeleitet, ist vordergründig sozial und normativ (vgl. Tönnies 1909, S. 14, 1981, S. 200), sodass Bickel (1991, S. 281) zu Recht von einer „Psycho-Ontologie des Sozialen" spricht. Der von Tönnies, wie auch später von Gehlen (1986a, S. 146ff., 362ff.), zur anthropologischen Konstante erhobene Willens-

---

[43] Als durchaus zentraler Begriff taucht der Wille zwar verschiedentlich in zumeist älteren soziologischen Schriften auf – so z.B. als eine elementare Fom der Moralität in den pädagogischen Schriften Durkheims (1984, S. 143ff.), als anthropologische Konstante in der sozialen Anthropologie von Arnold Gehlen (1965, 1986a), als ein von Karl Mannheim (1995) unter den Termini der *Wollungen* und des *Weltwollen* thematisierter charakteristischer Denkstil der Ideologie oder als *makroskopischer Wille* in der makrosoziologischen Handlungstheorie von Amitai Etzioni (1975) –, doch nirgends wird er so tiefenanalytisch durchdrungen wie von Tönnies.

begriff erweist sich somit als geeignete (wenngleich auch nicht als einzig mögliche)[44] Kategorie, die anthropologischen Schwachstellen in Bourdieus Habituskonzept anzugehen.

Die historische Anthropologie von Tönnies nährt sich aus der Doppelfunktion des Willens, welcher zum einen als materielle Triebkraft der Wirklichkeit und zum anderen als Erkenntnisinstanz fungiert (vgl. Bickel 1991, S. 278). Von dem Gedanken getragen, dass sich sämtliche Formen des sozialen Lebens auf den Überlebenswillen zurückführen lassen, hat Tönnies seine historische Anthropologie entwickelt, in deren Fokus der Wille und seine sozialen Produkte in ihren jeweiligen Erscheinungsmodi und Handlungslogiken steht. In seinem grundlegenden Werk „Gemeinschaft und Gesellschaft" unterscheidet Tönnies zwischen dem der Gemeinschaft zugeordneten *Wesenwillen* und dem der Gesellschaft zugeordneten *Kürwillen*. Der Wesenwille ist ein urwüchsiger Wille zum Leben in Einheit und Frieden, er verbindet die Menschen ganzheitlich miteinander. Der Kürwille beherrscht die Gesellschaft, er organisiert die Handlungen nach reinem Kalkül zur Durchsetzung individueller Interessen. „Wesenwille ist der gewordene Wille, Kürwille ist der gemachte Wille." (Tönnies 1925, S. 351)

Der Wille ist gleichsam anthropologisch verankert wie auch sozialisatorisch gestaltbar. Die von Tönnies anthropologisierten Willenskategorien[45] eröffnen einen heuristischen Zugang zur habituell erschlossenen Wirklichkeit. Sie gewinnen aber nicht nur deswegen an Bedeutung, weil hier eine bislang vernachlässigte Dimension – die Geburt des Sozialen aus dem Willen (vgl. Fechner 1985) – in den Vordergrund tritt, sondern vor allem auch deswegen, weil das von der Lebenslagentheorie behandelte Komplementärverhältnis von individu-

---

[44] Vgl. die oben vorgenommenen Bezugnahmen auf Identitäts- und Körper-/Leibkonzepte.

[45] Tönnies (1979, S. 76ff.) differenziert mit dem *vegetativen, animalischen* und *mentalen Stadium* drei Entwicklungsstufen des Willens, denen er jeweils verschiedene Willensformen zuordnet. Diese Entwicklung kann als Rationalisierungsprozess verstanden werden, in dem Wille und Vernunft unauflöslich miteinander verbunden sind. Dabei ist die voll entwickelte Ratio dem Menschen nicht etwa eine von Anbeginn eingeborene und konstante mentale Fähigkeit, sondern das vorläufige Ergebnis eines langen Entwicklungsprozesses. Beim Wesenwillen ist die Vernunft im Willen integriert, hier sind Zweck und Mittel noch zu einer Einheit verbunden, beim Kürwillen lenkt die Vernunft den Willen von außen, Mittel und Zweck sind rigoros voneinander getrennt. Die verschiedenen Willensformen habe ich an anderer Stelle (Schroeter 2001c) ausführlich rezipiert, sodass hier auf eine weitere Darstellung verzichtet wird. Vgl. fernerhin Bickel (1987, 1991), Merz-Benz (1995) und Zimmermann (1992).

eller Handlungsebene und gesellschaftlicher Strukturebene willenstheoretisch bedient wird. Diese Bedienung speist sich nicht etwa aus der idealtypischen Dichotomisierung von Gemeinschaft und Gesellschaft und ihren willentlichen Entsprechungen von Wesenwillen und Kürwillen, sondern aus den in beiden Sozialformationen jeweils hergeleiteten individuellen und kollektiven Willensmodi. Individuen und kollektive Formationen gibt es sowohl in Gemeinschaft als auch in Gesellschaft. Nur sind sie willentlich ganz anders verortet und gesteuert.

Die Willenstheorie von Tönnies liest sich zwar mit dem Charme der Sprache des nunmehr (vor)vergangenen Jahrhunderts, ist aber vom substantiellen Gehalt noch immer modern. A prima vista mag es als sonderlich empfunden werden, wenn in einem lebenslagen- und figurationstheoretischen Zusammenhang, der darauf abzielt, die dichotomische Gegenüberstellung von individueller Handlungs- und gesellschaftlicher Strukturebene zu überwinden, auf ein Konzept zurückgegriffen wird, das mit neuerlichen Dichotomien arbeitet. Doch diese Gegensätzlichkeiten sind zuvorderst analytische Konstruktionen und damit heuristische Mittel. In der Tönnies'schen Nomenklatur sind Gemeinschaft und Gesellschaft bzw. Wesenwille und Kürwille in der „reinen" Soziologie sich gegenseitig ausschließende gedankliche Konstruktionen, in der „angewandten" Soziologie hingegen sind dieselben Begriffe dialektisch entgegengesetzt, aber dennoch fortschreitend und ineinander übergehend. Wir haben es also mit einer idealtypischen Trennung zu tun. D.h. zum einen, dass der Kürwille in der Gemeinschaft bereits latent vorhanden ist und dass sich zum anderen auch innerhalb der Gesellschaft Gemeinschaften finden.[46]

Dieses analytisch dichotome Doppel von Gemeinschaft/Gesellschaft und Wesenwille/Kürwille lässt sich über einen feld- und habitustheoretischen Zugang in die Lebenslagenforschung rückbinden. Konvertiert man Tönnies Erkenntnisse in die Terminologie der Bourdieu'schen Kulturtheorie, so stellen sich die den Willen konstituierenden Eigenheiten als habituelle Dispositionen dar. Die einzelnen Willensmodi gehen gewissermaßen in Bourdieus Kohärenzthese auf, nach der die Habitusformen innerhalb einer Klasse als homogen erscheinen und die „Praktiken unmittelbar und vorhersehbar sind und daher als evident und selbstverständlich wahrgenommen werden (...)" (Bourdieu 1987b, S. 108).

Die Bourdieu'sche Kategorientrias von Struktur – Habitus – Praxis findet ihre Entsprechung in dem von Tönnies entwickelten Zusammenhang von Ge-

---

[46] Letzteres ist in der neueren soziologischen Diskussion vor allem unter dem Stichwort des Kommunitarismus neu behandelt worden, ohne jedoch dabei auf die grundlegenden Explikationen von Tönnies zurückzugreifen.

meinschaft/Gesellschaft – Wesenwille/Kürwille – Tätigkeit/Tausch. Für beide besteht das Soziale im kollektiv Mentalen. Habitus und Wille sind die handlungsleitenden Kräfte. So wie Tönnies von dem Gedanken geleitet ist, dass die einzelnen Sozialformationen (Familie, Verwandtschaft, Kirche, Dorf und Stadt in der Gemeinschaft sowie Metropolen, Nationen, Handel, Industrie und Wissenschaft in der Gesellschaft) aus den verschiedenen Willensstufungen hervorgehen, geht Bourdieu (1992, S. 32) davon aus, dass die Analyse der objektiven Strukturen der verschiedenen sozialen Felder nicht von der Analyse der Entwicklung mentaler Strukturen zu trennen ist. Als *genetischer Strukturalist* versteht Bourdieu (1983b, S. 40) den Habitus „als System der organischen oder mentalen Dispositionen", Tönnies sieht den Willen als eine sich in verschiedenen Modi entwickelnde anthropologische Konstante. So wie der Wille von Tönnies sowohl in seiner individuellen als auch in seiner kollektiven Form vorgestellt wurde, wird auch der Habitus in Bourdieus Modell sowohl beim einzelnen Akteur mental verankert, als auch gleichzeitig als kollektives Deutungssystem (Klassenhabitus) verstanden.

Auch wenn Bourdieu ein (nur) auf den ersten Blick utilitaristisches Theoriekonzept modelliert hat, nach dem die gesellschaftlichen Akteure auf einem riesigen sozialen Markt unter Einbringung ihrer jeweiligen Kapitalien um die bevorzugten sozialen Positionen in den verschiedenen Feldern konkurrieren, so ist der von ihm verwandte Interessenbegriff doch tief greifender. In ihm schwingt nicht nur ein vordergründig rationales und kalkuliertes Bestreben der einzelnen Akteure, sondern ein zielgerichtetes Handeln, das von Bourdieu (1998a, S. 144) auf ein „ontologisches Einverständnis" zwischen Habitus und Feld zurückgeführt wird. Dieses Einverständnis wird von Bourdieu durch den Begriff der *illusio* erfasst, womit er (Bourdieu 1998a, S. 141) jenes „Produkt eines Verhältnisses der ontologischen Übereinstimmung zwischen den mentalen Strukturen und den objektiven Strukturen des sozialen Raums" bezeichnet. Eine solche als selbstverständlich erfahrene Übereinkunft – der habituell gefestigte „praktische Glaube" – liefert Sinnmuster und erzeugt Handlungsstrategien. Der Sinn ist das Ergebnis der Spielerfahrung im Spielraum. Als solcher sorgt er dafür, dass das Geschehen im Spielraum „für die Spieler subjektiven Sinn, d.h. Bedeutung und Daseinsgrund, aber auch Richtung, Orientierung, Zukunft bekommt." (Bourdieu 1987b, S. 122) Damit werden auf einer hintergründig wirkenden Überzeugung Klassifikationen und Evaluationen vorgenommen und in die allgemeine *Doxa* integriert und Handlungsteleologien erzeugt, die ihren Ausdruck in bewussten und unbewussten Handlungsstrategien finden und festlegen, „was die Akteure wie selbstverständlich *wollen, wollen können, wollen müssen.*" (Reckwitz 2000, S. 337, eigene Hervorhebung)

2.4.2 Rahmung und Habitualisierung

Wie jedoch werden diese hintergründigen Deutungsmuster figurationsspezifisch aktualisiert? Eine Antwort darauf gewährt uns Erving Goffman, der sich in seinem Werk über die „Rahmen-Analyse" mit der „Organisation von Alltagserfahrungen" beschäftigt. Dabei geht es ihm nicht um die Analyse sozialstruktureller Rahmungen, sondern vor allem „um die Struktur der Erfahrung, die die Menschen in jedem Augenblick ihres sozialen Lebens haben." (Goffman 1977, S. 22) Mit der Rahmenanalyse versucht Goffman aufzuzeigen, wie die Menschen sich in ihren alltäglichen Situationen zurechtfinden, wie sie Wirklichkeitsbereiche voneinander abgrenzen und mit Sinn versehen. Er konzentriert sich vorrangig auf die Struktur der persönlichen Erfahrung, die er jedoch stets im Kontext ihrer Rahmen (frames) und Rahmungen (framing) analysiert. Denn die sind es, die den sozialen Interaktionen ihren Sinn verleihen: die *Rahmen* als vorgegebene Strukturen des sozialen Sinns und die *Rahmungen* als sinnaktualisierende Praxis.

Rahmen sind jene „Organisationsprinzipien", nach denen Menschen eine Situation definieren, ohne dass sie jedoch diese Definition auch selber schaffen (vgl. Goffman 1977, S. 9, 19). Denn die Akteure sind bei ihrem Handeln „Grundregeln restriktiver oder ermöglichender Art unterworfen", sodass sie sich in ihrem Handeln „sozialer Gepflogenheiten oder Praktiken, d.h. strukturierter Anpassungen an die Regeln (bedienen)." (Goffman 2000, S. 10f.) Deshalb ist es notwendig, „to uncover the principled ways in which such personal histories are given place, and the framework of normative understandings this implies; which of course bring us back to patterns and structures." (Goffman 1981, S. 62)

Gewissermaßen in Abänderung der berühmten Frage von Simmel (1983d, S. 21) „Wie ist Gesellschaft möglich?" geht es Goffman (1977, S. 16) um die Klärung der Frage „Was geht hier eigentlich vor?" Und zur Beantwortung dieser Frage versucht er, die grundlegenden Rahmen herauszuarbeiten, die für das Verstehen und für die Deutung von sozialen Situationen zur Verfügung stehen. Ausgangspunkt seiner Überlegungen ist der *primäre Rahmen*, ein System von Deutungs- und Interpretationsschemata, durch welches „sonst sinnlose Aspekt(e) der Szene zu etwas Sinnvollem" gemacht werden (Goffman 1977, S. 31). Der primäre Rahmen stellt ein ursprüngliches und untransformiertes Deutungsmuster dar, das ein *Verstehen* der Situation anhand hintergründiger Schemata erlaubt. Die Rahmen sind, wie Soeffner (1989, S. 143) präzisiert,

„Darstellungsformen, mit deren Hilfe die Gesellschaftsmitglieder sich gegenseitig anzeigen, in welchen erkennbaren, weil typisierbaren Handlungszusammenhängen sie sich gemeinsam mit ihren jeweiligen Interaktionspartnern zu befinden glauben."

Mit dieser Lesart steht Goffman dem Symbolischen Interaktionismus tatsächlich nahe, insofern er dem einzelnen Akteur in der Handlungssituation die Zuschreibung von Bedeutungen zuweist. Gleichsam versteht er den Rahmen aber auch als kollektiven Bedeutungsrahmen, der nicht in jeder Situation neu geschaffen wird. Damit steht er der Vorstellung Bourdieus (1987a, S. 730) von einem „gemeinsamen Stamm von grundlegenden Wahrnehmungsmustern" als Vehikel des Aufbaus einer gemeinsamen sinnhaften Welt *(sensus communis)* auf der einen Seite durchaus nahe (vgl. auch Giddens 1997, S. 141). Auf der anderen Seite geht er aber auch deutlich darüber hinaus, wenn er von einer Vielzahl von Interaktionsrahmen ausgeht. Demnach aktualisieren die Handelnden in der jeweiligen Situation die jeweils passenden Rahmenkomponenten und zeigen sich durch symbolische Zeichen und Markierungen an, welches „Rahmungswissen" aktiviert werden soll.[47] Aber über soziale Symbole und materielle Zeichen werden Rahmen nicht nur aktiviert, sondern gleichsam „öffentlich" gemacht, sodass sich die beteiligten Akteure durch wechselseitige Dechiffrierungssignale bewusst oder auch unbewusst zu verstehen geben können, welcher Rahmen in welcher Situation adäquaterweise abgerufen und aktualisiert werden kann. Auf diese Weise wird „eine bestimmte Deutung der Situation effektiv projiziert und tatsächlich ein Einverständnis geschaffen." (Goffman 1996a, S. 19) Insofern werden durch gemeinsame Interpretationsmuster hervorgerufene Handlungen präsentiert, die von den jeweiligen Akteuren als sinnhaft verstanden werden, wenngleich auch die Gefahr der Täuschungen und Modulationen (Goffman 1977) virulent bleibt.

Goffman differenziert zwischen den *kollektiven Bedeutungsrahmen* und den *subjektiven Sinnzuschreibungen*, sodass man davon sprechen kann, dass die jeweiligen Akteure zwar nicht den Bedeutungsrahmen produzieren, aber das Geschehen in einen solchen einrücken (vgl. Reckwitz 2000, S. 419). Damit stellt der *Rahmen (frame)* die vorgegebenen Strukturen, „die sich durch relative

---

[47] Das „Rahmungswissen" definiert Soeffner (1989, S. 144) als „das Verfügungswissen über Interpretationsanweisungen zu denjenigen Anzeigehandlungen und Zeichen, mit deren Hilfe andere Zeichen zu einer in sich stimmigen Deutungseinheit zusammengebunden werden sollen. Vor allem aber ist es ein Wissen darum, daß ohne die Beigabe von Deutungshinweisen oder -vorschriften konkrete, situativ für alle Beteiligten gültige Bedeutungszuschreibungen zu Handlungen oder Äußerungen nicht möglich sind."

Objektivität, Autonomie und Immunität gegenüber der faktischen (Inter-)Aktion auszeichnen", während die *Rahmung (framing)*, als „die erlebende und handelnde Umsetzung von Sinn und der Sinn für Sinn, aus Goffmans Sicht als kontingent, subjektiv anforderungsreich und (...) offen und anfällig (erscheint)" (Willems 1997b, S. 90). Insofern sind Rahmen nicht nur eine Sache des Bewusstseins, sondern sie entsprechen „der Organisationsweise einer Seite der Vorgänge selbst." Die durch den Rahmen „im Sinne bestimmter Regeln gedeuteten Vorgänge (rufen) die passenden Handlungen beim Deutenden hervor (...)" (Goffman 1977, S. 274).

Das Rahmenwissen hat also sowohl eine Rezeptions- als auch eine Produktions-Seite (Reckwitz 2000, S. 419). Durch diese *doppelte Rahmung* (Willems 1997a, S. 54) des Interaktionsprozesses weist das Rahmenkonzept eine gewisse Nähe zu Bourdieus Habituskonzept auf. Erst jüngst hat Willems gezeigt, dass Goffmans Analysen der Interaktionsordnung eine Habitustheorie als Komplement der Rahmentheorie implizieren. So geht Goffman davon aus, „(...) that *as an order of activity, the interaction one* (...) is in fact orderly, and that this orderliness is predicated on a large base of shared cognitive presuppositions, if not normative ones, and self-sustained restraints." Schon zuvor hob er hervor, dass „emotion, mood, cognition, bodily orientation, and muscular effort are intrinsically involved, introducing an inevitable psychobiological element." (Goffman 1983, S. 5, 3) Bereits in seinen frühen Studien hat Goffman gezeigt, wie z.B. Rollendistanzierungen als „habituelle Inszenierungen" zu verstehen sind und zusammen mit den Rollendarstellungsstilen als „Formen von praktischem Sinn, die durch kognitive und dramaturgische Fein- und Komplexunterscheidungen (rahmen-)praxistypische Probleme lösen, (...) eine strukturelle und funktionale Einheit (bilden)." (Willems 1997a, S. 201)

Sowohl Bourdieu als auch Goffman gehen von klassen- bzw. gruppenspezifischen Deutungsschemata aus, die auf die soziale Praxis (Bourdieu) bzw. auf die unmittelbaren Interaktionen (Goffman) wirken. Beide verstehen die Akteure als Sinnträger, aber sie konzentrieren sich auf ganz unterschiedliche Beobachtungsareale. Goffman widmet seine Aufmerksamkeit zuvorderst der Interaktionsebene, Bourdieu wirft seinen Blick stärker auf die routinisierten und sich symbolisch dokumentierenden kulturellen Praktiken und sozialen Klassifikationssysteme. Aber beide gehen von der Annahme gemeinsamer Deutungs- und Sinnstrukturen aus. Goffman (1983, S. 6) ist davon überzeugt, „that ground rules inform the interaction order and allow for a traffic of use". Und Bourdieu ist in seiner „Theorie der Praxis" von der Annahme geleitet, dass „der Habitus eine objektive Grundlage regelmäßiger Verhaltensweisen (bildet)", wenngleich er einschränkt, dass „die vom Habitus erzeugten Verhaltensweisen auch nicht die bestechende Regelmäßigkeit des von einem normativen Prinzip geleiteten Verhaltens aus(weisen)" und der „Habitus (...) aufs engste mit dem Unscharfen und Verschwommenen verbunden (ist)." (Bourdieu 1992, S. 100f.)

Ist es bei Bourdieu der *Habitus*, der eine „Grammatik" der Wahrnehmung, Deutung und des Handelns entwirft, so ist es bei Goffman der *Rahmen*, der die passenden Handlungen hervorruft. Dabei macht er aber deutlich, dass „social structures don't »determine« culturally standard displays, merely help select from the available repertoire of them." (Goffman 1983, S. 11) Beide gehen also von einer untergründig wirkenden Strukturiertheit der Wahrnehmung und Deutung aus und stehen damit in der gemeinsamen Tradition Durkheims, wenn sie die Objektivität und Zwanghaftigkeit symbolischer Ordnungen betonen, aber sie stellen andererseits auch „(Kontingenz-)*Spielräume* heraus, in denen kompetente, bedürftige und (eigen-)interessierte Subjekte agieren." (Willems 1997a, S. 217)

Goffmans (1983, S. 11) Vorstellung von einer „nonexclusive linkage – a »loose coupling« – between interactional practices and social structures" und seine klare Absage an jene Vorstellung, „that forms of interaction can't themselves be responsible to the institutional setting in which they occur", findet seine Entsprechung in dem von Bourdieu explizierten Zusammenhang von Struktur, Habitus und Praxis. Das handlungsleitende Motiv der Akteure ist bei beiden ein Streben nach Distinktion:

Für Bourdieu ist die Gesellschaft ein mehrdimensionales Kräftefeld, ein Ensemble von Kräfteverhältnissen, in welchem die konkurrierenden Akteure um ihre sozialen Positionen, um Ressourcen, Macht und Kapital ringen, sodass sich anhand des Umfanges und der Verteilungsstruktur der einzelnen Kapitalien die relative Stellung der Akteure oder Gruppen bestimmen und sich ihre Positionen verorten lassen. Dabei kommt er sodann zu der Feststellung, dass „von allen Unterscheidungen diejenigen das größte Prestige (besitzen), die am deutlichsten die Stellung in der Sozialstruktur symbolisieren, wie etwa Kleidung, Sprache oder Akzent und vor allem die Manieren, Geschmack und Bildung." (Bourdieu 1983b, S. 60) Damit tritt zu dem ökonomischen Klassenkonflikt nunmehr auch ein *symbolischer Klassenkonflikt* hinzu, insofern nicht nur um die Verteilung von Gütern und um den Zugang zu Ressourcen, sondern auch um die distinktiven Formen der Lebensstile gerungen wird.

Distinktionen sind auch Gegenstand der Goffman'schen Analyse. Er versteht den einzelnen Akteur als inszenierenden Selbstdarsteller.

"Jeder Mensch lebt in einer Welt sozialer Begegnungen, die ihn in direkten oder indirekten Kontakt mit anderen Leuten bringt. Bei jedem dieser Kontakte versucht er, eine bestimmte *Strategie* im Verhalten zu verfolgen, ein Muster verbaler oder nichtverbaler Handlungen, die seine Beurteilung der Situation und dadurch seine Einschätzung der Teilnehmer, besonders seiner selbst ausdrückt." (Goffman 1994, S. 10)

Er analysiert jene Strategien der Menschen, die diese einsetzen, um ein bestimmtes Gesicht zu wahren oder einen bestimmten Eindruck zu vermitteln. Die Regeln, nach denen sich die Menschen darstellen und gegenseitig anzeigen, wer sie sind bzw. was sie nicht sind, werden von Goffman (1983) unter dem Begriff der *Interaktionsordnung* geführt. Die führt er uns meisterhaft in seinem wohl bekanntesten Buch *The presentation of self in everyday life* (Goffman 1996a) vor Augen, in dem er das soziale Handeln als ein theatralisches Rollenspiel betrachtet und einer dramaturgischen Analyse unterzieht. Mit der Selbstdarstellung im Alltag zeigt er in den Worten Bourdieus (1983c, S. 113) „the whole set of strategies with which social subjects strive to construct their *identity*, to shape their social image, in a word, to produce a *show*. He regarded social subjects as actors who put on a performance and who, through a more or less sustained *mis en scène*, endeavor to show themselves off in the best light." Damit stellt Goffmans dramaturgischer Ansatz eine geistige Vorlage für Bourdieus Distinktionstheorie. Beide sehen die soziale Wirklichkeit immer auch als Bühne für strategische Distinktionen.

2.4.3 Generationen und Habitus

Um das dialektische Verhältnis der figurativen Felder und habituellen Dispositionen älterer Menschen zu entschlüsseln, lohnt ein Blick auf die die sozio- und psychogenetisch strukturierte Entstehungsgeschichte des Habitus. Dieser soll im Folgenden mit einem Rückgriff auf das von Karl Mannheim entwickelte Generationenkonzept vorgenommen werden.

Der Gedanke, dass Gesellschaft immer auch ein Generationengefüge darstellt, das einer steten Aufeinanderfolge von Generationen – Riley et al. (1972, S. 8, 1988, S. 255ff.) verwenden dafür den Ausdruck „Kohortenfluss" (cohortflow) – unterworfen ist, wurde schon früh von Auguste Comte, Gustav Rümelin und Wilhelm Dilthey vorgebracht. Dilthey (1924, S. 30f.) versteht unter Generation einen Zeitraum von etwa 30 Jahren, den er als ein *Verhältnis der Gleichzeitigkeit von Individuen* fasst. Mit der Unterscheidung zwischen der „herrschenden Generation", die der Gesellschaft ihre prägende Kraft verleiht, und der sich in dem von ihr geprägten „Klima" erwachsenden neuen Generation, die sich des „angesammelten geistigen Gehaltes bemächtigt" und darauf aufbauend neue Ideen entfaltet, wird Generation zum einem dynamisch-relationalen Begriff.

Hier wird der vergesellschaftende Charakter der Generation bereits angedeutet, wie er später von Mannheim paradigmatisch herausgearbeitet wurde. Der wendet sich zwar gegen die „mystische Zahlenarithmetik", betont jedoch die von Dilthey neu eingebrachten Gedanken, insofern die quantitativ messbare Zeit nun auch qualitativ erfassbar wird, „das Problem der *Gleichzeitigkeit* hier einen tieferen als den bloß chronologischen Sinn" erhält und der Abstand zwischen den Generationen zu einer „innerlich nacherlebbaren Zeit, Generationsgleichheit zu einem innerlichen Identisch-Bestimmtsein" wird (Mannheim 1964, S. 516f.).

Mannheim verlieh dem Generationenbegriff nicht nur eine konzeptionelle Rahmung, er führte den Begriff auch in die Kultursoziologie ein, insofern durch diesen der „Werte- und Kulturwandel im Erfahrungsraum der Gesellschaftsmitglieder erfahrbar ist" (Matthes 1985, S. 364). Der schon in Diltheys Generationenverständnis anklingende Gedanke des sozialen Wandels erfährt durch die Mannheims Generationenkonzept inhärenten strukturalen und prozessualen Dimensionen eine explizite Prononcierung.

In struktureller Analogie zum Begriff der *Klassenlage* ist auch die Generation für Mannheim zuvorderst eine soziale Kategorie. Das uns von Mannheim zur Hand gegebene begriffliche Instrumentarium entfaltet sich über die Begriffskette von *Generationslagerung, Generationszusammenhang* und *Generationseinheiten*. Klassen und Generationen definieren sich zunächst einmal über eine „verwandte Lagerung im sozialen Raume." Ist die Klassenlage im Mannheim'schen Verständnis im Wesentlichen über die ökonomischen Strukturen bestimmt, so ist für die Generationslagerung der „biologische Rhythmus im menschlichen Dasein" das entscheidende Kriterium.

> „Die Generationslagerung ist fundiert durch das Vorhandensein des biologischen Rhythmus im menschlichen Dasein: durch die Fakta des Lebens und des Todes, durch das Faktum der begrenzten Lebensdauer und durch das Faktum des Alterns. Durch die Zugehörigkeit zu einer Generation, zu ein und demselben »Geburtenjahrgange« ist man im historischen Strome des gesellschaftlichen Lebens." (Mannheim 1964, S. 527)

Generationslage heißt damit zunächst einmal nichts anderes als die bloße Zugehörigkeit zu einander verwandten Geburtsjahrgängen. Damit freilich werden bereits erste Positionierungen vorgenommen, wenn „Individuen auf einen bestimmten Spielraum möglichen Geschehens" eingeengt werden. Eine Lagerung – sowohl in einer Generation als auch in einer Klasse – bedeutet zugleich auch immer eine Beschränkung der individuellen Möglichkeiten und damit eine

Einengung des Handlungs- und Wahrnehmungsspielraumes. Damit steckt sie gewissermaßen die Grenzen eines kollektiven Handlungsraumes ab. Der jedoch gewinnt zunehmend dann an Bedeutung, wenn nicht der alleinige Umstand eines gemeinsamen Geburtzeitraumes diesen bestimmt, sondern die Möglichkeit, an den gleichen sozialen Ereignissen (wie z.b. Krieg, Wirtschaftskrise, Wohlstand, Wandel des politischen Systems usw.) zu partizipieren, sodass dadurch potenziell ähnliche Orientierungs- und Handlungsmuster geschaffen werden. Diese potenzielle Partizipation an gemeinsam verbindenden Ereignissen und Erlebnisgehalten umreißt Mannheim (1964, S. 536) mit dem Begriff der *Erlebnisschichtung* und verweist damit in der ihm eigenen Terminologie auf die generativ-kulturelle Rahmung eines Prozesses, den man heute gemeinhin mit Sozialisation umschreiben würde.

Die Generationslagerung enthält jedoch lediglich das Partizipationspotenzial. Erst eine tatsächliche Teilhabe an den sozialen und geistigen Strömungen erzeugt indes eine konkrete Verbundenheit der Individuen in der entsprechenden Generationslagerung und stiftet somit einen *Generationszusammenhang*. Diese Verbundenheit leitet Mannheim (1964, S. 542) aus der „Partizipation an den gemeinsamen Schicksalen dieser historisch-sozialen Einheit" ab. Weil aber nicht alle Vertreter einer Generation die gemeinsamen Erfahrungen auch gleichermaßen wahrnehmen und deuten, sondern recht heterogene Interpretationsschemata entwickeln, führt Mannheim mit den *Generationseinheiten* eine weitere Differenzierung in sein Konzept ein. Die einheitsstiftenden Momente liegen weniger in den erfahrenen kulturellen Inhalten, als vielmehr in den interaktiv in konkreten Gruppen formierten „Grundintentionen".

> „Während verwandte *Generationslagerung* nur etwas Potenzielles ist, konstituiert sich ein Generationszusammenhang durch eine Partizipation der derselben Generationslagerung angehörenden Individuen am gemeinsamen Schicksal und an den dazugehörenden, irgendwie zusammenhängenden Gehalten. Innerhalb dieser Schicksalsgemeinschaft können dann die besonderen *Generationseinheiten* entstehen. Diese sind dadurch charakterisiert, daß sie nicht nur eine lose Partizipation verschiedener Individuen am gemeinsam erlebten, aber verschieden sich gebenden Ereigniszusammenhang bedeuten, sondern daß sie ein einheitliches Reagieren, ein im verwandten Sinne geformtes Mitschwingen und Gestalten der gerade insofern verbundenen Individuen einer bestimmten Generationslagerung bedeuten." (Mannheim 1964, S. 547)

Der *synchron-strukturalen Ebene* des Mannheim'schen Generationenkonzeptes mit den Dimensionen von Altersgleichheit, Generationslagerung, Generationszusammenhang und Generationseinheiten bzw. konkreten Gruppen stehen auf der *diachron-prozessualen Ebene* die Dimensionen der biologischen Fundierung, der strukturellen Momente, der Erlebnisschichtung und der sozialen Prägung gegenüber (vgl. Fogt 1982). Die biologische Rhythmik des Menschen, „das Faktum des Lebens und Sterbens, die begrenzte Lebensdauer und die mit dem Altern gegebenen körperlich-geistig-seelischen Wandlungen" stellen lediglich das Fundament des Generationenphänomens dar. Doch „*[d]urch etwas fundiert sein, bedeutet aber noch nicht, aus ihm ableitbar, in ihm enthalten sein.*" (Mannheim 1964, S. 727)

Auch wenn Altern ein durchgehender biologischer Prozess ist, so fällt ihm dadurch nicht automatisch soziologische Relevanz zu. Damit ist implizit auf ein soziologisches Axiom verwiesen, das sich aus Durkheims „Regeln der soziologischen Methode" herleitet, dass nämlich Soziales nur sozial zu erklären ist.

Ganz soziologisch spürt Mannheim dann auch die mit dem Generationenphänomen verbundenen „strukturellen Momente" („Neueinsetzen neuer Kulturträger", „Abgang der früheren Kulturträger", zeitlich begrenzte Partizipation am Generationszusammenhang, stetes Tradieren akkumulierter Kulturgüter, „Kontinuierlichkeit des Generationswechsels") auf. Weil nachfolgende Generationen einen „neuen Zugang" zu den akkumulierten Kulturgütern gewinnen, bildet sich Kultur durch das Auftreten neuer Generationen gleichsam fort. In ihnen vollzieht sich die gewandelte Einstellung, insofern „historisch früher Angeeignetes für diese nicht mehr von derselben Relevanz ist." (ebd., S. 531) Mit dem Auftreten einer neuen Generation ist gleichsam der *stete Abgang früherer Kulturträger* verbunden. „Das Absterben früherer Generationen dient im sozialen Geschehen dem nötigen Vergessen. Für das Weiterleben unserer Gesellschaft ist gesellschaftliche Erinnerung genauso nötig, wie das Vergessen und die neueinsetzende Tat." (ebd., S 532) Dieser wechselseitige Prozess des Zu- und Abgangs akkumulierter Kulturgüter steht für die Transformation der Generationen. Er fußt auf einem „demographischen Metabolimus", wie Ryder (1965, S. 843f.) den durch ständige Geburten und Todesfälle bedingten Prozess der personellen Ersetzung bezeichnet, und durch den mit jeder neuen Generation alte Kulturgüter verschüttet und neue geschaffen werden.

Die Generationsträger partizipieren an einem „zeitlich umgrenzten Abschnitt des Geschichtsprozesses" und nehmen in diesem Rahmen am kollektiven Geschehen teil.

„Nicht das Faktum der in derselben chronologischen Zeit erfolgten Geburt, des zur selben Zeit Jung-, Erwachsen-, Altgewordenseins, konstituiert die gemeinsame Lagerung im sozialen Raume, sondern erst die daraus entstehende Möglichkeit an denselben Ereignissen, Lebensgehalten usw. zu partizipieren und noch mehr, von derselben Art der Bewusstseinsschichtung aus dies zu tun." (Mannheim 1864, S. 536)

In dem Prozess der Bewusstseinsschichtung verbinden sich Struktur- und Individualebene. Die älteren und jüngeren Generationen nehmen zwar gemeinsam am historischen Geschehen teil, entwickeln aber aufgrund ihrer „anders gearteten Lebensschichtung" unterschiedliche Bewusstseinsstrukturen.

„Alt ist man primär dadurch, daß man in einem spezifischen, selbsterworbenen, präformierenden Erfahrungszusammenhang lebt, wodurch jede neue mögliche Erfahrung ihre Gestalt und ihren Ort bis zu einem gewissen Grade im vorhinein zugeteilt erhält, wogegen im neuen Leben die formierenden Kräfte sich erst bilden und die Grundintentionen die prägende Gewalt neuer Situationen noch in sich zu verarbeiten mögen." (ebd., S. 534)

Mannheims Generationenkonzept erfährt an dieser Stelle mit der „Prägungshypothese" ein sozialisationstheoretisches Axiom. Er verweist auf die bedeutsamen „ersten Eindrücke" der prägenden frühen Jahre eines Menschen mit ihrer Tendenz, „sich als *natürliches Weltbild* festzusetzen" (ebd., S. 536). Die „Lebenshaltungen, Gefühlsgehalte, Einstellungen", in die die Menschen hineingeboren werden und die dann zunächst „unbewußt, ungewollt vererbt, übertragen (werden)" (ebd., S. 538), stellen diese „erste Erlebnisschicht" dar, die in heutiger Terminologie wohl mit primärer Sozialisation zu fassen wäre. Sie stellt jenen Fonds dar, „der in der ersten Jugendzeit durch »Milieueinwirkung« einfach einsickert" und „oft die historisch älteste Schicht im Bewußtsein (ist), die als solche die Tendenz hat, sich als natürliches Weltbild festzulegen und zu stabilisieren" (ebd.). Die „Prädominanz der ersten Eindrücke" wirkt im gesamten Lebensverlauf, selbst dann, wenn nachfolgend das in der frühen Jugend rezipierte „natürliche Weltbild" modifiziert, reflexiv in Frage gestellt[48] oder abgelehnt wird. „Denn auch in der Negation orientiert man sich grundlegend am Negierten und läßt sich ungewollt durch es bestimmen." (ebd., S. 537)

Wenngleich Mannheim (ebd., S. 517ff.) den bei Pinder (1961) angelegten und später von Bloch (1985) philosophisch ausformulierten Gedanken der „Ungleichzeitigkeit des Gleichzeitigen" aufnimmt, so geschieht das nur, um den inneren Zusammenhang einer Generation herauszustellen, er versagt es sich jedoch, diesen Gedanken weiter auszuarbeiten, wie es für ein Verständnis der generationalen Verhältnisse erforderlich wäre (vgl. Matthes 1985, S. 368f.). Mannheims Anliegen war es, Generationen und sozialen Wandel in Beziehung zu setzen, die Generationendynamik herauszuarbeiten und nicht etwa Generationen als sozial-kulturelle Ordnungsmuster von Lebensalter oder Alterungsprozessen zu präzisieren. So verwundert es auch nicht, wenn er immer wieder

---

[48] Ein reflexives In-Frage-Stellen der Bewusstseinsgehalte sieht Mannheim (1964, S. 539) in Anlehnung an Spranger (1957) erst am Ende der zweiten Lebensdekade.

gänzlich unpräzise von „den Alten", „der Jugend", der „alten" oder „älteren Generation", der „neuen Generation" oder von „Zwischengenerationen" spricht. Der von Mannheim explizierte Zusammenhang von Generationenfolge und sozialem Wandel wird von Buchhofer et al. aufgegriffen. Dabei modifizieren sie Mannheims Konzept durch einen Kategorientausch, indem sie die Kategorie der „kulturellen Inhalte" durch die Kategorie der „Information" ersetzen. Information wird dabei als die „Menge von Kenntnissen und Fähigkeiten" definiert, um situationsadäquat handeln zu können, „wobei sich Information ganz allgemein auf die materiellen Wert-, Norm- und Symbol-Dimensionen der Gesamtkultur beziehen soll." (Buchhofer et al. 1970, S. 304) Sie gehen davon aus, dass unter dem Einfluss des sozialen Wandels das spezifische Kulturgut der Informationen in immer kürzeren Abständen veraltet und die Vermittlung von relevanten Informationen der Älteren an die Jüngeren zunehmend schwieriger wird. Dass die „ältere Generation durch eine in der Lebenserfahrung erworbene Elastizität in bestimmten Sphären" durchaus umstellungsfähig ist, hatte schon Mannheim (1964, S. 541) erkannt, doch das bei ihm nur im Hintergrund wirkende Verhältnis von Generation und Sozialisation stößt hier an die Oberfläche, wenn es heißt, dass „die veränderte Orientierung jüngerer Generationen Ältere zu relativer Anpassung an Neuerungen bewegen kann" (Buchhofer et al. 1970, S. 310). Noch stärker stellt sich dieser Zusammenhang in der These dar, dass in modernen Gesellschaften mit steigendem Lebensalter der Sozialisationseinfluss der Älteren auf die Jüngeren abnimmt, während umgekehrt der Einfluss der jüngeren Generation auf die ältere verstärkt wird (vgl. ebd., S. 311). Eine Reihe von Wissensinhalten, die in der Jugend der heute älteren Generation Gültigkeit beanspruchen durften, sind im Laufe der Jahre veraltet, längst überholt oder falsifiziert. Sie mussten entweder modifiziert oder verworfen werden. Während alte Wissensinhalte obsolet und funktionslos wurden, traten neue Informationen auf. D.h., dass sich mit der zunehmenden Altersdifferenz auch der Unterschied gesellschaftsrelevanter Kenntnisse und Fähigkeiten zwischen den Generationen vergrößert. Und damit können aus den Altersunterschieden generative Konflikte erwachsen, sofern „aus diesen Differenzen Ansprüche abgeleitet werden, und diese Ansprüche mit Sanktionen verteidigt werden können" und „wenn eine Situation des Wettbewerbs gegeben ist; d.h. wenn Vertreter verschiedener Generationen um knappe Ressourcen (soziale Positionen, Anerkennung etc.) konkurrieren" (ebd., S. 319). Damit treten sie der von Tartler (1955, S. 328ff., 1961, S. 53ff.) und Schelsky (1957, S. 20) formulierten These der „Generationsnivellierung" entgegen, nach der sich die Erfahrungsunterschiede im sozialen Raum nahezu auflösen. Gleichwohl würden sie deren Auffassung teilen, nach der die Älteren nicht mehr über eine den Jüngeren gegenüber gewichtigere Erfahrung verfügen. Die von Mannheim entworfene Begriffsarchitektonik stellt sicherlich kein hinreichendes Instrumentarium für die Analyse heutiger Generationenverhältnisse dar, doch sind in ihr mit der synchron-strukturalen und der diachronprozessualen Ebene jene Dimensionen angelegt, die auch in der gegenwärtigen soziologischen Theoriebildung ihre Anerkennung und Berücksichtigung finden. Wenngleich nicht explizit auf Mannheim zurückgreifend, zeigt Bourdieus Habituskonzept – der z.Z. vielleicht prominenteste Versuch, die Interdependenzen zwischen sozialer Lage, Lebensstilen und habituellen Dispositionen in ihren Wirkungszusammenhängen zu begreifen –, eine geistige Verwandtschaft mit Mannheims Modell der *Bewusstseinsschichtung*. Die zeigt sich vor allem bei dem von Bourdieu (1979, S. 168, 1987a, S. 238f., 1987b, S. 116f.) als *Hysterisis-Effekt* bezeichneten Auseinanderfallen von Struktur und Habitus, „wo sich Dispositionen unerwünscht auswirken und Praktiken den vorliegenden Bedingungen objektiv unangepaßt, weil objektiv für überholte oder beseitigte Bedingungen passend sind" (Bourdieu 1987b, S. 117), wie es u.a. im Generationenkonflikt zum Ausdruck kommt.

Wenn im Weiteren modellhaft davon ausgegangen wird, dass bei Teilen der Älteren der unreflektierte und gewissermaßen Leib gewordene Habitus mit der Zeit träge und unflexibel geworden ist und die daraus generierten »Praxisstrategien« obsolet geworden sind, so vernachlässigt diese Sichtweise weder „die Plastizität und Adaptionsfähigkeit alternder Menschen" noch erscheinen ältere Menschen damit als „relativ unveränderbare Individuen", wie Martin (2000, S. 454) zu Unrecht unterstellt. Vielmehr beinhaltet die dynamische Konzeption des Habitus gerade die Wandlungsfähigkeit der menschlichen Wahrnehmung und Deutung, was jedoch gewisse „Nachhinkeffekte" (Elias 1987, S. 281ff.) bei Teilen der Bevölkerung nicht ausschließt. Dass derartige Ungleichzeitigkeiten auch in der Gegenwart durchaus präsent sind, dokumentiert sich sowohl in den empirischen Werte- als auch in den Generationenstudien. Unstrittig dürfte sein, dass sich im Rahmen des sozialen Wandels moderner Gesellschaften auch ein Wertewandel vollzieht, der sich u.a. im Rückgang von „Pflicht- und Akzeptanzwerten" sowie in einer Zunahme der „Selbstverwirklichungs- und Engagementwerte" (Klages) dokumentiert. Empirische Untersuchungen haben gezeigt, dass der „Wertewandel umso geringer wird, je älter die in der Untersuchung erfaßten Menschen waren" (Klages 1985, S. 42) und dass heute in Zeiten eines allgemein gestiegenen Toleranzniveaus für die zweite Lebenshälfte ein rückläufiges Toleranzverhalten (Ring 1993, S. 150) konstatiert wird.

Ohne an dieser Stelle ein Pro und Contra von „Sozialisationshypothese" (Inglehart 1977) vs. „Lebenszyklushypothese" (Klages) auszufechten, lassen sich durchaus empirische Nachweise dafür finden, dass sich die durch eine hohe Pflicht- und Akzeptanzbereitschaft charakterisierten „ordnungsliebenden Konventionalisten" vor allem bei älteren und niedrig gebildeten Menschen finden (Klages). Auch wenn in jüngeren Studien der Hinweis darauf zu finden ist, dass die „höheren Altersgruppen – welche historisch gerade als die Bewahrer von Traditionen gelten – tendenziell eher für »moderne« Wertorientierungen aufgeschlossen sind" (Duncker 1998, S. 114), so fehlt es nicht an Belegen dafür, dass im Zeitraum der späten 60er- und frühen 70er-Jahre die „Auffassungen der jungen und älteren Generation (...) weit auseinander(traten)" (Noelle-Neumann 1977, S. VIII). So zeigt z.B. Attias-Donfut (1998, S.193f.) in ihrer Untersuchung über das Generationenverhältnis im sozialen Wandel für Deutschland „eine regelrechte Kluft zwischen den Generationen, insbesondere zu den Ältesten; Wertekonflikte und starke Meinungsunterschiede in allen Bereichen; distanzierte und kritischere Beziehungen zu den Eltern". Die „zu beobachtende Kluft zwischen den Generationen, insbesondere zu älteren Generation", führt sie auf den Nationalsozialismus zurück, den die heute Älteren „erlebt haben, den sie symbolisieren und dessen Bewältigung schwer auf dem Generationenverhältnis lastet."

Die heute älteren Menschen erlebten in ihrer Kindheit noch eine wesentlich stärker ausgeprägte Klassengesellschaft, haben einen, möglicherweise auch beide Weltkriege durchlitten und waren in ihrer Kindheit Zeuge des Zerfalls der Weimarer Republik. Ihnen widerfuhren in der Jugend die Wirren und Irrungen des nationalsozialistischen Regimes. Manch einer von ihnen verbrachte seine Jugend als „Pimpf" in der „Hitler-Jugend" oder im „Bund Deutscher Mädel" (BDM). Die etwas Älteren lagen vielleicht an der Front im Schützengraben oder verschanzten sich daheim im Luftschutzkeller. Manch einer von ihnen saß womöglich als zunächst jugendbewegter „Wandervogel" einer verklärenden Gemeinschaftsvorstellung auf, die ihn geradewegs in die Blut- und Boden-Ideologie des Nationalsozialismus führte. Andere turnten im Arbeitersportverein, litten an dem verbrecherischen Regime und wurden schon früh als Dissidenten verfolgt. Doch so manch einer der heute älteren Menschen war in seiner Jugend – und vielleicht auch noch später – überzeugter Nationalsozialist, „williger Vollstrecker" (Goldhagen) oder „bereitwilliger Helfer", andere vielleicht ahnungslose Mitläufer und wiederum andere Verfolgte des barbarischen Regimes.

Sowohl die „Verführten" als auch die „Verfolgten" waren in ihren prägenden Jahren einer „stillen Pädagogik" (Bourdieu 1987b, S. 128) ausgesetzt, die ihnen in ihrer jeweiligen „Lagerung" (Mannheim) die Möglichkeit zur

Teilhabe an den sozialen und geistigen Strömungen der Zeit eröffnete und je nach „Erlebnisschichtung" und Grad der Verbundenheit „Generationszusammenhänge" oder „Generationseinheiten" erzeugte. Wohl die Mehrheit der heute älteren Menschen erlebte in ihren prägenden Jahren starre und rigide Wert- und Normvorstellungen, die sich in der Folge in habitualisierten Verhaltensmustern niederschlugen: Ein an bestimmten Feindbildern orientiertes Wahrnehmen der sozialen Umwelt, ein aufgrund erlebter Krisen entwickelter Sparzwang oder ein daraus resultierendes, ausgeprägtes Sicherheitsdenken, sich an Disziplin, Ordnung und Fleiß messende Tugenden, eine sich strikt an rigide christliche Werte orientierende Moral oder ein an Autoritäten gewohntes Obrigkeitsdenken (vgl. Schroeter, Prahl 1999, S. 119) sind häufig genannte Beispiele, die oftmals für eine vermeintlich apodiktische Weltsicht der Älteren ins Feld geführt werden. Doch es wäre einer genaueren Überprüfung wert, ob die erlebten Ereignisse und Ängste ebenso wie die vorgefundenen dominierenden Wert- und Normvorstellungen bei den Älteren eine stumme *doxische* Erfahrung hinterlassen haben, die mit der *Orthodoxie* der Gegenwartsgesellschaft, d.h. mit den offiziellen und herrschenden Interpretationsmodi moderner Gesellschaften nicht immer in Einklang zu bringen ist.

Der soziale und kulturelle Wandel hat traditionelle Wertigkeiten und Sozialformen nachhaltig erschüttert. Ehemals Identität stiftende Lebens- und Kulturformen sind ins Wanken geraten. Das ist auch für ältere Menschen in einer dynamischen Gesellschaft nicht zwangsläufig prekär, zumindest dann nicht, wenn sie sich aufgrund ihrer „in der Lebenserfahrung erworbene(n) Elastizität" (Mannheim 1964, S. 541) die Fähigkeit erhalten haben, sich umzustellen und erste Lebenseinstellungen aufzugeben. Der soziale Habitus ist „als Gebilde hart und widerstandsfähig, aber auch elastisch und sicher nicht unwandelbar. Er ist in der Tat immer im Fluß" (Elias 1987, S. 279). Und selbst die „Neigung zum Verharren in ihrem Sosein (...) kann Grundlage sowohl von Nichtanpassung wie von Anpassung, von Auflehnung wie von Resignation sein." (Bourdieu 1987b, S. 117)

Dass ältere Menschen nicht gezwungenermaßen inflexibel und konservativ sind, muss an dieser Stelle nicht pointiert hervorgehoben werden. Die moderne Gerontologie hat eine Fülle empirischer Belege vorgelegt, in denen die Lern- und Anpassungsfähigkeit der Älteren eindrucksvoll dokumentiert wurde (vgl. u.a. Becker et al. 2000, Lehr 1996). Wenn jedoch eine derartige durch die Integration neuer Erfahrungen bedingte „Restrukturierung" (Bourdieu 1979, S. 189) des habituellen Dispositionssystems nicht gelingt, droht der unreflektierte und gewissermaßen Leib gewordene Habitus mit der Zeit träge und unflexibel und die daraus generierten „Praxisstrategien" obsolet zu werden. Eine derart fehlerhafte Repräsentation stellt sich dann ein, wenn die Habitualisierungen als Routine und Tradition vollends ins Unbewusste abgesunken sind und die Handlungsstrategien entweder atavistisch, reflexionsfrei oder *allodox* geleitet sind. Eine derartige, von Bourdieu als „Hysteresis-Effekt des Habitus" umschriebene Figuration beschreibt das Auseinanderfallen von objektiven Strukturen und habituellem Dispositionssystem, bei dem „noch die Wahrnehmungs- und Bewertungskategorien appliziert werden, die einem früheren Stand der objektiven Chancen der Einschätzung entsprachen." (Bourdieu 1987a, S. 238) So mag man mit Bloch formulieren, dass nicht alle Menschen im selben Jetzt da sind, zwar äußerlich dadurch,

> „(...) daß sie heute zu sehen sind. Damit aber leben sie noch nicht mit den anderen zugleich. Sie tragen vielmehr Früheres mit, das mischt sich ein. (...) Ältere Zeiten als die heutigen wirken in älteren Schichten nach; leicht geht oder träumt es sich hier in ältere zurück." (Bloch 1985, S. 104)

Eine solche Figuration äußert sich u.a. im Generationenkonflikt, bei dem sich

> „(...) keineswegs Altersklassen gegenüber(stehen), die durch natürliche Eigenschaften voneinander getrennt wären, sondern Habitusformen, die verschieden entstanden sind, d.h. unter Existenzbedingungen, welche aufgrund verschiedener Definitionen des Unmöglichen, des Möglichen und des Wahrscheinlichen dafür sorgen, daß manche Leute Praktiken oder Bestrebungen als selbstverständlich oder sinnvoll erleben, die andere als undenkbar oder skandalös verübeln, und umgekehrt." (Bourdieu 1987b, S. 116f.)

Das, was Bourdieu als „Hysteresis-Effekt" und Bloch als „ungleichzeitigen Rückstand" bezeichnen, heißt bei Elias (1987, S. 281, 283) „Nachhinkeffekt" oder „Fossilisierung des sozialen Habitus." Damit umreißt er jene Konstellation, „wo die Dynamik ungeplanter Prozesse über eine bestimmte Stufe hinaus in der Richtung auf eine andere, ob eine nächsthöhere oder niedrigere, Stufe vorstößt, während die von dieser Verflechtung betroffenen Menschen in ihrer Persönlichkeitsstruktur, in ihrem sozialen Habitus auf einer früheren Stufe beharren." (ebd., S. 281) Wendet man diese „museale Bewahrung der herkömmlichen Wir-Identität in inselartigen Reservaten" auf die Generationenproblematik an, so zeigt sich, dass „vieles, was in den vergangenen Generationen geschah, was durch kontinuierliche Übermittlung im kollektiven Gedächtnis, im Wir-Bild der Gruppe weiterlebte, (...) seinen Sinn (verändert oder verliert), wenn die Identität der Gruppe und so auch ihr Wir-Bild sich ändern." (ebd., S. 283, 298) Konkret mag sich das darin äußern, wenn sich ansozialisierte und habitualisierte Einstellungen und Verhaltensmuster (Sicherheits- und Obrigkeitsdenken, traditionelle Tugenden usw.) der heute Älteren in einer sich wandelnden Gesellschaft kaum verändert haben und über die Zeit stabil geblieben sind und gerade deswegen zunehmend in Zweifel und Frage gestellt werden. Dann erweist sich der Habitus als nicht mehr passend und inadäquat. Das Festhalten an traditionellen Werten und Lebensformen wird als nicht mehr zeitgemäß abgelehnt und althergebrachtes Wissen für ungebräuchlich und obsolet erklärt. Die Lebenswelt älterer Menschen kann dann nur noch schwerlich nachempfunden werden. Die Generationen leben in verschiedenen Lebenswelten. Und es ist nur sehr begrenzt möglich, über Vermittlung und Tradierung einen Zugang zu vergangenen Zeiten herzustellen, denn die „Vorwelt ist *endgültig* abgeschlossen" (Schütz, Luckmann 1988, S. 120), ein direkter Zugang bleibt versperrt. Die Erfahrungen und Erlebnisse der älteren Generation bleiben für den jungen Menschen außerhalb der „Welt aktueller Reichweite."

Der Mensch kann immer nur einen Ausschnitt der Wirklichkeit betrachten. Er erlebt Situationen und lagert diese Erlebnisse als Erfahrungen ab. So schafft er sich einen Vorrat an subjektiven Welterfahrungen, die in neuen Situationen aktiviert und abgerufen werden. Sie dienen als Schema, mit dem Situationen definiert und bewältigt werden. Aber nur ein sehr kleiner Teil des menschlichen Wissens gründet sich auf persönlichen Erfahrungen. Der größere Teil des Wissensvorrates (Schütz, Luckmann) ist übertragen, angelesen, von Medien oder Personen vermittelt worden. Und auch dieses andere Wissen setzt der Wirklichkeit des Alltags einen Rahmen des Denkens und Handelns. Zwar lernt der Mensch, das ihm vermittelte gesellschaftlich objektivierte Wissen (z.B. über die ältere Generation) anzuwenden und die soziale Wirklichkeit mit Hilfe dieses Wissens zu interpretieren und vergangene Erfahrungen mit einer zukünftigen Handlung zu verbinden, um einen intersubjektiven Zugang zur Wirklichkeit zu finden, doch die prägende „erste Erlebnisschicht" (Mannheim) der Älteren kann nur ex post „nachempfunden" werden. Sie bleibt für den Interpreten der Gegenwart „Vorwelt" (Schütz, Luckmann) und damit weitgehend verschlossen.

Wenn sich nun die individuelle Biografie der Älteren mit den kollektiven Wahrnehmungs- und Deutungsmustern ihrer Generation verschränkt, so mag die Generation für den einzelnen Älteren die „Wir-Schicht"[49] darstellen, ein „historisch einzigartige(s) Verflechtungsgewebe (...), das Zugehörigkeitsgefühle erzeugt und in Emblemen, Schlüsselworten und Erzählungen zum Ausdruck kommt" (Bude 1997, S. 200), das aber für die nachfolgenden Generationen mit

---

49 Elias (1987, S. 245ff.) hat in seiner Abhandlung über die „Wandlungen der Wir-Ich-Balance" gezeigt, wie die „Ich-Wir-Identität" einen „integralen Bestandteil des sozialen Habitus eines Menschen (bildet) und (...) als solcher der Individualisierung zugänglich (ist)."

ihren eigenen „Erfahrungs- und Erinnerungsgemeinschaften"[50] nur bedingt nachvollziehbar ist. Bude vertritt die These, dass „Klasse" und „Nation" heute nicht mehr als „selbstverständliche Kollektivierungsgrößen" taugen und stellt dem mit der „Generation" eine andere Kategorie der sozialen Einbettung zur Seite. Für Bude (2000, S. 20) stellt die Generation „die Wir-Gruppe für den vereinzelten einzelnen dar, die ein Gefühl von Zugehörigkeit und einen Sinn für Verortung vermittelt." Zwar räumt er ein, dass in der gegenwärtigen pluralisierten Gesellschaft „regional oder national fixierte Generationsbildungen nicht mehr denkbar sind", doch lassen sich im kommunikativen Austausch gelegentlich generationale Selbstidentifikationen erzeugen, die jedoch „keine dauernde, sondern nur eine gelegentliche Orientierung" stiften und „mehr der momentanen Lebensgefühlsversicherung als der generellen Handlungsstrukturierung" dienen (Bude 2000, S. 32f.). Die gemeinsame Erlebnisschicht in den „prägenden Jahren" einer Generation bedeutet nun keineswegs, dass diese, gewissermaßen durch die Erinnerung konserviert, zum leitenden Deutungsmuster und Handlungsmotiv späterer Jahre wird. Eine solche Lesart hieße, sowohl Mannheim als auch Bourdieu misszuverstehen. Wohl aber stellt sich, wie Bude (2000, S. 33) in Anlehnung an Elias gezeigt hat, im kommunikativen Austausch und in „stiller Referenz auf ein »Stück gemeinsamen Lebens«" ein „spontanes »Wir-Gefühl« ohne nachhaltiges »Wir-Handeln« ein."

2.5 Figurative Felder als Handlungsrahmen

2.5.1 Von der Wechselwirkung zum Tausch

Der Tausch und das ihm zugrunde liegende Prinzip der Wechselwirkung gehören zu den elementaren Formen der gesellschaftlichen Organisation. Dabei lässt sich in Anlehnung an Simmel (1989b, S. 50f.) die Wechselwirkung als die logisch und der Tausch als die empeirisch gemeinte Kategorie bezeichnen. Betrachtet man den Tausch als konstitutiv für die Gesellschaft, so verbirgt sich hinter dem hier vertretenen Tauschprinzip eine „allgemeine Theorie der ökonomischen Handlungen", die „alle Handlungen, und selbst noch jene, die sich

---

[50] Der von Bude (1997, S. 203, 2000, S. 27ff.) benutzte Begriff der Erfahrungs- und Erinnerungsgemeinschaften ist von Lepsius (1973) geborgt.

als interesselose oder zweckfreie, also von der Ökonomie befreite verstehen, auf die Maximierung materiellen oder symbolischen Gewinns ausgerichtete Handlungen" (Bourdieu 1979, S. 357) begreift. Insofern lässt sich Gesellschaft als ein sozialer Markt organisierter Wechselwirkungen verstehen, auf dem sowohl positive als auch negative Sanktionen getauscht werden, ohne dass damit jedes soziale Geschehen auf utilitaristische Tauschbeziehungen zurückgeführt wird. Vielmehr ist umgekehrt der ökonomische Markt nur eine spezielle Form des allgemeinen sozialen Tausches (vgl. Clausen 1978, S. 16). In dieser Denktradition bewegt sich auch Bourdieu mit seiner Feldtheorie, wenn er die von der ökonomischen Theorie beschriebene Ökononie nur als einen „Sonderfall aus einer ganzen Welt von Ökonomien" (Bourdieu 1987b, S. 95f.) begreift und davon ausgeht, dass „alles für die Annahme (spricht), daß die ökonomische Theorie, weit davon entfernt, das Grundmodell zu sein, wohl als ein besonderer Fall der Feld-Theorie gedacht werden muß (...)" (Bourdieu 1997a, S. 72, vgl. auch Bourdieu 1979, S. 345).

Nach einem solchen von Clausen und Bourdieu gemeinsam geteilten Verständnis ist der ökonomischen Markt nur als eine gesonderte, spezielle Form des allgemeinen sozialen Tausches. Die Gesellschaft ist der allgemeine Markt, auf dem die Konflikte geregelt werden, sodass der soziale Tausch zum Medium sozialer Konfliktsituationen wird. Dabei lässt sich Gesellschaft nicht auf bloße antagonistische Tauschverhältnisse reduzieren, vielmehr sind die einzelnen Akteure am Grade ihrer Teilhabe bzw. ihres Ausschlusses von Herrschaft zu differenzieren. Der Gedanke greift auf Überlegungen von Ralf Dahrendorf (1974) zurück, der die Gesellschaft in verschiedene Teilherrschaftsverhältnisse (Herrschaftssegmente) zerfallen und unterteilt sieht, sodass – um mit Clausen zu sprechen – der Tausch um Machtteilhabe über den sozialen Markt geregelt wird. Damit basiert Gesellschaft entgegen der strukturfunktionalen Denkweise nicht auf der Grundlage generalisierter Werte, sondern auf Herrschaftssegmentierung, auf Interessen- und Machtaufteilung in verschiedene gesellschaftliche Teilbereiche sowie auf dem damit einhergehenden Kreuzen tauschender und streitender Fronten.

Wenn die Gesellschaftsmitglieder auf mehreren sozialen Märkten bzw. sozialen Feldern mit divergierenden Machtbefugnissen ausgestattet sind und stets ihre sozialen Kräfte messen, so bilden genau diese Auseinandersetzungen das Fundament von Gesellschaft. Nicht die gemeinsamen Werte, sondern Tausch und Konfliktbereitschaft sind die stabilisierende Kräfte von Gesellschaft. Es existiert gewissermaßen ein Sanktionengeflecht, sodass ein Gegner auf einem Markt bzw. in einem Feld bei einem anderen Tausch auf einem anderen Markt oder in einem anderen Feld bereits Partner sein kann. In Analogie zu rollentheoretischen Annahmen, nach denen der Einzelne eine Vielzahl von Rollen mit unterschiedlichen Rollenerwartungen innehat, kann sich die Macht auch in den jeweiligen interaktiven Tauschbeziehungen in den verschiedenen Feldern unterschiedlich verteilen. Aufgrund der vielfältigen Rollen hat der einzelne Akteur verschiedene Tauschchancen. Die Gesellschaft bietet immer mehrere Märkte an, die freilich unterschiedliche Relevanz haben. Über die Vielzahl der unterschiedlichen Tauschbeziehungen auf den verschiedenen Märkten der verschiedenen Felder interagieren Menschen miteinander und lassen dabei mehr oder weniger stabilisierende Handlungsketten – *soziale Netzwerke* – entstehen. Auf diese Weise wachsen „Tauschzentralen" (Clausen 1978, S. 120), in denen deren Mitglieder die Sicherheit erwartbarer und kalkulierbarer Verhältnisse erhalten. Hier müssen Sanktionen nicht stets neu ausgehandelt werden, insofern sind sie hier „billiger" zu bekommen als außerhalb der Gruppe, denn gruppeninterne Tauschakte haben bereits Tradition entwickelt und die sozialen Preise (Reaktionen bzw. Gegennachfragen) der Tauschpartner sind bekannt. Der Tauschaufwand wird verringert.

Die Sicherheit in der Gruppe verhindert auf der anderen Seite, den „antagonistischen Sanktionstausch auf die Spitze zu treiben" und „konventionell verbotene Sanktionen anzuwenden oder anzudrohen" (Clausen 1978, S.120), denn wer drängt schon auf die rigorose Durchsetzung seiner Interessen, wenn er damit die Gruppenzugehörigkeit aufs Spiel setzt und der Verlust einer ganzen Reihe von konventionellen Tauschbeziehungen droht? Geschieht das dennoch, so muss sich der betreffende Akteur in ein neues Netzwerk sozialer Tauschbeziehungen einfügen, ohne dass er weiß, wie dort sein Machtstatus aussehen wird.

In den 70er-Jahren fand die zehn Jahre zuvor von Homans (1972) und Blau (1964) entwickelte *exchange-theory* vor allem durch die Arbeiten von Dowd (1975, 1978) Aufnahme in der Alternssoziologie. Davon ausgehend, dass die Älteren im Vergleich zu den Jüngeren weniger Macht besäßen, weil diese über geringere Ressourcen (Einkommen, Bildungsniveau, Gesundheit) verfügten, wurde die These vertreten, dass sich die Teilhabe der Älteren am sozialen Leben vermindere, weil sich die fortgesetzten Interaktionen mit den Älteren für die Jüngeren als zunehmend kostenträchtig erwiesen (vgl. Dowd 1975, S. 587). Rosenmayr (1976, 1978b) hat dann mit seinem balancetheoretischen „Assimilations-Gewährens-Modell" versucht, die sozialpsychologisch eingeengte Perspektive zu verlassen und neben den intra- und inter-individuellen Interaktionen auch die sozialen Beziehungen auf der Meso-Ebene (z.B. Mitgliedschaften in sozialen Netzwerken und Organisationen) sowie die makrosoziologischen Allokationen (z.b. Sozialversicherungszuwendungen) mit einzubeziehen. Durch die Austauschtheorie wurde der Alternsforschung zweifellos eine neue theoretische Perspektive zugeführt, doch die eingeschränkte rational-ökonomische Sicht verstellte zugleich den Blick auf die Qualität der Tauschbeziehungen. Damit wird der tauschtheoretische Zugang zur gesellschaftlichen Alternsproblematik keinesfalls obsolet, aber er muss aus der verengten mikrosoziologischen Perspektive herausgeleitet und in eine allgemein sozialstrukturelle Perspektive überführt werden. Die neueren Ansätze zu den Generationenbeziehungen und intergenerativen Transferleistungen knüpfen zumindest implizit an diese Theorietradition an, müssten aber systematisch weitergeführt und weiterentwickelt werden. Zumal dann, wenn man sich verdeutlicht, dass es bei den wechselseitigen Austauschverhältnissen „um sehr viel mehr geht, als um die ausgetauschten Dinge" (Lévi-Strauss 1984, S. 116). Und wenn man die gesamte Gesellschaft als einen riesigen sozialen Markt betrachtet (vgl. Bourdieu 1983a, 1987a, Clausen 1978, 1988), auf dem die einzelnen Akteure unter Einbringung ihrer jeweiligen Ressourcen, Kompetenzen und Kapitalien um ihre sozialen Positionen konkurrieren, erweist sich das Alter als ein lukratives Feld. Zu denken ist hier vor allem an die populär gewordene „Vermarktlichung bürgerschaftlichen Engagements im Alter" (Kolland, Oberbauer 2004), aber auch an den expandierenden Gesundheits- und Pflegemarkt, auf dem gerade die abnehmenden Kapitalien älterer Menschen, insbesondere die *korporalen* und *sozialen Vulnerabilitätskapitalien* Begehrlichkeiten wecken (vgl. Kap. 3.2).

2.5.2 Spielräume und strategische Praxis

Wenn man die Lebenslagengestaltung in den verschiedenen sozialen Feldern näher untersuchen will, so lassen sich diese sicherlich nicht nur über den hintergründig wirkenden praktischen Sinn und die in ihm ausgestaltenden Willensmodi und Wissensvorräte fassen, sondern ebenso über die strukturellen Rahmungen und zur Verfügung stehenden Ressourcen und Kapitalien. Die die Lebenslagen umspannenden figurativen Felder sind zugleich immer auch Stätten der offenen oder verdeckten Auseinandersetzung um Einfluss, Rang und Prestige. Es geht letztlich um Macht oder um die „relative Spielstärke" der Akteure. Dieser von Elias (1991, S. 77) *ins Feld* geführte Begriff scheint angemessener, weil es sich bei der Macht ja nicht um ein absolutes, sondern um ein relatives Gut handelt. Macht ist ein Beziehungsbegriff. Figuration und Macht gehören zusammen. Einer solchen Einsicht folgend bezeichnen Sofsky und Paris (1994, S. 14) mit dem Terminus *Machtfiguration* „ein komplexes Geflecht asymmetrischer und wechselseitiger Beziehungen, in dem mehrere Personen, Gruppen oder Parteien miteinander verknüpft sind und in dem Veränderungen einer Relation auch die anderen Relationen verändern."

Auch die älteren Menschen stehen nicht ohnmächtig in einseitigen Abhängigkeiten, sondern im Flusse „fluktuierender Machtbalancen". Sie bewegen sich in einem Aktionsraum „zwischen Autonomie und Fügsamkeit" (Marbach 2002). Sie sind nicht machtlos, vielleicht machtarm. Und das keineswegs alle und auch nicht auf allen Feldern oder in allen Lebenslagen. Ihre Spielstärke hängt von der Verfügbarkeit und dem strategischen Einsatz der Trümpfe ab, mit denen sie andere ausstechen können. Doch, so ließe sich in Anlehnung an Fürstenberg (1962, S. 122) formulieren, hängt der „Realisierungsgrad der individuellen Zielvorstellungen" nicht nur „von der relativen Stärke der Vektoren im sozialen Feld," sondern auch vom „entsprechenden Anpassungsverhalten des Individuums ab."

Wie jedoch die Ressourcen und Kapitalien zum Einsatz gebracht und „strategisch" angewandt werden, ist auch eine Frage der habituell strukturierten „Hintergrunderfüllung",[51] insofern sich auf der Grundlage habitualisierten Verhaltens ideenreiche praxeologische Handlungsmuster eröffnen. Damit erhält dann auch der Begriff der „Handlungskompetenz" Einzug in die Lebenslagenforschung.

Nachdem Rosenmayr (1989b, S. 157ff.) den Begriff der Kompetenz im Alter handlungstheoretisch zu wenden verstand, hat unlängst Fürstenberg in einem weiteren Versuch dazu angeregt, den Kompetenzbegriff aus der psychologischen Umklammerung zu befreien und in soziologisches Fahrwasser zu leiten. In Übereinstimmung mit dem von Nigsch (1999) in enger Anlehnung an die Bourdieu'sche Kapitaltheorie präzisierten Kompetenzbegriff[52] betont er die sozialen und situativen Rahmungen und verweist darauf, dass die Erhaltung der Handlungskompetenz zwar eine „Eigenleistung" sei, diese aber durch die sie „fördernden oder hemmenden Voraussetzungen" zugleich auch immer sozial

---

51 Mit „Hintergrunderfüllung" bezeichnet Gehlen (1986b, S. 50ff.) ein habituell verankertes und tradierbares Wissen und Können, das jederzeit zur Verfügung steht und Sicherheit gewährt.
52 Nach Nigsch (1999, S. 19) ist derjenige kompetent, der „über entsprechendes kulturelles, symbolisches und soziales Kapital verfügt und dies auch entsprechend einzusetzen versteht. Kompetenz dieser ersten Ebene besteht darin, mit jenen inneren und äußeren Ressourcen ausgestattet zu sein, die das Subjekt als aktiven Einzelnen, als Akteur in Erscheinung treten lassen. Kompetenz der zweiten Ebene ist das, was die Akteure aus ihren Ressourcen im Hinblick auf bestimmte Aufgabenstellungen zu leisten in der Lage sind."

vermittelt sei (Fürstenberg 2000, S. 195). Kompetenz ist ein relationaler Begriff, der eine soziale Beziehung beinhaltet, „in der subjektives Vermögen und äußere Bedingungen aufeinander verwiesen sind." (Amann 2000c, S. 109)

Damit ist der argumentative Bogen zu dem vor allem im Lebenslagenansatz verwandten Begriff des „Spielraumes" zu schlagen. Gerhard Weisser, neben Otto Neurath einer der Väter des Lebenslagenansatzes, definiert die Lebenslage als den „Spielraum, den einem Menschen (einer Gruppe von Menschen) die äußeren Umstände nachhaltig für die Befriedigung der Interessen bieten, die den Sinn seines Lebens bestimmen." (Weisser 1956, S. 986)[53]

Hatte schon Weisser (1966, S. 21ff.) für sein Lebenslagenkonzept einen Leitfaden empirisch untersuchbarer Interessenkomplexe entwickelt, so ist dieser Gedanke von seiner Schülerin Ingeborg Nahnsen aufgegriffen und weiterentwickelt worden (vgl. Andretta 1991, S. 76ff.). In enger Anlehnung an Weisser greift sie den von ihm fokussierten Interessengedanken auf und begreift Lebenslage als einen „Spielraum, den die gesellschaftlichen Umstände dem einzelnen zur Entfaltung und Befriedigung seiner wichtigsten Interessen bieten." (Nahnsen 1975, S. 148) Lebenslagen werden von ihr als Möglichkeitsraum verstanden. In Weiterführung des Weisser'schen Ansatzes unterscheidet sie dann zwischen dem *Versorgungs- und Einkommensspielraum*, dem *Kontakt- und Kooperationsspielraum*, dem *Lern- und Erfahrungsspielraum*, dem *Muße- und Regenerationsspielraum* sowie dem *Dispositionsspielraum* (ebd., S. 150).

Diese Kategorisierung ist in der sozialgerontologisch ausgerichteten Sozialpolitikwissenschaft von Gerhard Naegele aufgegriffen und um „zentrale alternstypische Dimensionen" erweitert worden. Demnach verdichtet sich die Lebenslage im Alter neben den von Nahnsen differenzierten Spielräumen um den Spielraum, der durch *alternstypische psycho-physische Veränderungen*, also vor allem im Gesundheitszustand und in der *körperlichen Konstitution*, bestimmt wird, sowie den Spielraum, der durch die Existenz von *Unterstützungsressourcen bei Hilfe- und Pflegeabhängigkeit* sowohl des familialen oder nachbarschaftlichen Umfeldes als auch durch Art und Ausmaß infrastruktureller Einrichtungen, Dienste und Angebote vor allem des Sozial- und Gesundheitswesens bestimmt ist (vgl. Naegele 1993, S. 191f., 1998).[54]

---

53 Vgl. ähnlich Weisser (1957, S. 6, 1966, S. 1). Zu den unterschiedlichen Konnotationen der Lebenslagendefinitionen von Weisser vgl. Möller (1978, S. 555ff.). An dieser Stelle sei Anton Amann ganz herzlich gedankt, der mir freundlicherweise die unveröffentlichten Manuskripte von Gerhard Weisser (1957, 1966) zugänglich gemacht hat.
54 Zu den aktuellen Unterschieden und Ungleichheiten in den verschiedenen Spielräumen der bundesrepublikanischen Lebenslagen vgl. Backes (2000a, 2001).

Der gegenwärtig soziologisch elaborierteste Ansatz zur Lebenslage im Alter stammt von Anton Amann (1983, 1996, 2000a). Auf Neurath und Weisser rekurrierend zeigt er am Beispiel einer mikrotheoretischen Lebenslagenanalyse von Klienten der Altenarbeit, wie sich die gesellschaftlichen Strukturkräfte bis auf die individuelle Existenzebene hindurch vermitteln. Dabei definiert er die Lebenslagen als

> „(...) die historisch entstandenen und sich entwickelnden Strukturbeziehungen, die sich aus den äußeren Lebensbedingungen ergeben, die Menschen im Ablauf ihres Lebens vorfinden, sowie die mit diesen äußeren Bedingungen in wechselseitiger Abhängigkeit sich entwickelnden individuellen Wahrnehmungen, Deutungen und Handlungen, die diese Menschen hervorbringen." (Amann 1994, S. 323, vgl. auch Amann 1983, S. 13, 147)

Amann reiht sich mit seinem Konzept der Lebenslagen in die Tradition der Ansätze ein, die bestrebt sind, Individual- und Strukturebene zu synthetisieren. Lebenslagen nehmen damit die Gestalt dynamischer Figurationen im sozialen, ökonomischen und kulturellen Wandel an. Sowohl im strukturellen Bereich der sozioökonomischen Bedingungen als auch im individuellen Bereich der Dispositionen, Bedürfnisse, Bewusstseinsformen, Erfahrungen und Fähigkeiten sind sie ständigen Veränderungen unterworfen. Seine Konzeption der Lebenslagen erinnert in dem konzeptionierten Zusammenwirken von sozioökonomischer Rahmung und individuellen Dispositionen an das von Bourdieu entwickelte Habituskonzept. So wie der Habitus mit seinem doppelten Charakter von „opus operatum" und „modus operandi" sozialer Praktiken bekanntermaßen das verbindende Glied von sozialer Struktur und konkreter Praxis ist (vgl. Bourdieu 1983b, S. 125ff.), sind die Lebenslagen für Amann „Produkt gesellschaftlicher Entwicklung (strukturiert), zugleich aber Bedingung und Ausgangssituation (strukturierend) der Entwicklung von einzelnen Menschen und Gruppen; Lebenslagen sind Ausgangsbedingung menschlichen Handelns ebenso, wie sie Produkt dieses Handelns sind." (Amann 1994, S. 324, vgl. auch 1983, S. 13, 147)

Ähnlich wie Bourdieu geht auch Amann davon aus, dass Menschen zunächst einmal in eine bestimmte soziale Struktur hineingeboren werden. Er verwendet dafür den lebenslagentheoretisch etablierten Begriff der *äußeren Lebensbedingungen*. Diese sieht er vor allem durch „die ökonomischen, sozialen, kulturellen und politischen Bedingungen" getragen, „die durch die Höhe der Produktion, die Art der Arbeitsteilung und Berufsdifferenzierung, die Institutionalisierung sozialer und politischer Macht und durch Privilegienverteilung (anhand von Einkommen, Macht, Wissen und Ansehen) charakterisiert sind." (Amann 1994, S. 323) Während Bourdieu jedoch mit dem Habituskonzept das Struktur und

Praxis verbindende Element theoretisch begrifflich ausarbeitet, bleibt Amann – auch wenn er zu einer ähnlichen Schlussfolgerung gelangt – in seinem Modell an diesem Punkt vage. Er erkennt zwar die dynamische Wechselwirkung zwischen dem strukturellen Bereich der sozioökonomischen Bedingungen und dem individuellen Bereich der Dispositionen, Bedürfnisse, Bewusstseinsformen, Erfahrungen und Fähigkeiten, bietet aber kein analytisches Werkzeug, mit dem das Struktur und Praxis verbindende Element theoretisch und begrifflich auszuarbeiten wäre.

Erst jüngst hat er die von ihm bereits in seiner frühen Lebenslagenstudie (1983) angelegte Fragestellung nach der wechselseitigen Bedingung von Strukturen und Prozessen erneut aufgegriffen und die Lebenslagen als eine „dialektische Beziehung zwischen »Verhältnissen« und »Verhalten«" konzeptioniert, die gleichsam „als eine bedingte und strukturierte und zugleich als eine bedingende und strukturierende" erfasst wird (Amann 2000a, S. 57). Damit knüpft er an seine früheren Überlegungen an, in denen er die Lebensbedingungen älterer Menschen unter dem Gesichtspunkt von Ungleichheiten in den Dimensionen der ökonomischen, politischen und kulturellen Bedingungen sowie der biologischen, irreversiblen Prozesse fasst (vgl. Amann 1993, S. 108ff., 1983, S. 181ff.).

Im Gegensatz zur traditionellen sozialpolitikwissenschaftlichen Lebenslagenforschung betrachtet Amann die Lebenslagen nicht als bloße deskriptive Kategorien, sondern als dynamische Wechselverhältnisse. Er betrachtet Lebenslage als einen „dynamische(n) Begriff, der die historische, sozialen und kulturellen Wandel erzeugende Entwicklung dieser äußeren Bedingungen einerseits umfaßt und andererseits die spezifischen Interaktionsformen zwischen dem sozialen Handeln der Menschen und diesen äußeren Bedingungen." (Amann 1983, S. 147) Die Lebenslagen sind für ihn Systeme gesellschaftlich produzierter Ungleichheit, die auf der einen Seite die „Start- und Entwicklungschancen" Einzelner und Gruppen bestimmen und damit Ausdruck tatsächlicher und potenzieller Zugangs- und Verfügungschancen sozialer, ökonomischer und anderer Güter sind, die aber auf der anderen Seite auch den Spielraum umreißen, „den der einzelne innerhalb dieser Verhältnisse (...) zur *Gestaltung seiner Existenz* vorfindet und (...) tatsächlich verwertet." (Amann 1983, S. 148, vgl. auch Amann 2000a, S. 58)

Damit lenkt Amann (2000a, S. 69ff.) die Aufmerksamkeit auf die gesellschaftlich vorgegebenen *Opportunitätsstrukturen* und die individuell wahrgenommenen *Dispositionsspielräume*. Er geht davon aus, dass die vier „Referenzkategorien" *Arbeit, Alter, Geschlecht* und *Staat/Recht* Lebenslageoptionen konstituieren, die sich „in ihrer gegenseitigen Verschränkung zu »Verhältnissen« ausgestalten." (ebd., S. 63) Auf der unmittelbaren Interaktionsebene führt das vor allem in den drei institutionalisierten Bereichen der *Berufs- und Arbeitswelt*, der *Ehe und Familie* sowie in den *„freien"* sozialen Beziehungen zu einem „im Lauf des Lebens sich verändernde(n), komplexe(n) Feld von sachlich, zeitlich und normativ strukturierten Handlungsmöglichkeiten" (Amann 2000a, S. 70). In diesen drei Bereichen werden jeweils spezifische Anforderungen und Erwartungen gestellt sowie spezifische Angebote und Handlungsoptionen unterbreitet und prioritär geordnet. Damit sind individuelle Entscheidungen nicht beliebig, sondern stets auch an gesellschaftlich vorgegebene Prioritäten und Opportunitäten (Opportunitätsstrukturen) gebunden. Die gesellschaftlichen Opportunitätsstrukturen verwandeln sich im mikrokosmischen Handlungskontext in Dispositionsspielräume, „die nichts anderes sind, als die zwischen den einzelnen institutionalisierten Bereichen etablierten Muster abgesicherter Selbständigkeiten ihrer sachlichen, zeitlichen und normativen Prioritäten" (ebd., S. 70).

Somit beinhalten die Lebenslagen als Möglichkeitsräume auch immer *Lebenschancen*. Dieser von Dahrendorf (1979, S. 55) explizierte Begriff bezeichnet die „Gelegenheiten für individuelles Handeln, die sich aus der Wechselbeziehung von Optionen und Ligaturen ergeben", wobei die *Optionen* die in den sozialen Strukturen vorhandenen Wahlmöglichkeiten und Alternativen des Handelns und die *Ligaturen* die Zugehörigkeiten und Bindungen in strukturell vorgezeichneten Feldern menschlichen Handelns umfassen (vgl. ebd., S. 50f.). In einem solchen Verständnis sind Lebenslagen immer eingeschränkte Spielräume zur Realisierung von Lebenschancen. Dabei zielt die Betonung der Chancenhaftigkeit in zwei Richtungen: zum einen auf die ganz im Weber'schen Sinne gemeinte Konnotation der Chance als strukturell begründete Wahrscheinlichkeit des Eintretens von bestimmten Ereignissen (vgl. dazu ausführlich ebd., S. 93ff.), aber zum anderen auch auf die individuelle Chance zur Befriedigung von Bedürfnissen und Interessen.

Mit dem Begriffspaar der *Opportunitätsstrukturen* und *Dispositionsspielräume* versucht Amann (2000b, S. 434) nach eigenem Bekunden, die Lebenslagenforschung stärker mit der Biologie und Psychologie zu verbinden. Unter Verweis auf die Erkenntnisse der Sozialisationsforschung spricht er auch von den *erlernten Dispositionsspielräumen*, in denen die Akteure ihr Handeln trotz aller vorstrukturierten „Zwänge" mit unterschiedlichen Graden an Autonomie gestalten können. Diese in der Sozialisationsforschung – z.B. in der ökologischen Entwicklungstheorie von Bronfenbrenner (1981) oder in dem Modell der „produktiven Realitätsverarbeitung" von Hurrelmann (2001) – inzwischen fest verankerte und näher explizierte Denkweise wird in der Sozialen Gerontologie unter dem Etikett des „Produktivitätsansatzes" (vgl. Schäffter 1989) diskutiert und erlebt in jüngster Zeit durch die konstruktivistische Sozialisationsforschung (vgl. Grundmann 1999) eine neue Blüte.

Betrachtet man die verschiedenen Konzepte zur Lebenslage, so ist zu konzedieren, dass sie allesamt von dem Versuch geprägt sind, die objektive Strukturebene und die individuelle Handlungsebene analytisch zu verschränken. Dabei bedienen sie sich der „konzeptionellen Krücke" (Schroeter 2000a, S. 39f.) der Handlungsspielräume, deren Lage im Korsett sozialstrukturierter Rahmenbedingungen den zentralen Fokus darstellt. Somit mögen zwar subjektive Befindlichkeiten im Rahmen sozial vorstrukturierter Lebensumstände beschrieben, nicht aber die entscheidenden Vermittlungsmechanismen zwischen Struktur- und Handlungsebene hinreichend erklärt werden. Die prononcierte Thematisierung der Handlungsspielräume verstellt – zumindest in ihrer derzeitigen bloßen enumerativen Reihung – jedoch den Blick dafür, dass es für einen hinreichenden Aufschluss der Lebenslagen einer Erklärungsfigur bedarf, die der sich zwischen objektiven Strukturen, subjektiven Empfindungen und individuellen Verhaltensweisen abspielenden Spannung in angemessener Weise Rechnung trägt.

Folgt man dem von Backes (1997a, S. 116ff.) vorgetragenen Postulat nach einem Paradigmenwechsel in der Alternsforschung – nach dem zum einen das Alter stärker als sozialstrukturierende Größe in den Vordergrund gerückt werden soll und in dem sie zum anderen für eine wechselseitige, prozessuale struktur-, funktions- und handlungsbezogene Analyse plädiert, in der institutionelle, interaktive und individuelle Ebenen miteinander in Beziehung zu setzen sind –, so bietet das Lebenslagenkonzept in seinen originären Ansätzen durchaus Anknüpfungspunkte. Nur muss es, wenn man es aus dem Korsett der analytischen Deskriptive befreien will,[55] auch *theoretisch* weiterentwickelt werden.

Der in der Lebenslagenforschung präferierte Begriff des Spielraumes impliziert einen Möglichkeitsrahmen für Handlungen, genau genommen für Handlungen zur „Befriedigung der Interessen (...), die den Sinn des Lebens bestimmen" (Weisser 1956, S. 976). Insofern sind Spielräume auch immer Handlungsspielräume (vgl. Weymann 1989). Und als solche bieten sie „individuelle und

---

55 Vgl. auch die Kritik von Schulz-Nieswandt (1998, S. 88), der von einer „sozialempirisch weitgehend verflacht(en)" Lageforschung spricht, der es „an grundlagenwissenschaftlicher Ausrichtung und theoretischer Fundierung erheblich mangelt." Vgl. im Ton weniger scharf, aber im Kern in die gleiche Richtung zielend auch Amann (2000a, S. 57).

gesellschaftliche Chancen, die mit Hilfe von Vorkenntnissen erfaßt und bei entsprechender Risikobereitschaft zur Vermehrung von Freiheit ergriffen werden" (Rosenmayr 1989b, S. 151). Sie bringen, wie Rosenmayr es nennt, „Zugänglichkeiten" hervor, doch diese Zugänglichkeiten sind sowohl personal als auch sozial höchst unterschiedlich verteilt. Und so müssen, wie es in der Lebenslagenforschung bislang auch prioritär geschieht, gewiss auch weiterhin die gesellschaftlich ungleich verteilten bzw. ungleich zugänglichen Ressourcen thematisiert und problematisiert werden. Es muss aber auch, wenn man der dem Lebenslagenkonzept intendierten Programmatik der analytischen Zusammenführung von „objektiver Lebenslage" und „subjektiver Lebensweise" gerecht werden will, eine theoretisch-begriffliche Apparatur gefunden werden, mit der sich das wechselseitige Verhältnis von ausgeloteten Spielräumen und konkreter Lebenspraxis fassen lässt (vgl. Prahl, Schroeter 2000, S. 428ff., Schroeter 2000b, S. 119ff.). Dabei wird sich der in seiner bisherigen empirischen Anwendung eher am normativen Paradigma orientierende Lebenslagenansatz auch dem Konzept der Lebensführung (vgl. Amann 2004; Amrhein 2004a, 2004b; Clemens 2004) zuwenden und sich entschieden stärker der interpretativen und phänomenologischen Perspektive öffnen müssen (vgl. Dallinger 2002).

Eine solche von Husserl über Schütz und Habermas bis zu Bourdieu führende Denktradition lenkt die Aufmerksamkeit zum einen auf den *objektiven Sinn* und zum anderen auf das *Relationale* im Sozialen. Wenn, wie Backes (2001, S. 18) behauptet, im soziologischen Lebenslagekonzept Lebensstile als solche enthalten sind und sich die in ihr aufgehobene Lebensstilanalyse nicht in einer expressiv ästhetischen Alltagsstilisierung verlieren soll, so bedarf es zum einen der Rückbindung an die objektiven oder äußeren sozialen Lagen. Zum anderen bedarf es aber eben auch des Zugangs zu der durch habituell verankerte Sinnstrukturen erfahrenen Verklammerung von Sozialstruktur und Lebenswelt.

Die *alltägliche Lebenswelt* (Schütz) bezieht sich auf die gemeinsam erlebte und gedeutete soziale Wirklichkeit in einem ganz spezifischen Lebenszusammenhang. Eine lebensweltorientierte Lebenslagenforschung verlangt also nach Kenntnis und Verständnis der Lebensmuster der Akteure und hat dabei immer auch die sinnhaft vorstrukturierte soziale Welt in Rechnung zu stellen. D.h. mit anderen Worten, dass Lebenslagenforschung und Lebensweltanalyse zusammengehören. Insofern ist es auch Aufgabe der Lebenslagenforschung, den Bedeutungsrahmen der austarierten Spielräume zu erschließen und zu *verstehen*. Für eine interpretative Lebenslagenforschung heißt das, die „soziale Welt" und die sich in ihr eröffnenden Spielräume als eine Welt zu betrachten, die von Menschen aktiv gestaltet und mit Sinn versehen wird.

In Anbetracht des Umstandes, dass es bislang jedoch kein einheitliches oder allgemein anerkanntes Konzept der Lebenslagen gibt, bleibt das Theorie-Empirie-Verhältnis schwierig. Die bisherigen Versuche, die verschiedenen konzeptionellen Ansätze durch eine entsprechende Datenbeschaffung empirisch einzulösen, sind eher als „heuristische Ansätze zur Überwindung von Schwächen in der Sozialstrukturanalyse" (Backes 1997b, S. 715, vgl. auch Clemens 1994, S. 150) anzusehen. Die Erarbeitung und Festlegung allgemein verbindlicher Dimensionen erweist sich dabei als eine noch zu überwindende Schwierigkeit. Backes (1997b, S. 715f.) und Clemens (1994, S. 152, 1997, S. 49ff.) plädieren daher für einen themen- und gruppenspezifischen Zugang, um eine derartige empirische Operationalisierung zu erleichtern. So schlagen sie in Anlehnung an Amann (1983, S. 155) drei Operationalisierungsschritte vor: Zunächst seien spezifische theoriegeleitete Lebenslagetypologien zu entwerfen, sodann auf der Aggregatebene (z.B. in Form von Sozialberichterstattungen) die objektiven äußeren Bedingungen der Lebensverhältnisse aufzuzeigen, deren individuelle Interpretation und Verarbeitung (Einstellungen, Zufriedenheiten, personale Beziehungen) dann durch qualitative oder biografische Analysen zu untersuchen wären.

Eine Lebenslagenforschung, die sich der Erkundung und Explikation der verschiedenen Handlungsspielräume verschrieben hat, sollte – und da ist Backes und Clemens ausdrücklich zuzustimmen – gewiss nicht bei der Erhebung und Dokumentation quantitativer Strukturdaten stehen bleiben, sie sollte sich aber auch stärker auf das Anliegen ihrer Gründungsväter rückbesinnen. Die haben sich in ihren frühen Überlegungen immer wieder von der Frage nach der Entstehung bestimmter „Lebensordnungen" (Neurath) und nach den „unmittelbaren Interessen" bzw. „Grundanliegen" (Weisser) leiten lassen. Im Rekurs auf diese Überlegungen lässt sich eine Ideenkette spannen, die – von den unterschiedlichen Handlungslogiken und den dazugehörigen Willensmodi (Tönnies) in den verschiedenen sozialen Feldern ausgehend – jene Imperative zu modellieren hat, denen der „praktische Sinn" (Bourdieu) im jeweiligen lebenslagenspezifischen Feld gehorcht. D.h. mit anderen Worten, dass immer auch die als Erfahrung im Wissensvorrat (Schütz) sedimentierten Situationserlebnisse der Lebenslagenanalyse zugänglich gemacht werden müssen.

Will man die relationale Verbundenheit und die Komplementarität von Struktur- und Handlungsebene in den theoretischen Griff bekommen, so gilt es vor allem, die „Dualität der Struktur" (Giddens 1997) zu beachten und die unterschiedlichen Bedeutungsrahmen der alltäglichen Lebensführung und der gesellschaftlichen Lebensordnung rekonstruierend zu verstehen und konzeptionell zu verarbeiten. Die Strukturen der äußeren Umstände – die ja nicht nur

Bedingungen, sondern immer auch Folgen von Interaktionen sind – engen menschliches Verhalten nicht nur ein, sie ermöglichen es auch. Und so sind Interaktionssysteme immer auch als Strukturen zu analysieren. Doch Strukturen üben nicht nur einen sozialen Zwang auf die handelnden Akteure aus, sie ermöglichen auch menschliches Handeln. Strukturen, Institutionen und Organisationen sind strukturierte, institutionalisierte und organisierte Handlungsprozesse. Strukturen und Handlungen stehen nicht nur in einem wechselseitigen prozessualen, sondern in einem *dialektischen* Verhältnis (vgl. Bourdieu 1987b, S. 77). An derartige Überlegungen sollte eine soziologische Lebenslagenanalyse stärker anknüpfen, wenn sie, wie Clemens (2000a, S. 441) jüngst einforderte, von einer eher sozialpolitischen Ausrichtung Weisser'scher Prägung oder einer Begrenzung auf das Ausloten von Handlungsspielräumen gelöst und zu einem „Rahmenkonzept" entwickelt werden soll.

Giddens' Begriff der „Dualität der Struktur" zielt – ähnlich wie der Figurationsbegriff von Elias, der Habitusbegriff von Bourdieu oder das Rahmenkonzept von Goffman – auf eine Überwindung der dichotomen Gegenüberstellung handlungs- und strukturtheoretischer Theoriebildungen. Hier könnten theoretische Anleihen genommen und altersspezifisch gewendet werden. Von dem vor allem von Simmel und im Anschluss daran von Elias soziologisch elaborierten Credo ausgehend, dass die „Wechselwirkung" sozialer Beziehungen in Gestalt der immer länger werdenden Abhängigkeitsketten zu komplexen Verflechtungszusammenhängen (Figurationen) führt, lassen sich die Lebenslagen als sich fortwährend bewegende und verändernde und immer nur als Momentaufnahmen eines fortlaufenden Prozesses erscheinende Beziehungsgeflechte verstehen und in einem Netz *figurativer Felder* theoretisch verorten.

Im Rekurs auf die Bourdieu'sche Raum- und Feldtheorie lässt sich die soziale Welt als ein mehrdimensionaler Raum mit einem Komplex autonomer untergeordneter Felder darstellen und in einem Mehrebenenspielmodell figurationstheoretisch in verschiedene Felder von Lebenslagen zerlegen. Die Lebenslagen im Kontext figurativer Felder zu fassen, hat den Vorteil, die auf mehreren Ebenen verlaufenden und komplementär verknüpften Beziehungen in den Blick zu nehmen und damit gleichsam die Lebenslagen nicht nur als strukturierte Rahmungen, sondern auch als zu gestaltende Handlungsräume zu verstehen. Derartige Felder sind also Teilbestand des menschlichen *Lebensraumes* (Lewin) und umspannen somit den für das Verhalten eines Menschen mit seinen jeweiligen Bedürfnissen, Wünschen und Antrieben relevanten Bereich. Und deshalb geht es auch darum, „das Feld, durch welches ein Individuum bestimmt ist, nicht in »objektiven, physikalischen« Begriffen zu beschreiben, sondern in der

Art und Weise, wie es für das Individuum zu der gegebenen Zeit existiert."
(Lewin 1982e, S. 159)

2.5.3 Figurative Felder im Spielmodell

Betrachtet man die Lebenslagen als in *figurativen Feldern* gelagerte Opportunitätsstrukturen und Dispositionsspielräume in einem sozialdifferenzierten Raum und berücksichtigt man dabei, dass Habitus und Feld immer aufeinander zu beziehen sind, so ließe sich das Komplementärverhältnis von Struktur und Praxis, von Individuum und Gesellschaft, von „objektiver Lebenslage" und „subjektiver Lebensweise" theoretisch fassen. Für die Analyse der Lebenslagen älterer Menschen hieße dies, die von Bourdieu (1987a, S. 175) formalisierte Konstruktion der Praxis – *[(Habitus) (Kapital)] + Feld = Praxis* – alternsspezifisch aufzulösen.

Nun ist hier ist nicht der Ort, ein solches Vorhaben auch empirisch durchzuführen. Dazu müssten die verschiedenen Felder, in denen sich die Älteren bewegen, exemplarisch ausgewählt und sorgsam analysiert werden. Das würde nicht nur den Rahmen dieser Studie übersteigen, in der es zuvorderst um die Entwicklung eines heuristischen Rahmenkonzeptes für die Analyse der Lebenslagen älterer Menschen und nicht um die empirische Analyse derselben geht. Insofern steht auch hier zunächst einmal nur die Rekonstruktion der einer solchen Tauschanalyse zugrunde liegenden Tauschlogik im Zentrum der Aufmerksamkeit.

Bourdieu selbst vergleicht die sozialen Felder mit einem Spiel, wobei er jedoch zugleich darauf hinweist, „daß das Feld ein Spiel ist, in dem die Spielregeln selbst ins Spiel gebracht werden (...)" (Bourdieu 1998b, S. 25).

> „So gibt es *Einsätze* bei diesem Spiel, Interessenobjekte, die im wesentlichen das Produkt der Konkurrenz der Spieler untereinander sind; eine *Investition in das Spiel*, (...) die *illusio* (von *ludus*, Spiel): Die Spieler sind im Spiel befangen, sie spielen, wie brutal auch immer, nur deshalb gegeneinander, weil sie alle den Glauben (*doxa*) an das Spiel und den entsprechenden Einsatz, die nicht weiter zu hinterfragende Anerkennung teilen (...), und dieses *heimliche Einverständnis* ist der Ursprung ihrer Konkurrenz und ihrer Konflikte. Sie verfügen über *Trümpfe*, mit denen sie andere ausstechen können und deren Wert je nach Spiel variiert: So wie der relative Wert der Karten je nach Spiel ein anderer ist, so variiert auch die Hierarchie der verschiedenen Kapitalsorten (ökonomisch, kulturell, sozial, symbolisch) in den verschiedenen Feldern. Es gibt mit anderen Worten, Karten, die in allen Feldern stechen und einen Effekt haben – das sind die Kapitalgrundsorten –, doch ist ihr relativer Wert als Trumpf je nach Feld und sogar je nach den verschiedenen Zuständen ein und desselben Feldes ein anderer." (Bourdieu, Wacquant 1996, S. 127f.)

Wenn die Struktur eines Spielfeldes den Spielstand und die Spielstärke anzeigt, so gibt die Struktur eines figurativen Feldes den Stand der Verteilung spezifischer Güter, Ressourcen und Kapitalien und den Stand der Machtverhältnisse an (vgl. Bourdieu 1993, S. 108). Hier müsste eine tausch- und konfliktsoziologische Alternsforschung anknüpfen und die Lebenslagen der älteren Menschen auf Struktur, Umfang, Verfügung, Schwundrisiko und strategischen Einsatz der feldspezifischen Kapitalien älterer Menschen hin filtern.

Bourdieus Theorie der Praxis knüpft an die bewährte soziologische Denktradition des Sozialen als konfliktreiches Marktgeschehen an, wobei *Tausch, Kampf* und *Konkurrenz* als die Motoren und Paradigmen gesellschaftlicher Entwicklung gesehen werden.

> „Angetrieben wird die ganze Dialektik von Herausforderung und Parade, von Gabe und Gegengabe nicht von einer abstrakten Axiomatik, sondern vom Sinn für Ehre, einer Disposition, die mit der Ersterziehung eingeprägt und von der Gruppe ständig abgefordert und verstärkt wird, die in Körperhaltungen und -verbeugungen (in der Art, wie man sich hält oder dreinblickt, wie man spricht, ißt oder geht) ebenso enthalten ist wie in den Automatismen von Sprache und Denken (...). Genau mit diesem praktischen Sinn (...) kann der Sinn der Situation auf der Stelle, mit einem Blick und in der Hitze des Gefechts, eingeschätzt und sogleich die passende Antwort gefunden werden." (Bourdieu 1987b, S. 190)

Diese Zuspitzung Bourdieus ist eine konsequente Fortführung und Weiterentwicklung eines in der Soziologie und in den ihr vorausgegangenen Wissenschaften seit langem beheimateten Gedankens.[56] Davon ausgehend, dass „there is a propensity among men to attain superiority over one another," hat John Rae (1905, S. 276) schon frühzeitig aufgezeigt, wie die Menschen durch demonstrativen Konsumgenuss versucht sind, einander zu beeindrucken und den eigenen Rang im sozialen Gesellschaftsgefüge zu sichern. Der Gedanke wurde später von Thorstein Veblen (1986) in seiner „Theory of the leisure class" aufgegriffen, in der er zeigt, dass durch die Anhäufung von Reichtümern und Gütern nichts anderes als eine angesehene Stellung in der Gesellschaft beabsichtigt werde. Ähnlich wie später auch Bourdieu (1987a) sieht er im Distinktionsbestreben das zentrale Handlungsmotiv der Menschen. Weil der bloße Besitz von Reichtum oder Macht nicht genügt, um Ansehen zu erlangen, muss dieser

---

[56] Schon so bedeutende Philosophen wie Francis Bacon, Thomas Hobbes, John Locke und David Hume unterstellten ein grundlegendes Streben nach Ehre, Rang und Macht. Der bereits bei David Hume anklingende Argwohn, dass das Streben nach Reichtum und Wohlstand die menschlichen Tugenden untergraben könne, findet sich dann auch in den Schriften von Adam Ferguson, John Millar und Adam Smith. Der Wunsch nach Anerkennung wird als grundlegendes menschliches Bedürfnis gesehen, aus dem sich das Verlangen nach Reichtum und Wohlstand ableiten lässt.

auch öffentlich wirksam zur Schau gestellt werden. Dies geschieht vor allem durch „demonstrativen Müßiggang" und „demonstrativen Konsum" und die ihnen immanenten Elemente der „Vergeudung" und „Verschwendung" von Zeit, Mühe und Gütern. Sie stellen gewissermaßen die Grundmuster der Konkurrenz und Rivalität um soziale Anerkennung. Das Wetteifern um privilegierte soziale Positionen, um Status und Ehre gehört – da sind sich Veblen und Bourdieu einig – zu den Grundformen menschlicher Verhaltensweisen.

Bourdieus Theorie der Praxis versteht sich als eine allgemeine Theorie ökonomischer Handlungen, sodass soziale und symbolische ebenso wie die wirtschaftlichen Handlungen auf die Ebene des Ökonomischen gestellt werden. Nach diesem Verständnis ist der ökonomische Tausch nur eine besondere Form des Tausches. Damit lassen sich letztlich alle sozialen Beziehungen als Tauschbeziehungen darstellen. Eine solche Lesart erlaubt es ihm, auch die soziale Ungleichheit und Herrschaft konstituierenden und reproduzierenden Mechanismen zu ermitteln, die außerhalb des ökonomischen Bereiches liegen. Bourdieu knüpft an so bedeutsame strukturalistische Theoretiker wie Marcel Mauss und Claude Lévi-Strauss an, kritisiert deren objektivistische Methode, modifiziert den Marx'schen Kapitalbegriff und entwickelt unter Einbeziehung handlungstheoretischer Elemente eine verallgemeinerte Kapitaltheorie. Er sieht in der Reziprozitätsstruktur nicht nur eine Konstitution des Sozialen. In Anlehnung an Webers Handlungstheorie und an den Marx'schen Arbeitsbegriff sieht er in den wechselwirkenden Handlungsmustern in erster Linie Arbeit, die zur Akkumulation symbolischen Kapitals dient, was darüber hinaus in materielles Kapital konvertierbar ist. Dabei führt Bourdieu einen erweitertem Kapitalbegriff in seinen verschiedenen gesellschaftlichen Erscheinungsformen ein, weil der ökonomische Kapitalbegriff die gesellschaftlichen Austauschverhältnisse auf den bloßen Warenaustausch reduziert (vgl. Bourdieu 1983a).

Der Kapitalbegriff ist gewiss keine Erfindung von Bourdieu. Und auch die von ihm vorgelegte soziale Kapitaltheorie wurde, wie Zimmermann (2004) gezeigt hat, in mancherlei Hinsicht von Adam Müller, dem romantischen Staatsphilosophen und Vordenker der Historischen Schule der Nationalökonomie, vorgedacht. Doch es ist Bourdieus Verdienst, die Kapitaltheorie in ein komplementäres Verhältnis zur Feld- und auch zur Habitustheorie gesetzt und zu einer „Theorie der Praxis" ausformuliert zu haben. Kapital wird von Bourdieu (1983a, S. 183) als „eine Kraft" verstanden, „die den objektiven und subjektiven Strukturen innewohnt" und gleichzeitig als ein „grundlegendes Prinzip der inneren Regelmäßigkeiten der sozialen Welt" aufzufassen ist. Grundlage und Modell für alle Kapitalsorten ist das *ökonomische Kapital*. Kapital, so betont Bourdieu,

„ist akkumulierte Arbeit, entweder in Form von Materie oder in verinnerlichter, inkorporierter Form" (Bourdieu 1983a, S. 183). Um den Begriff nicht nur im ökonomischen Sinne zu benutzen, unterscheidet Bourdieu drei grundlegende Arten von Kapital: ökonomisches, kulturelles und soziales Kapital.

Das *ökonomische Kapital* ist nach Bourdieu (1983a, S. 185) „unmittelbar und direkt in Geld konvertierbar und eignet sich besonders zur Institutionalisierung in der Form des Eigentumsrechts; das *kulturelle Kapital* ist unter bestimmten Voraussetzungen in ökonomisches Kapital konvertierbar und eignet sich besonders zur Institutionalisierung in Form von schulischen Titeln" und das *soziale Kapital* bezieht sich auf das Kapital an sozialen Verpflichtungen oder »Beziehungen«, das unter bestimmten Voraussetzungen ebenfalls in ökonomisches Kapital konvertierbar ist.

Damit steht er den Überlegungen Müllers gar nicht fern, bei dem all die „Erfahrungen, welche die Menschen in ihrem Überlebenskampf mit der Erde sammeln, alle Produkte, die sie hervorbringen, (...) »Capital« (heißen), sei es geistiger, emotioneller oder materieller Art. Es handelt sich um alle im geschichtlichen Fortgang akkumulierten Gaben und Güter, Fähigkeiten und Fertigkeiten, Vermögen in weitreichendster Bedeutung." (Zimmermann 2001, S. 451) Müller unterscheidet in seinen im Jahre 1809 gehaltenen Vorlesungen über die „Elemente der Staatskunst" zwei Hauptformen des Kapitals mit jeweils vier Teilaspekten: Zum *„geistigen Capital"* als intellektuelles Vermögen gehören a) das „Ideen-Capital" (Theorie, Kunst, Moral, Religion, Nationalbewusstsein usw.), b) das „Kenntniß-Capital" (empirische positivistische Kulturwissenschaften, Faktenwissen hinsichtlich des Sozialen, Handel- und Geldwissenschaft, Lebensklugheit), c) das „Naturwissenschafts-Capital" (Mathematik, Chemie, Biologie, Physik, Agronomie) und d) das „Kunstwissenschafts-Capital" als anwendungsbezogenes Wissen. Zu dem durch Personen, Gruppen, Einrichtungen und Gegenstände verkörperten und an diese gebundenen *„physischen Capital"* gehören a) das „Erfahrungs- und Credit-Capital", als die in den einzelnen Menschen und Insitutionen aufgehobenen Werte sowie die dazugehörigen materiellen Kapitalien (Besitztümer, Immobilien, Habseligkeiten), b) das „Kraft-Capital", als der in Infrastruktur und Melioration eingegangene und damit verbundene Aufwand, c) das „Kunstfertigkeits-Capital", als Produktionsmittel jeglicher Art sowie d) das „Geld-Capital", zu dem er nicht nur das Finanzkapital im engeren Sinne zählt, sondern auch alle Handelswaren bzw. zuvor genannten Kapitalien, sofern sie für Tauschgeschäfte verwandt oder zu Währung werden (vgl. Zimmermann 2001, S. 457f.). Daneben führt er noch das „Lust-Capital" als ein weiteres, nicht eigens rubriziertes Kapital auf, das nach Zimmermann als

„psychisches Kapital" gelten kann, bei dem es sich „um Gegenstände, Anstalten, wiederkehrende Situationen, Ereignisse, Konstellationen und alle möglichen regelmäßigen Anlässe (handelt), die ein individuelles oder kollektives Lusterlebnis provozieren." (Zimmermann 2001, S. 458)

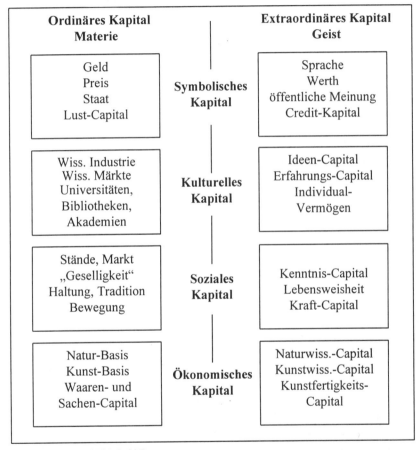

(nach Zimmermann 2004, S. 227)

Zimmermann (2004) hat die beiden Hauptformen des Kapitals bei Müller – das *physische* bzw. *materielle*, d.i. das *ordinäre Kapital* sowie das *materielle* bzw. *geistige*, d.i. das *extraordinäre Kapital* – in vier Teilaspekte aufgeschlüsselt und entlang der Bourdieu'schen Kapitalstruktur geordnet (vgl. Abb.).

Müller, der seine Kapitalkategorien in zwar inhaltlich andere Lagerungen bettet als Bourdieu, aber auf der formalen Differenzierungsebene eine durchaus vergleichbare Leistung erbracht hat, unterscheidet ebenso wie Bourdieu zwischen dem „Individual-Vermögen" und dem „Gesammt-Vermögen".[57] Bourdieu geht dann jedoch über die (von ihm nicht zur Kenntnis genommene) Vorlage von Müller hinaus, wenn er die verschiedenen Kapitalarten – ökonomisches, kulturelles und soziales Kapital – in ihrem Substrat, in ihrer Konvertierbarkeit sowie hinsichtlich des ihnen innewohnenden Schwundrisikos und in ihren jeweiligen Erscheinungsformen, nämlich in objektivierter, institutionalisierter oder inkorporierter Form analytisch und empirisch betrachtet. Diesen drei grundlegenden Kapitalarten fügt er noch das *symbolische Kapital* hinzu, das sich auf Bekanntheit und Anerkennung gründet und „als wahrgenommene und als legitim anerkannte Form der drei vorgenannten Kapitalien" (Bourdieu 1985a, S. 11) seinen Ausdruck in Form von Ansehen, Prestige, Ruf, Ehre, Reputation, Renommee etc. findet und als „Summe kultureller Anerkennung" (Honneth 1984, S. 149) zu verstehen ist. Es ist eine Art eingeräumter Kredit oder Vorschuss, der künftige Hilfe oder Nachfrage gewährt, sodass mit dem Zurschaustellen des symbolischen Kapitals gleichsam eine symbolische Garantie verbunden ist, dass „Kapital zu Kapital" kommt (vgl. Bourdieu 1987b, S. 218).

Die einzelnen Kapitalarten lassen sich hinsichtlich ihres substantiellen Gehaltes, ihrer Konvertierbarkeit sowie ihrer jeweiligen Erscheinungsformen (objektivierte, institutionalisierte, inkorporierte Form) analysieren und stellen sowohl in ihrer objektivierten als auch in ihrer inkorporierten Form eine „Verfügungsmacht im Rahmen eines Feldes dar, und zwar Verfügungsmacht über das in der Vergangenheit erarbeitete Produkt (insbesondere die Produktionsmittel) wie zugleich über die Mechanismen zur Produktion einer bestimmten Kategorie von Gütern, und damit über eine bestimmte Menge an Einkommen und Gewinne." (Bourdieu 1985a, S. 10) Damit lässt sich sodann auch anhand der Verfügungsgewalt über Kapitalien die soziale Stellung der einzelnen Akteure innerhalb der sozialen Felder bestimmen.

Fasst man die Lebenslagen älterer Menschen im Fokus der figurativen Felder, so ist es ratsam, die „Kulturstile älterer Menschen" (Kolland 1996) als kapitale Ausdrucksformen der Lebensführung im Alter und die von der Lebenslagenforschung elaborierten „Spielräume" als Stätten sozialer Kraftproben zu lesen. Die Lebenslagen älterer Menschen als figuratives Spiel zu betrachten,

---

[57] Zum „Gesammt-Vermögen" zählt bei Müller das Kapital von Gruppen und Gemeinschaften, das vom „Familien-Capital" über das „Industrie-Capital" bis zum „National-Capital" und „Welt-Capital" reicht (vgl. Zimmermann 2001, S. 459ff., 477ff.).

heißt zuvorderst, sie nicht als objektivierte und ruhende Lagerungen, sondern als sich fortwährend bewegende und verändernde Beziehungsgeflechte aufzufassen, die auch in der Spielanalyse immer nur Momentaufnahmen eines fortlaufenden Prozesses sein können. In einem so verstandenen Sinne ist das Alter ein offenes figuratives und praxeologisches Spiel mit vielen Unbekannten und mit einem ungewissen Ausgang.

Als spezifische Figuration eines solchen allgemeinen sozialen Tausches stellt sich das Alter als ein Spiel auf mehreren Ebenen dar, auf denen die einzelnen Akteure, junge und alte, eingebunden in ein komplexes Netzwerk sozialer Beziehungen, in unterschiedlichen Tauschfigurationen um ihre sozialen Positionen, um Ressourcen, Macht und Kapital ringen. Die alten Menschen messen sich sowohl untereinander als auch mit anderen, jüngeren Menschen. Sie sind agierender Bestandteil des Gesamtspiels. Sie agieren auf verschiedenen, direkt oder indirekt miteinander verknüpften Feldern, wo sie um verschiedene oder auch ähnliche Güter kämpfen oder konkurrieren. Sie kämpfen um Anerkennung, soziale Sicherheit, soziale Rechte und Gerechtigkeit, um Gehör und Mitspracherechte, um materielle und immaterielle Zuwendungen und Einbringungen: letztlich um soziale Partizipation. Sie tun das in unmittelbaren, also gemeinschaftlichen und affektgesteuerten face-to-face-Interaktionen – etwa im Familien-, Freundes- und Bekanntenkreis – ebenso wie in großen gesellschaftlichen und rational gesteuerten Kollektivgebilden – etwa dem Gesundheitswesen oder in Vereinen, Verbänden und Organisationen.

Betrachtet man die älteren Menschen nicht nur als Nachfrager, sondern auch als potenzielle Anbieter sozialer (Dienst)Leistungen, so eröffnet sich u.U. ein weiter sozialer Markt. Aus soziologischer Perspektive wäre es lohnenswert, nach den Bereichen zu fragen, in denen ältere Menschen ihre spezifischen Ressourcen einbringen können, und nach den Kapitalien und Kompetenzen, über die die Älteren verfügen und die trotz der Schnelllebigkeit der modernen Gesellschaft nicht an Wirkungskraft und Nachfrage eingebüßt haben. Dann stellt sich nicht nur die Frage (vgl. Schroeter 2000b, S. 133), a) welche Kapitalien die Alten anzubieten haben, b) wie diese in den verschiedenen sozialen Feldern verteilt sind und c) welche sozialen Gruppierungen aus welchen Beweggründen einen Bedarf an der Partizipation dieser Kapitalien haben und inwieweit die Älteren die Möglichkeit zur aktiven Feldgestaltung erhalten und nutzen.

Es stellt sich auch immer die Frage nach den Vernetzungen und Abhängigkeiten und damit auch die Frage, inwieweit aus den derartigen sozialen Beziehungen machtungleichgewichtige Patronage- und Klientelsysteme erwachsen und verstärkt werden. Das ist ein weites Feld, auf das an dieser Stelle nicht intensiver eingegangen werden kann,[58] sodass hier abschließend nur noch vier weitere Suchstrategien aufgeworfen werden sollen, nämlich

- nach den möglichen Klientelisierungsfeldern (etwa in Politik, Wirtschaft, Altenhilfe- und Gesundheitssystem, Wohn- und Freizeitbereich, Bildung, Wissenschaft und Kultur),
- nach den patronalen und klientelären Leistungen (etwa Protektion, Fürsorge, Versicherung, Vermittlung und Interessenvertretung auf patronaler und Gefolgschaft, Loyalität, Unterstützungsleistungen auf klientelärer Seite),
- nach den jeweiligen Kosten-Nutzen-Bilanzen (etwa unter den Rubriken Macht, Einfluss und Prestige aufseiten der Patrone und Sicherheit und Schutz aufseiten der Klienten). Darüber hinaus erscheint es überprüfenswert,
- ob nicht einige Patrone bzw. patronale Institutionen ihrerseits in einem klientelären Verhältnis zu einem übergeordneten Patron oder zu einer übergeordneten patronalen Institution stehen und damit eine *broker*-Funktion (vgl. Boissevain 1969, Paine 1971) zwischen lokaler Kommunität und nationalem oder supranationalem System wahrnehmen.

Das Alter, so hat Gertrud M. Backes (1997a) es zusammengefasst, ist heute zu einem gesellschaftlichen Problem geworden, da es auf alle gesellschaftlichen Felder ausstrahlt. Der Alterungsprozess hinterlässt auf allen Feldern – vom ökonomischen und politischen über das wissenschaftliche und kulturelle bis hin zum pflegerischen – seine tiefen Spuren. Folglich sind die Alten bzw. deren Repräsentanten auf all diesen Feldern vertreten und in vielfältiger Weise miteinander verflochten.

Die alltäglichen Handlungsmuster mögen vordergründig als Zwei- oder auch „Vielpersonenspiele auf einer Ebene" gedeutet werden, sie verlaufen in der modernen Gesellschaft jedoch zumeist als „Vielpersonenspiele auf mehreren Ebenen" (vgl. Elias 1991, S. 75ff.). Die zunehmende Komplexität des Spiels, die steigende Anzahl involvierter (individueller und kollektiver) Akteure lässt das Spiel immer undurchsichtiger und für den Einzelnen immer unkontrollierbarer erscheinen. Die Akteure bleiben wechselseitig voneinander abhängig, agie-

---

[58] Ein solches Vorhaben setzt nicht nur eine fundierte (tausch)theoretische Konzeption von Patronage und Klientelbeziehungen voraus (vgl. dazu u.a. Eisenstadt, Roniger 1980 und Trevisani 1996), es müsste auch die definitorische Uneinigkeit der verschiedenen Klientelismuskonzeptionen – z.B. anthropologischer vs. politischer Klientelismus, dyadische, asymmetrische, personale, informale Klientelbeziehungen (Patron-Klient-Beziehungen) vs. Patronage/Klientelsystem (vgl. Weber Pazmiño 1991) durchdrungen und für die Alternssoziologie fruchtbar aufbereitet werden.

Figurative Felder als Handlungsrahmen

ren aber nicht mehr zwangsläufig direkt miteinander. Funktionäre, Repräsentanten und Stellvertreter mischen sich ein und

> „(...) formen miteinander eine zweite, kleinere Gruppe, die sich sozusagen im zweiten Stock befindet. Sie sind die Individuen, die direkt mit- und gegeneinander spielen, aber sie sind zugleich in der einen oder anderen Form an die Masse der Spieler gebunden, die nun das erste Stockwerk bilden. (...) Die beiden Stockwerke hängen voneinander ab und haben – entsprechend dem Grad ihrer Abhängigkeit voneinander – ein verschiedenes Maß an gegenseitigen Machtchancen." (Elias 1991, S. 89)

Die soziale Wirklichkeit indes beschränkt sich nicht auf zwei, drei oder mehrere „Stockwerke" (Elias). Weil die sozialen Felder immer auch offene und sich verändernde Figurationen darstellen, sind die sozialen Verflechtungen sowohl innerhalb eines Feldes als auch in der verwobenen Kombination mit den individuellen wie auch kollektiven Akteuren und Repräsentanten anderer Felder polydimensional. Auf das Alter projiziert, heißt das zunächst einmal nichts anderes, als dass sich die *in abstracto* im multidimensionalen Gefüge sozialer Entitäten verwobenen Lebenslagen älterer Menschen *in concreto* nur in Form selektiver Altersfigurationen nachzeichnen lassen und dass der jeweils momentane Stand- und Handlungsort eines älteren Menschen in einer spezifischen Figuration – z.B. im spezifischen Feld der Pflege – stets Ausdruck einer relationalen Verknüpfung verschiedener sozialer Felder (z.B. soziale Sicherung, Ökonomie, Politik, Medizin, Technik, Recht, Wissenschaft) ist. D.h. mit anderen Worten, dass sich mit dem weitläufigen Begriff des Alterns kein „abgrenzbares Handlungsfeld (verbindet), für das spezifische Strukturen, normative Erwartungen, institutionelle Muster und Interaktionsbeziehungen konstitutiv sind" (Kelle 2000, S. 176). Wenn also das Phänomen Altern in nahezu alle sozialen Felder ausstrahlt, so eröffnet sich eine „Pluralität sozialer Ordnungen des Alter(n)s und das Problem der Handlungskontingenz" (vgl. Kelle 2000, 2001), die für den Sozialwissenschaftler in den je spezifischen Feldern nur als Ausschnitte in Beobachtungen zweiter (vgl. Schütz 1971a, S. 7, 1971b, S. 68) oder höherer Ordnung (vgl. Geenen 2001) gewahr werden.

3 Das Figurative Feld der Pflege

Nachdem im vorangegangenen Kapitel die Umrisse des Modells der *figurativen Felder* skizziert wurden, soll nun ein flüchtiger Blick auf das *figurative Feld der Pflege* geworfen werden (zur ausführlichen Darstellung des Pflegefeldes vgl. Schroeter 2002c und 2005c). Wenn hier von einer Modellskizze gesprochen wird, so soll das zum Ausdruck bringen, dass es sich dabei eben nicht um ein System logisch widerspruchsfreier Aussagen über den „Untersuchungsgegenstand" der figurativen Felder mit den dazu erforderlichen Definitionen der verwandten Begriffe, also um keine Theorie der figurativen Felder handelt, sondern um ein heuristisches Modell, um ein instrumentelles Hilfsmittel zur gedanklichen Rekonstruktion sozialer Ordnungen.

Um die Pflege als figuratives Feld zu modellieren, ist zunächst einmal auf zwei grundlegende epistemologische Einsichten zu verweisen: Zum einen ist die erkenntnistheoretische Anerkennung, dass – wie Simmel (1989a, S. 130) es formulierte – „Alles mit Allem in irgend einer Wechselwirkung steht," gewissermaßen die Voraussetzung für die Modellierung figurativer Felder. Und zum anderen sei noch einmal darauf verwiesen, dass die figurativen Felder im Allgemeinen wie auch das figurative Feld der Pflege im Besonderen als analytische Konstruktionen, als wissenschaftliche Artefakte und nicht als Realität sui generis zu verstehen sind. Es handelt sich hierbei also im gewissen Sinne um Kunstgriffe, mit denen die spezifischen Regeln des Feldes – oder allgemeiner formuliert – die räumlich wie zeitlich begrenzten Feldfigurationen analytisch fassbar gemacht werden sollen.

In Analogie zu dem oben skizzierten Modell der figurativen Felder wird auch das figurative Feld der Pflege in Anlehnung an die feld- und raumtheoretischen Konzeptionen von Lewin und Bourdieu konzipiert und als relationales Kräftefeld verstanden. Dabei bildet es im Wesentlichen drei Rahmungen ab, insofern es immer zugleich als *Strukturrahmen, Handlungsrahmen* und *Deutungsrahmen* figuriert. Hier klingt bereits deutlich die von Bourdieu formalisierte Verschränkung von Struktur, Habitus und Praxis an, anhand derer sich die gesellschaftliche Wirklichkeit modellhaft abbilden lässt.

3.1 Pflege als Strukturrahmen

Bourdieu hat in seiner „Sozialtopologie" die gesamte Struktur des sozialen Raumes als ein in drei Ebenen unterteiltes Kräftefeld dargestellt, in welchem die einzelnen Akteure um ihre sozialen Positionen, um Ressourcen, Macht und Kapital ringen. Und weil diese Felder immer auch *relationale* Handlungsfelder in einem Netz verwobener Strukturen und wechselseitiger Abhängigkeiten darstellen, werden sie hier als *figurative Felder* bezeichnet.

Die Felder figurieren gesellschaftliche Teilbereiche, die nicht nur ihre spezifischen (und spezialisierten) Akteure haben, sondern auch über eigene materiale und soziale Ressourcen verfügen und nach eigenen Regeln funktionieren. Sie lassen sich zuweilen in eine Vielzahl von Unterfeldern differenzieren, wobei jedes Unterfeld seine eigene Logik und seine eigenen spezifischen Regeln und Regulationen hat.

So lässt sich am Praxisfeld Pflege zeigen, dass dieses zum einen in die sozialen Felder der Krankenpflege und Altenpflege und diese hinwiederum in weitere Unterfelder wie z.B. in kurative, präventive oder rehabilitative Pflege oder in stationäre, teilstationäre, ambulante oder häusliche Pflege zu differenzieren ist. Auf einer anderen Unterscheidungsebene lässt sich z.B. das Praxisfeld Krankenhaus aufgrund seiner verschiedenen Zielkomplexe in die funktionalen Felder der Medizin, pflegerischen Versorgung, Forschung, Aus- und Weiterbildung, administrative Selbsterhaltung und Weiterentwicklung (vgl. Rohde 1973) unterteilen. In Analogie dazu lässt sich das Praxisfeld Pflegeheim in die Felder der Pflege, Betreuung, Versorgung, Verwaltung und Technik differenzieren, die als Subfelder miteinander Beziehungen aufrecht erhalten (vgl. Schroeter 2002c, 2005c).

Es liegt in der Logik der mehrdimensionalen Feldstruktur, dass, sofern ein Element bzw. ein Subfeld oder eine Beziehung innerhalb dieses sozialen Subfeldes verändert werden soll, das Auswirkungen auf alle anderen Elemente oder unter- bzw. nebengeordneten Felder haben wird. Das figurative Feld der Pflege erweist sich damit als ein komplexes und weit verzweigtes Beziehungs- und Bedingungsgefüge mit wechselseitigen Abhängigkeiten. Im Groben lässt sich dieses Feld in das konzentrisch ineinandergeschachtelte Arrangement der personalen, interaktiven, organisatorischen und gesellschaftlichen Ebene unterteilen, auf denen die einzelnen Akteure als personale Systeme immer in einem interpersonalen System interagieren und in Beziehung zur organisatorischen und gesellschaftlichen Umwelt stehen.

Auf der *personalen Ebene* erscheinen die Akteure (etwa: Patienten, Bewohner, Pflegepersonal) als Persönlichkeiten mit einem spezifisch organisierten

„Gefüge von Merkmalen, Eigenschaften, Einstellungen und Handlungskompetenzen (...), das sich auf der Grundlage der biologischen Ausstattung als Ergebnis der Bewältigung von Lebensaufgaben jeweils lebensgeschichtlich ergibt." (Hurrelmann 2001, S. 14) Die Persönlichkeit – als Gesamtheit von Gefühlen, Motivationen, Werthaltungen, Eigenarten, Fähigkeiten und sozialen Handlungsmustern – entwickelt sich aus einer ständigen Auseinandersetzung mit der *inneren* und *äußeren* Realität, wobei die innere Realität die physiologischen, psychischen und körperlichen Prozesse und Grundmerkmale des menschlichen Organismus bezeichnet und die äußere Realität die gesellschaftlichen Einflüsse, die Sozial- und Wertstruktur sowie die sozialen und materiellen Lebensbedingungen umfasst (vgl. ebd.).

Auf der *interpersonalen Ebene* erscheint der Patient bzw. der Bewohner als Interaktionspartner verschiedener Akteure. Diese Ebene umspannt in erster Linie das Interaktionsverhältnis von Patient bzw. Bewohner zum medizinischen und pflegerischen Personal. Dazu gehört sowohl das Arzt-Patient-Verhältnis als auch die Beziehungen zwischen Patient bzw. Bewohner und therapeutischem bzw. pflegerischem Personal. Auf der interaktiven Ebene sind aber ebenso die face-to-face-Kontakte der Patienten/Bewohner untereinander, deren Beziehungen zu ihren Angehörigen, wie auch die Beziehungen der Angehörigen zum Pflegepersonal und die Beziehungen des Personals untereinander anzusiedeln. Die interpersonale Ebene kennzeichnet das nähere soziale Umfeld von Patient und Bewohner und umschließt damit die personale Ebene.

Auf der *organisatorischen Ebene* erscheint der Patient bzw. der Bewohner als (zeitweiliges) Mitglied der Organisation Krankenhaus bzw. Pflegeheim. Als solcher tritt er vor allem als Rollen- und Symptomträger in Erscheinung, dessen Aktionsradius durch gesundheitliche Einschränkungen und organisatorische Rollenanforderungen eingeschränkt ist. Da sowohl das Krankenhaus als auch das Pflegeheim ihre organisationsinternen Kommunikations- und Interaktionsprozesse auf – freilich verschiedenartige – strategisch wichtige Vorgänge und Abläufe zentrieren und auf bestimmte Aufgaben festlegen, übernehmen sie – systemtheoretisch formuliert – funktional gesehen eine besondere Form der Reduktion sozialer Komplexität, insofern sie allgemeine Handlungen einengen und diese kalkulierbar und erwartbar machen. Das gilt sowohl für ihre Mitglieder (Patienten/Bewohner, Mitarbeiter) als auch für die Nicht-Mitglieder (z.B. Angehörige, externe Kräfte) der Organisation. Die organisatorische Ebene steckt den weiteren Rahmen der interaktiven Optionen innerhalb eines gesellschaftlich vorstrukturierten Handlungsraums ab und umschließt somit die personale und interpersonale Ebene.

Auf der *gesellschaftlichen Ebene* erscheinen die am Pflegegeschehen beteiligten Akteure als abstrakte Rollen- und Funktionsträger, die in ihren unmittelbaren Interaktionen von den durch die organisatorische Ebene gefilterten feldexternen Einflüssen anderer sozialer Felder (u.a. Politik, Ökonomie, Recht, Öffentlichkeit/Medien) mittelbar gelenkt oder beeinflusst werden. Die gesellschaftliche Ebene stellt mit ihren ideologischen und kulturellen Werten, den politischen und rechtlichen Vorgaben, ökonomischen Bedingungen und wissenschaftlichen Kenntnissen den äußeren Rahmen des gesamten Pflegegeschehens und umschließt damit alle vorgenannten Ebenen.

Diese idealtypische konzentrische Anordnung der einzelnen Ebenen soll nicht darüber hinwegtäuschen, dass es zwischen diesen Ebenen auch direkte und indirekte Verwebungen und nicht nur „strukturelle Kopplungen" gibt. Die einzelnen Ebenen sind keine monolithisch geschlossenen Einheiten. Sie besitzen vielmehr eine Fülle von Einfallstoren, die eine gegenseitige Durchlässigkeit erlauben, sodass – mit Elias formuliert – die einzelnen Ebenen und ihre Akteure wie „durch eine Fülle von unsichtbaren Ketten" aneinander gebunden sind und es immer wieder zu komplementär verknüpften Beziehungen kommt.

Ein Blick auf das Krankenhaus mag das verdeutlichen: Krankenhäuser, so heißt es im § 2 KHG, sind „Einrichtungen, in denen durch ärztliche und pflegerische Hilfeleistung Krankheiten, Leiden oder Körperschäden festgestellt, geheilt oder gelindert werden sollen oder Geburtshilfe geleistet wird und in denen die zu versorgenden Personen untergebracht und verpflegt werden können." Krankenhäuser gelten als „Gesundheitsfabriken", als moderne Großorganisationen, deren Hauptzweck darin besteht, dass „Diagnose, Therapie, Isolierung und Pflege in engster Koordination und unter Ausschöpfung der optimalen Möglichkeiten an einem Orte vorgenommen zu werden." (Rohde 1974, S. 181) Im Krankenhaus treten mit den Zielkomplexen der a) *medizinischen* und b) *pflegerischen Versorgung*, der c) *Lehre, Aus- und Weiterbildung*, der d) *Forschung* sowie der e) *administrativ-betrieblichen Selbsterhaltung und Weiterentwicklung* (Rohde 1973) verschiedene Organisationszwecke in Erscheinung, die jeweils unterschiedliche Verhaltensanforderungen an die einzelnen Akteure im Krankenhaus stellen, was dann zu Widersprüchen, Rollenüberlastungen und Konflikten führen kann bzw. führt.

Diese verschiedenen Funktionsbereiche stehen keineswegs klar differenziert nebeneinander, vielmehr müssen die einzelnen Akteure oftmals im Schnittpunkt verschiedener Zielkomplexe agieren. So sind z.B. Klinikärzte sowohl den Regularien der ärztlichen Patientenversorgung als auch denen der Forschung und Lehre unterworfen und müssen zudem noch administrative Aufgaben erfüllen.

In der Folge führt das dann (zumal in Universitätskliniken) leicht dazu, dass der ärztliche Umgang mit dem Patienten auf ein technisch-objektiv notwendiges Minimum beschränkt und den Kommunikationsbedürfnissen des Patienten nicht gerecht wird.

Betrachtet man das Krankenhaus als ein soziales Praxisfeld (vgl. Wallenczus 1998) mit immanenten Gesetzmäßigkeiten, die Einfluss auf die sozialen Praktiken und Strategien der dort wirkenden Akteure nehmen, so erweist sich das Krankenhaus als ein dem allgemeinen Feld der Gesundheit untergeordnetes, spezielles Feld mit einem historisch gewachsenen Kodex an Praktiken (Handlungsweisen, Arbeitsstile, habituelle Verhaltensmuster). Innerhalb des Krankenhauses bewegen sich die dort wirkenden Akteure (Ärzte, Pflegepersonal, Patienten, Verwaltungsangestellte usw.) anhand des feldspezifischen „praktischen Glaubens". So wie jedes andere Feld, setzt auch das Krankenhaus eine spezifische *illusio* voraus, aus denen die feldspezifischen Regeln und Rituale (z.B. Diagnose- und Therapieverfahren, Visiten, Besprechungen usw.) abgeleitet werden. Eine solche stillschweigende Wirklichkeitsannahme ist z.b. die hintergründig wirkende Überzeugung, dass Krankheiten und Verletzungen im Krankenhaus kuriert und die Patienten unabhängig von ihrem sozialen Status nach den Regeln der ärztlichen Kunst behandelt werden. Über den feldspezifischen sozialen Sinn wird zugleich die Legitimation der Zugehörigkeit, aber auch die des Ausschlusses aus dem Feld des Krankenhauses festgelegt. So gilt z.B. für die Patienten, dass ein bloßer grippaler Infekt nicht im Krankenhaus behandelt werden muss, spezielle Krankheiten nach einer fachklinischen Versorgung verlangen oder rehabilitative Maßnahmen nicht im Akutkrankenhaus durchgeführt werden.

Das soziale Feld des Krankenhauses hat also seine Grenzen, doch die sind oftmals unscharf, sodass konkurrierende Denk- und Sichtweisen und unterschiedliche Handlungspraktiken oftmals darüber mitentscheiden, was im Feld zugelassen wird. Und das betrifft nicht nur die Kriterien der Aufnahme, Verlegung oder Entlassung von Patienten, sondern auch die der legitimen Zugehörigkeit des Personals. Um als legitimer Akteur des Feldes anerkannt zu werden, bedarf es einer qualifizierten und professionsgesteuerten Ausbildung. Das jedoch bedeutet zugleich eine potenzielle Veränderung des gesamten Feldes. In Zeiten, in denen a) sich das allgemeine Krankheitspanorama mit der Verlagerung von den Akutkrankheiten zu den chronisch-degenerativen Erkrankungen veränderte und in denen b) die Pflegeberufe zunehmend professionalisiert werden, verändert sich auch der „praktische Sinn" des Krankenhausfeldes. Das einstige Credo der Wiederherstellung der Gesundheit weicht immer mehr auf und wird zunehmend durch die Forderung nach Einbezug von präventiven, aktivierenden und rehabilitativen Maßnahmen angereichert.

Pflege ist also immer eine komplexe Konstruktion mit vielschichtigen und z.T. divergierenden Sinnzusammenhängen. Und so wird Pflege auf verschiedenen Ebenen wahrgenommen, gedeutet und konstruiert. Dass dies auch Konflikte in sich birgt, zeigt sich z.B. bei pflegerischen Großorganisationen, wie dem Krankenhaus, das eine eigentümliche „Kombination von Bürokratie und professioneller Organisation" aufweist, die nach unterschiedlichen Logiken verläuft. Die Folge dieser doppelten Zielgerichtetheit ist dann ein *grundsätzlicher Widerspruch* zwischen dem *Sachziel* der Bedürfnisbefriedigung der Patienten und dem *Formalziel* einer zweckoptimierten Betriebsführung. Aber auch auf der Interaktionsebene im unmittelbaren Pflegebereich kann es zu verschiedenen Denk- und Sichtweisen kommen, z.b. über unterschiedliche Behandlungstechniken oder über die Angemessenheit arbeitsorganisatorischer Vorgehensweisen.

Problematiken und Konflikte entstehen dann, wenn die Akteure auf der Grundlage ihrer hintergründigen Deutungsrahmen ein im Goffman'schen Sinne – verschiedenartiges Rahmungswissen über Pflege aktivieren. Man denke nur an die Schwierigkeiten der Umsetzung einer biografie- und lebensweltorientierten Pflege oder an die leidvolle Diskussion über die Vor- und Nachteile von Funktions-, Bereichs- und Bezugspflege.

Die Feldunterteilung in die verschiedenen Ebenen geschieht hier zwar in Analogie zu den von Luhmann (1975) differenzierten Systemebenen, doch das Feld und seine integralen Bestandteile werden nicht als geschlossene, autopoietische Systeme, sondern als offene und veränderbare Sozialfigurationen verstanden, die sich wechselseitig ineinander verschränken. Und zum anderen handelt es sich bei den Feldern nicht nur um Orte von Sinnverhältnissen, sondern vor allem um Stätten konflikthafter Auseinandersetzungen.

Während die autopoietischen sozialen Systeme lediglich in einer „strukturellen Kopplung" zueinander stehen, können die Erträge des einen Feldes in das eines anderen übertragen und konvertiert werden. Das gilt jedoch nicht uneingeschränkt, es hängt vielmehr vom Grad der Autonomie und „Brechungsstärke" des Feldes ab (vgl. Kap. 2.3.1). Für das figurative Feld der Pflege lässt sich das im Rahmen der Professionalisierungsbestrebungen beobachten, wenn dort um Definitionsmonopole, Zuständigkeits- und Autonomiebereiche gerungen wird, um sich von dem figurativen Feld der Medizin abzugrenzen (vgl. Schroeter 2001a, 2002c, 2005c).

Durch die eingeleitete funktionale Differenzierung von Medizin und Pflege und das erstarkende Auftreten der Pflegeprofession wird nicht nur das traditionelle Leitbild der Wiederherstellung der Gesundheit unterhöhlt, auf diesem Wege werden auch die Zuständigkeiten im Felde neu verteilt und geregelt. Der ehemalige „Heilhilfsberuf" der Pflege schickt sich an, aus dem Schatten des Ärztestandes zu treten. Gestützt auf einen eigenen professionellen Habitus wird seitens der Pflege versucht, auf eine Veränderung der Kräfte- und Sinnverhältnisse hinzuwirken. Dabei werden zugleich die Machtverhältnisse innerhalb des Feldes in Frage gestellt und ritualisierte Praktiken (wie z.B. die Funktionspflege) sukzessive durch innovative Konzepte (wie z.B. der patientenorientierten Bereichspflege oder der Bezugspflege) verdrängt.

Durch die Teilakademisierung der Pflegeberufe wird zwar das hierarchische Strukturgefüge des Krankenhauses nicht auf den Kopf gestellt, aber durch die Einführung der akademischen Studiengänge von Pflegewissenschaft, Pflegepädagogik und Pflegemanagement wurde die Position der Pflege gestärkt. Das findet z.B. seinen Niederschlag auch darin, dass die seit ehedem schwächste Position des Krankenhausdirektoriums, die Pflegedienstleitung, nunmehr als Pflegedirektorin oder Pflegedirektor oftmals ebenso mit akademischen Weihen ausgestattet ist, wie der ärztliche Direktor oder der Verwaltungsdirektor. Ob sich damit freilich die „Spielstärke" der Pflege im Vergleich zum medizinisch-technischen Sektor des Krankenhauses erhöhen wird, ist derzeit schwer zu bemessen. Das hängt im Wesentlichen von der Verfügbarkeit und dem strategischen Einsatz der Trümpfe ab.

Systemtheoretisch formuliert, stellt sich damit die Frage, ob sich die Pflege zu einem eigenständigen funktional differenzierten Sozialsystem entwickeln wird. Nun wird durch die Akademisierung und Verwissenschaftlichung spezifischer Pflegefunktionen gegenwärtig versucht, das Eigengewicht der Pflege zu stärken und sie damit vom Sozialsystem der Medizin abzugrenzen. Wenn das gelingen soll, so muss sie ein eigenständiges selbstreferenzielles Regelsystem aufbauen und sich von anderen Feldern abgrenzen. Solange das nicht geschieht, bleibt sie ein heteronomes Feld. Doch der Weg zu einem autonomen Feld scheint – nicht zuletzt durch die schwerpunktmäßige Verlagerung von den Akutkrankheiten zu den chronisch-degenerativen Erkrankungen und durch den sich damit verändernden durchschnittlichen Krankheitscharakter von einer provisorischen zu einer persistenten Erscheinung – vorprogrammiert zu sein (vgl. Bauch 2000, S. 218).

3.2 Pflege als Handlungsrahmen

Wenn man nach der Logik der Bourdieu'schen Theoriebildung ein Feld konstruieren will, so muss man die in ihm wirksamen Formen des spezifischen

Kapitals bestimmen. Jedes Feld ist zugleich auch Entstehungsort einer besonderen Kapitalform, die „*in Verbindung mit* einem bestimmten Feld, also in den Grenzen dieses Felds, einen Wert hat und nur unter bestimmten Bedingungen in eine andere Art Kapital konvertierbar ist" (Bourdieu 1993, S. 108). Und das ist im Feld der Pflege eben das *Pflegekapital*. Dieses spezifische Kapital

> „beruht nicht zuletzt auf der Anerkennung einer sachlichen Befähigung, der Erkenntnisse, die sie hervorbringt, aber auch einer durch sie verliehenen Autorität, die dazu beiträgt, nicht nur die Regeln des Spieles festzulegen, sondern auch die Regelmäßigkeiten des Spiels, die Gesetze etwa, nach denen die Spielgewinne verteilt werden." (Bourdieu 1998b, S. 23)

Die Struktur eines Feldes wird durch die Verteilung des spezifischen Kapitals festgelegt, so auch die Struktur des Pflegefeldes. Der Umfang und die Verfügung über dieses Pflegekapital weist den einzelnen Akteuren – sowohl den im Pflegefeld involvierten Individuen (Patienten, Bewohner, Pflegepersonal, Ärzte pp.) als auch den dort agierenden Institutionen – eine spezifische Feldposition zu. Gleichzeitig unterliegt aber jeder invidiuelle wie auch kollektive Akteur des Feldes den spezifischen Feldzwängen. Somit sind die einzelnen Teilnehmer des Pflegefeldes zwar bis zu einem gewissen Grad für die Feldgestaltung und für die Formierung der Opportunitätsstrukturen verantwortlich, aber immer nur von ihrer spezifischen Stellung im Feld aus, die gleichzeitig auch immer die Dispositionsspielräume begrenzt.

Bourdieu hat, wie oben angedeutet, die sozialen Felder mit einem Spiel verglichen, sodass die Feldstruktur durch den Stand der Machtverhältnisse zwischen den Spielern zu bestimmen ist.

> „Man kann sich das so vorstellen, daß jeder Spieler Stapel von verschiedenen Jetons vor sich liegen hat, die den verschiedenen Kapitalsorten entsprechen, die er besitzt, so daß seine *relative Stärke im Spiel*, seine *Position* im Raum des Spiels und auch seine *Spielstrategien*, also das, was man sein »Spiel« nennt, die mehr oder weniger riskanten, mehr oder weniger vorsichtigen, mehr oder weniger konservativen oder subversiven Züge, die er ausführt, zugleich von der Gesamtmenge seiner Jetons wie von der Struktur seiner Jetonstapel abhängt, von dem Gesamtumfang und der Struktur seines Kapitals (...). Genau genommen hängen nämlich die Strategien eines »Spielers« und alles, was sein »Spiel« ausmacht, nicht nur von Umfang und Struktur seines Kapitals *zum betreffenden Zeitpunkt* ab sowie von den Chancen, die sie ihm im Spiel verschaffen (...), sondern auch von der *Entwicklung* des Umfangs und der Struktur seines Kapitals *in der Zeit*, das heißt von seinem sozialen Lebenslauf und von den Dispositionen (Habitus), die sich in der dauerhaften Beziehung zu einer bestimmten objektiven Chancenstruktur herausgebildet haben." (Bourdieu, Wacquant 1996, S. 128f.)

In den Einrichtungen der stationären Pflege leben und arbeiten Menschen unterschiedlichster Coleur. Aufgeteilt in die zwei großen Gruppen der dort Beschäftigten und der dort temporär oder auch bis zum Lebensende zu versorgenden Patienten oder Bewohner, verbirgt sich hinter jedem Akteur eine mehr oder weniger reichhaltige Vita mit unterschiedlichen Kapitalien und unterschiedlichen Interessen. Aber alle Akteure – sowohl die zu pflegenden als auch die pflegenden Menschen sowie die nicht unmittelbar am Pflegeprozess beteiligten, aber im Pflegefeld beschäftigten Akteure – teilen ein bestimmtes Grundinteresse, „nämlich alles, was die Existenz des Feldes selbst betrifft. Von daher ihre – trotz aller Antagonismen – objektive Übereinkunft." (Bourdieu 1993, S. 109)

Jeder Einzelne trägt ein Set von unterschiedlich zusammengesetzten Kompetenzen und Kapitalien, auch wenn nicht alle dieser Ressourcen in das organisationale und interaktionale Pflegegeschehen eingebracht werden können. Das begründet sich zum einen schon allein dadurch, dass z.B. die Mitarbeiterschaft einer Pflegeeinrichtung lediglich ihren begrenzten Arbeitstag in dieser Institution verbringt und sich dort auch nur in der beruflichen Position einzubringen hat, sodass all das, was außerhalb dieses Bereiches liegt, für die pflegerischen Berufsvollzüge zunächst einmal zweitrangig ist. Zum andern leben die Patienten bzw. Bewohner zwar für einen längeren Zeitraum oder gar für den Rest ihres Lebens in der Pflegeeinrichtung, doch werden sie dort im Wesentlichen auf die Rolle des Pflege- und Hilfsbedürftigen reduziert. Viele ihrer Kapitalien sind zwischenzeitlich versiegt oder verschüttet und können ggf. noch durch (re-)aktivierende Maßnahmen zu neuerlicher Geltung verholfen werden, doch im Bereich des Pflegemarktes werden sie vor allem durch ihre „abnehmenden Kapitalien", eben durch ihre Vulnerabilität, Hilfs- und Pflegebedürftigkeit angesprochen. Und insofern kann man die alten und pflegebedürftigen Menschen auch in ihren Rollen als Nachfrager und Konsumenten als „gesellschaftlich produktiv" ansehen (vgl. Tews 1990, S. 360).

Wenn ein Kapital oder eine Kapitalsorte das ist, „was in einem bestimmten Feld zugleich als Waffe und als umkämpftes Objekt wirksam ist, das, was es seinem Besitzer erlaubt, Macht oder Einfluß auszuüben, also in einem bestimmten Feld zu *existieren* (...)" (Bourdieu, Wacquant 1996, S. 128), so haben wir es im Feld der Pflege mit zwei zentralen *Pflegekapitalien* zu tun: zum einem mit dem biologischen und psycho-sozialen *Vulnerabilitätskapital* als eine spezifische Form des *korporalen Kapitals* der hilfsbedürftigen Menschen und zum anderen mit dem im weitesten Sinne *kulturellen Kapital* der Hilfe und Pflege gewährenden Menschen und Institutionen (u.a. Know-How, Pflege- und Sachkompetenz). Beide Kapitalien, wie auch die jeweiligen Kapitalbesitzer, bzw. die über die Kapitalien Verfügenden, bedingen sich gegenseitig und stehen in einem Komplementärverhältnis zueinander. Ältere Menschen verfügen über eine Vielzahl unterschiedlicher Kapitalien. Sie können in unterschiedlichem Maße über Geld, Zeit, familiäre und soziale Kontakte, Erfahrung und Wissen, kulturelle Fertigkeiten und Fähigkeiten disponieren, sie leiden aber auch an Knappheiten, an *abnehmenden Kapitalien.* Die verschiedenen Kapitalien unterliegen einem potenziellen Schwund- und Inflationsrisiko. Geld kann aufgezehrt werden, Wissen kann veralten, Kontakte können abnehmen, die Gesundheit kann nachlassen usw. Das Schwinden der Ressourcen und Kapitalien führt im so genannten „vierten Alter" (Laslett 1995) zu einer *existenziellen Knappheit,* die sich auf die „Verknappung der Lebensperiode" bezieht und nach Balla (1978, S. 22) „als ein Defizit bezüglich einer Lebensspanne mit zwar unbestimmbarer Optimalqualität und voraus nie berechenbarer Quantität (d.h. Dauer), die jedoch in der Regel unterhalb der Schwelle der Erwartungen und Hoffnungen des Menschen liegen", definiert werden kann. *Diese vor allem im fortgeschrittenen und hohen Alter immer virulenter werdende existenzielle Knappheit stützt sich auf Krankheit und Pflegebedürftigkeit, auf Vulnerabilität, Multimorbidität und Nähe zum Tod.*

Das legt den Gedanken nahe, den Körper als eine individuell und kollektiv zu „bearbeitende" Ressource und als eine spezifische Form von Kapital zu betrachten. Bourdieu (1987a, S. 329, 345) spricht zwar gelegentlich vom *körperlichen Kapital* oder vom *Körper-Kapital,* er behandelt den Körper aber nicht als eine eigenständige Kapitalart, sondern lediglich als eine Subform des kulturellen Kapitals, als *inkorporiertes* kulturelles Kapital, das den objektivierten Klassengeschmack „verkörpert":

> „zunächst einmal in seinen scheinbar natürlichsten Momenten – seinen Dimensionen (Umfang, Größe, Gewicht, etc.) und Formen (rundlich oder vierschrötig, steif oder geschmeidig, aufrecht oder gebeugt, etc.), seinem sichtbaren Muskelbau, worin sich auf tausenderlei Art ein ganzes Verhältnis zum Körper niederschlägt, mit anderen Worten, eine ganz bestimmte, die tiefsitzenden Dispositionen und Einstellungen des Habitus offenbarende Weise, mit dem Körper umzugehen, ihn zu pflegen und zu ernähren. In der Tat erweist sich (...) auch über den Gebrauch des Körpers im Arbeitsprozeß wie in der Freizeit die klassenspezifische Verteilung der körperlichen Eigenschaften." (Bourdieu 1987a, S. 307)

Nun spricht manches dafür, den Körper nicht nur als „Filter" zu lesen, durch den die anderen Kapitalien überhaupt erst kommunizierbar werden (vgl. Lorenz 2000, S. 88), sondern ihm gleichsam den Status einer eigenständigen Kapitalsorte zuzusprechen (vgl. Shilling 1997, S. 127ff.), denn das korporale Kapital ist in allen Phasen des Lebens eine individuell und sozial bzw. gesellschaftlich zu erfahrende und zu bearbeitende Größe (vgl. Schroeter 2004d). Körper wachsen und reifen, bauen und sterben schließlich ab. Körper werden trainiert und therapiert, rehabilitiert und repariert, sozialisiert und sozial diszipliniert, ästhetisch modelliert und seit einiger Zeit auch post mortem plastiniert usw. Körper werden gespürt, erfahren und erlebt. Sie bereiten sowohl Lust und Vergnügen als auch Schmerzen und Leid. Der individuelle und gesellschaftliche Umgang mit dem korporalen Kapital ist in hohem Maße heterogen.

Den Körper als physisches oder korporales Kapital zu betrachten, heißt ihn als „Körperding" und als objektivierbares Maß zu sehen. Auch das korporale Kapital lässt sich in andere Kapitalarten konvertieren. Zum einen lassen sich Körper oder Teile davon unmittelbar „veräußern". Dabei ist keineswegs nur (aber eben auch) an das Ersatzteillager „Körper" gedacht, wenn Blut, Haare oder Organe gespendet, verkauft oder geraubt werden, sondern auch an all die Fälle, in denen der Körper als Arbeitskraft oder Dienstobjekt (vom Straßenstrich bis hin zum Profisport) gegen Entgelt zur Verfügung gestellt und der Wert des Körpers dabei auf dem „freien Markt" ausgehandelt wird. Zum anderen lassen sich kulturelle Kapitalien inkorporieren, sodass sie zur habituellen Disposition einer Person werden, die dann z.B. als Kompetenz im kognitiven oder als Geschmack im ästhetischen Sinne fungieren. In diesem Falle wird das inkorporierte Kapital zum „Besitztum, das zu einem festen Bestandteil der Person, zum Habitus geworden ist; aus ‚Haben' ist ‚Sein' geworden" (Bourdieu 1983a, S. 187). Wenn soziales Kapital die Verfügbarkeit sozialer Beziehungen bzw. den Zugang oder die Zugehörigkeit zu bestimmten sozialen Gruppen bestimmt, ist leicht vorstellbar, wie sich aufgrund korporaler Kapitalien (z.B. Fitness, Attraktivität, Behinderung, Gebrechlichkeit) auch soziale Kapitalien (z.B. im Sportverein, in der Disco, in der Selbsthilfegruppe, im Pflegeheim o.Ä.) erschließen lassen.

Kapital, so lehrt uns Bourdieu (1983a, S. 183), „ist akkumulierte Arbeit, entweder in Form von Materie oder in verinnerlichter, inkorporierter Form." Auch in den Körper wird Arbeit investiert, z.B. durch Training, Ernährung, Kosmetik, Pflege usw. Und insofern ist es kaum verwunderlich, „wenn gegenwärtig immer mehr Menschen die *Arbeit an und mit ihrem Körper als Identitätsarbeit* begreifen, oder umgekehrt, wenn *Selbst-Thematisierung* immer öfter die Form von *Körper-Thematisierung* annimmt." (Gugutzer 2002, S. 121)

Die über Körper-Arbeit erzielten Erscheinungsformen des „physical capital" (Shilling) werden durch ihre symbolisch wahrgenommene Gestalt (z.B. als schöne, kräftige, makellose, gepflegte, gesunde, funktionstüchtige oder vice versa als unansehnliche, schwache, kranke, behinderte oder gebrechliche Körper) sozial bewertet. Und da verwundert es nicht, wenn – über Gesundheits-, Fitness- und Schönheitsprogramme gesteuert – kräftig in den Körper investiert wird, um Fitnessfantasien, Schlankheitsidealen und Gesundheitsvorstellungen gerecht zu werden, denn

> „(d)ie Chancen, den eigenen Körper gleichsam wie eine Gnade und ein fortlaufendes Wunder zu erleben, sind um so größer, je näher die faktische, physische Beschaffenheit dem Modell des Anerkannten kommt; oder umgekehrt, die Aussicht, den Körper in all seinem Unbehagen, seiner Gehemmtheit und Ängstlichkeit zu empfinden, wird um so größer, je stärker idealer und realer Körper, erträumter Körper und das – wie es zuweilen heißt – *looking-glass-self*, das von den Reaktionen der anderen zurückgeworfen wird, auseinanderklaffen (...)" (Bourdieu 1987a, S. 330).

In modernen Gesellschaften wird der menschliche Körper immer mehr „vom Schicksal zur Aufgabe" (Hitzler 2002, S. 80). Folglich entwickeln sich auch „Märkte, auf denen physische Merkmale als Kapitaleinsatz fungieren" (Bourdieu 1987a, S. 329). Attraktivität und Schönheit sind ein Weg zur „Akkumulation von Aufmerksamkeitskapital" (Koppetsch 2002, S. 100). Und dabei ist keineswegs nur an die Sport- und Modewelt zu denken. Auch wenn Schlankheit und Fitness die gesellschaftlich präferierten Ausdrucksformen des korporalen Kapitals sind und sich körperliche Attraktivität auf dem Gesellschaftsmarkt leichter verkaufen lassen, so haben auch die abnehmenden Körperkapitalien ihren Marktwert. Mit zunehmendem Alter beginnen unweigerlich auch die korporalen Kapitalien zu schwinden.

> „(D)as körperliche Kapital ist einem hohen Schwundrisiko ausgesetzt, da es durch Unfälle, Krankheiten und Alterungsprozesse zunehmend an Wert verlieren kann – behinderte, pflegebedürftige und demente Menschen, die zu keinen nennenswerten körperlichen Leistungen mehr fähig sind und deren Anblick oft als unästhetisch und eklig empfunden wird, verfügen über ein nur noch geringes körperliches Kapital." (Amrhein 2002, S. 191f.)

Der Alterungsprozess mag durch kompensatorische und selektive Handlungsmuster beeinflusst und ggf. optimiert werden (vgl. u.a. Baltes, Baltes 1989), doch am Ende der Lebensspanne wartet der Tod. Das biologische Altern bleibt ein Involutionsprozess (vgl. Rosenmayr 1989a), insofern bezieht sich das Altern stets auf die Verkürzung der Lebensperiode und ist damit Ausdruck einer „existenziellen Knappheit" (Balla 1978), die sich im Wesentlichen auf Krankheit und Pflegebedürftigkeit, auf Vulnerabilität, Multimorbidität und Nähe zum Tod stützt und insbesondere im fortgeschrittenen und hohen Alter immer virulenter wird (vgl. Schroeter 2002a, S. 150).

Mit der sozialen und korporalen Vulnerabilität älterer Menschen gewinnt ein Kapital an Kontur, an dem ganze Berufszweige partizipieren und profitieren.

Auf dem großen Markt der Dienstleistungen hat sich in den vergangenen Jahren mit den Gesundheits- und Pflegeberufen ein bedeutender Teilarbeitsmarkt im Bereich der sozialen Dienstleistungen entwickelt (vgl. Naegele 1999), „der schon jetzt ein größeres Wachstum erzielt hat, als manch ein klassischer Industriezweig" (Schroeter, Prahl 1999, S. 50). Diese nur schwer in die Logik der Bourdieu'schen Kapitalkategorien zu integrierenden Kapitalien lassen sich vielleicht am ehesten unter dem Begriff des *humanen Existenzkapitals* rubrizieren. Von Georg Simmel (1983c, S. 178) stammt der Satz: „Das wertvollste Objekt für den Menschen ist der Mensch, unmittelbar wie mittelbar." Mit dieser Formulierung macht er uns in seiner „Soziologie der Konkurrenz" auf den Menschen als „das kondensierteste und in der Ausnutzung ergiebigste Gebilde" aufmerksam, um das zu konkurrieren sich lohnt. Simmel hat dabei freilich weniger Gesundheit, Krankheit oder Pflege- und Hilfsbedürftigkeit, sondern das „kondensierteste aller Güter, die menschliche Seele", vor Augen. Doch die ist, wie uns die Experten des Gesundheitsdiskurses mit ihren Begriffen, Programmen und Therapien zur „seelischen Gesundheit" oder „Psychosomatik" immer wieder lehren, ein integraler Bestandteil des multidimensionalen Geist-Körper-Komplexes. Gesundheit gehört gewiss zu den „Human Capitals", um deren Erhalt es zu kämpfen und in die es zu investieren lohnt. Die verschiedenen Strategien zur Gesundheitsförderung sind ein deutlicher Beleg. Umgekehrt ist aber eben auch die Krankheit und Pflegebedürftigkeit ein Kapital, dessen Erhalt zu sichern nicht minder lohnt. Das gesamte Medizinsystem ist auf Krankheit fokussiert (vgl. Luhmann 1990, Bauch 1996), das Feld der Pflege auf Pflegebedürftigkeit. Sowohl die Medizin als auch die Pflege orientieren sich in ihrem Handeln an den gesellschaftlich nicht präferierten Werten (Krankheit, Pflegebedürftigkeit). Insofern bieten die Kranken und Pflegebedürftigen mit ihrer Vulnerabilität ein Kapital an, um das zwischenzeitlich heftig konkurriert wird. Schon vor mehr als zwanzig Jahren wurde vonseiten der „political economy of aging" auf die profitablen Geschäfte mit dem „aging enterprise" (Estes 1979) und auf das Interesse an der Erhaltung einer strukturellen Abhängigkeit der Älteren (vgl. Townsend 1981) aufmerksam gemacht. Diese Tendenzen haben sich bis heute weiter verstärkt. Mit der Thematik von Altern, Krankheit und Pflege schnellen die Auflagen der Printmedien in die Höhe, lassen sich die Quoten der audiovisuellen Medien beträchtlich steigern, mit ihnen lässt sich auch politische und wissenschaftliche Reputation einfahren und immer auch noch ein ertragreiches ökonomisches Geschäft machen.

Vulnerabilität und existenzielle Knappheit rufen verschiedene Formen der Bewältigung und Knappheitsbekämpfung hervor. Bewältigung heißt dabei jedoch keineswegs immer die Wiederherstellung einer Ausgangslage. So lassen sich z.B. chronische Krankheiten kaum reversibilisieren, vielmehr besteht die Bewältigung der Krankheit darin, ein neues Alltagsarrangement mit der Krankheit zu finden. Die Vulnerabilität älterer und pflegebedürftiger Menschen ist zwar zu einem großen Teil durch die biologischen Veränderungen und körperlichen Erkrankungen bedingt, dennoch ist die „Verknappung der Lebensperiode" nicht der alleinige Grundstock der abnehmenden Kapitalien im Alter. Die Lebenslage und sozialen Probleme älterer und alter Menschen sind in hohem Maße heterogen. Neben dem sich verschlechternden Gesundheitszustand sind es vor allem die materielle Lage und die sozialen Netzwerkbeziehungen (vgl. Backes, Clemens 1998a, S. 173ff.), aus denen sich weitere Nachteile (z.B. mangelnde gesellschaftliche Partizipation, schlechte Wohnbedingungen, Isolation und Einsamkeit) sekundär ableiten lassen, die dann auch auf das Feld der Pflege ausstrahlen.

Zur Bewältigung dieser Problemlagen werden sowohl individuelle als auch kollektive Handlungsstrategien herangezogen. Konzentriert man sich allein auf die Verfahren zur Bearbeitung und Bewältigung der existenziellen Knappheit im Feld der Pflege, so wird deutlich, dass auf der Makro-Ebene verschiedene kollektive Strategien angestoßen und eingeleitet werden, die die Opportunitätsstrukturen schaffen bzw. beeinflussen, welche hinwiederum den Rahmen für die individuellen Dispositionsspielräume stellen, innerhalb derer die existenzielle Knappheit auf der individuellen Handlungsebene zu bewältigen versucht werden kann.

Zu den *kollektiven Bewältigungsstrategien* existenzieller Knappheit zählen sowohl die verschiedenen Formen wissenschaftlich-technischer Bemühungen zur Steigerung der Lebenserwartung, zur Hinauszögerung des Sterbens, zur Bekämpfung der Krankheiten, die Techniken der Schmerzlinderung, die verschiedenen Maßnahmen zur Qualitätssicherung im Pflege- und Gesundheitsbereich als auch die verschiedenen Formen der sozialen Unterstützung (von den allgemeinen gesundheits- und sozialpolitischen Regulierungen bis zu den konkreten Maßnahmen zur Förderung formeller und informeller Unterstützungssysteme und Beratungsangebote). Zu den *individuellen Bewältigungsstrategien* existenzieller Knappheit zählen nicht nur die „Bemühungen zur Bewahrung der eigenen individuellen Existenz" (Balla 1978, S. 25), wie z.B. die konkret eingeleiteten Maßnahmen zur Gesundheitspflege, Altersfürsorge, sondern vor allem auch die ebenfalls unter diese „Bemühungen" zu rubrizierenden Bewältigungs- bzw. Coping-Strategien zur Verarbeitung von Belastungen bei Krankheit und im Alter (vgl. u.a. von Engelhardt 1986; Künzel-Schön 2000). Die älteren und pflegebedürftigen Menschen sind im figurativen Feld der Pflege zunächst einmal die Träger bzw. Besitzer und – soweit dazu noch in der Lage – auch die Verwalter ihres Vulnerabilitätskapitals. Wenn sie dieses im Rahmen der Selbstpflege nicht mehr allein zu verwalten und zu bewältigen wissen, so werden sie zu Anbietern dieses speziellen Pflegekapitals. Sie werden gewissermaßen zu *entmündigten Kapitalisten*, zu Trägern eines Kapitals, dessen Handhabung dann entweder als Obligation von den pflegenden Angehörigen oder von (bzw. in Kooperation mit) einem mehr oder minder professionenellen Pflegedienstanbieter übernommen wird.

Die Kapitalien der Pflegedienstleistungen anbietenden Personen bzw. Institutionen sind gewiss ebenso vielfältig und heterogen wie die Kapitalien der älteren und pflegebedürftigen Menschen. Doch als spezifisches Kapital im Feld der Pflege sind hier vor allem die pflegerelevanten Fähigkeiten von Belang. Und so wird das Personal in dem Organisationsgefüge der Pflege vor allem über seinen Beruf und die daran gekoppelten Qualifikationen positional verortet und nicht über persönliche und private Kompetenzen. Wenn der Beruf auf dem allgemeinen Markt der Gesellschaft die Gestalt einer Warenform annimmt (vgl. Beck et al. 1980, S. 37), so heißt das in die Terminologie der Bourdieu'schen Kapitaltheorie übersetzt nichts anders, als dass das kulturelle Kapital der Berufsfähigkeiten über die berufliche Aus-, Fort- und Weiterbildung vermittelt und durch die Vergabe entsprechender Titel und Zertifikationen symbolisiert und institutionalisiert wird. Unter tauschtheoretischen Aspekten sind die beruflichen Tätigkeiten und Fähigkeiten immer auf die Probleme und Bedürfnisse anderer ausgerichtet. Das gilt selbstverständlich auch für die Pflegeberufe. Hier ist der „Gebrauchswert des individuellen Arbeitsvermögens" (Beck, Brater 1978, S. 15) zum Zwecke der Sicherung des eigenen Einkommens in besonders offensichtlicher Form immer auch ein „Gebrauchswert für andere", die auf die Hilfe und Unterstützung der beruflich Pflegenden angewiesen sind.

Wie in anderen Berufen auch, so ist auch in der Pflege der Tauschwert des Arbeitsvermögens besonders hoch, wenn die verlangten Ressourcen und Kompetenzen als unverzichtbar und dringend benötigt gelten, aber nur schwer zugänglich und selten verfügbar sind und darüber hinaus zugleich auch noch an verschiedenen Stellen sowohl im unmittelbaren Pflegeprozess als auch in anderen – z.B. administrativen oder logistischen – Bereichen eingesetzt werden können. Die heutige qualifizierte Berufsausbildung zielt immer weniger auf die bloße Vermittlung eines speziellen, auf den jeweiligen Beruf abgestimmten

Wissens. Sie gewinnt vielmehr an Komplexität und fordert immer stärker Flexibilitäten und Bereitschaften zu lebenslangem Lernen ein. Auch die Pflege- und Gesundheitsberufe erfordern eine Spezialisierung und Qualifizierung auf hohem Niveau. Die zunehmend komplexer werdenden Aufgaben der Fachkräfte schlagen sich auch auf die an die Auszubildenden gestellten Anforderungen nieder. Auch in der Pflege wird in Ausbildung und Beruf ein zunehmend intelligenter Umgang mit Technik gefordert und die Beherrschung von Schlüsselqualifikationen – u.a. eigenständige Planung, Durchführung und Kontrolle der Arbeit, effektive Zusammenarbeit im Team, Entscheidungsfähigkeit, Verantwortungsbewusstsein – verlangt, sodass sich die Berufsbefähigung nicht einzig auf die berufsfachliche Kompetenz beschränkt, sondern immer mehr auf fachübergreifende Qualifikationen erstreckt.

Die sich in einer zunehmend differenzierten und spezifizierten Gesellschaft ergebenden Herausforderungen in den einzelnen gesellschaftlichen Feldern haben zu einer immer größeren Verwissenschaftlichung des Alltags geführt, in deren Folge auch die qualifikatorischen Anforderungen im Beruf erhöht worden sind. Dort haben sich die Berufstätigen zu beweisen und Leistungen zu erbringen, die zwar vordergründig darauf ausgerichtet sein mögen, die betrieblichen Aufgaben zu bewältigen, die aber darüber hinaus auch persönlichkeitsfördernd und identitätsbildend wirken. Ob der Beruf, wie Schelsky (1972, S. 27) argumentiert, „immer noch der wichtigste Faktor für die soziale Bestimmung des menschlichen Lebens in unserer Kultur" und für die „Innenstabilisierung des Menschen ist", mag bezweifelt werden (vgl. Offe 1984, S. 7). Doch ist ihm wohl zuzustimmen, dass „indem und solange die erworbenen und eingewöhnten Verhaltensweisen der beruflichen Tätigkeiten und Leistungen erfolgreich anwendbar sind, (...) sie auch als Rückwirkung die innere Sicherheit der Person und des seelischen Lebens (schaffen)." (Schelsky 1972, S. 32)

Auch in den verschiedenen Bereichen der pflegerischen Erwerbstätigkeit bieten sich je nach Tätigkeitsfeld unterschiedliche Chancen für berufliche Kontinuität und Qualifizierung. Dabei können die im betrieblichen Arbeitsprozess erlebten Erfahrungen sowohl fördernd als auch hemmend auf die Persönlichkeitsstruktur der einzelnen Pflegekraft wirken. Die Arbeitserfahrungen können die Fähigkeiten zu eigenverantwortlichem Handeln stärken oder schwächen und somit bewusstseinsbildende und persönlichkeitsfördernde Funktionen ausüben. Die pflegerische berufliche Tätigkeit formt nicht nur beruflich-fachliche Qualifikationen, sondern auch (berufsbezogene) normative Orientierungen, die als „Arbeitstugenden" (wie z.B. Disziplin, Zielstrebigkeit, Aufmerksamkeit, Gründlichkeit, Sorgfältigkeit, Zuverlässigkeit, Übersicht) habitualisiert werden und sich in den sozialen Deutungsmustern einlagern. Darüber hinaus werden auch eine Reihe berufsübergreifender Kompetenzen (wie z.b. Flexibilität, technische Intelligenz, technische Sensibilität, Verantwortung, Konfliktfähigkeit, Interaktionskompetenz, Empathie, Planungs- und Kontrollfähigkeit) gefördert, die auch in anderen, nicht-beruflichen Handlungsfeldern ihren Einsatz finden können.

Wenn auch im Altenbereich die „medizinisch-apparative Zuständigkeit" fehlt und eine weitaus geringere Arbeitsteilung und Differenzierung als im Krankenhaus erforderlich ist, so ist dennoch die Spezialisierung und Arbeitsteilung im Pflegebereich nicht unerheblich, sondern höchst anspruchsvoll. Auch hier bedarf es eines gehörigen Maßes an Professionalität und fachlichem Know-How. Auch hier müssen die Betreuung und Pflege sichergestellt und kontrolliert, die Pflegeplanung und Pflegedokumentation organisiert, Pflegeziele formuliert und eingehalten, Pflegedurchführungen regelmäßig überprüft, Dienstpläne gestaltet, Material und Medikamente beschafft, Arzt- und Krankenbesuche organisiert werden. Auch wenn die Pflegetätigkeit oftmals eine gewisse Nähe zur Hausarbeit suggeriert, wenn z.b. so genannte „Jederfraufähigkeiten" (Voss 1990, S. 34) wie Einfühlungsvermögen, Erfahrungswissen, Geduld, aber auch so alltägliche und gemeinhin wenig anerkannte Praktiken, wie Betten machen, Essen verteilen, fremde Menschen waschen und Ausscheidungen beseitigen, gefordert werden, so verlangt die reine Pflegetätigkeit auch höchst anspruchsvolle Fachaufgaben, wie das Erkennen und Behandeln von Diabetes, apoplektischen Anfällen, Arthrosen, celebralen Abbauerscheinungen, die Ausführung medizinischer (z.B. Spritzen geben, Blutdruck messen, Blutabnahme, Diabetesbestimmung) und pflegerischer (z.b. Prophylaxen, Lagerungen) Tätigkeiten wie auch sozialtherapeutische und psychologische Aufgaben. Neben diesen unmittelbaren pflegerischen Tätigkeiten fallen wie in jeder anderen Organisation auch noch die funktionalen Erfordernisse aus dem Leitungs- und Verwaltungsbereich (u.a. Finanz- und Haushaltsplanung, Benchmarking, Gehaltsabwicklung, Investitions- und Innovationsplanung, Datenerfassung, Personalplanung und –entwicklung, Öffentlichkeitsarbeit, Qualitätssicherung und zunehmend auch Networking – z.B. in Form einer kooperativen Zusammenarbeit mit Sozialdiensten, Krankenhäusern, mobilen Rehabilitationsteams, Selbsthilfegruppen, Kontakt- und Beratungsstellen) und der Logistik (Bedarfs- und Verbrauchsermittlung, Beschaffung, Hauswirtschaft, Dienstleistungsbeschaffung, Wartung, usw.) an (vgl. dazu im Einzelnen Schroeter 2001b, S. 16ff., 27ff.).

Das gesamte Spektrum im Pflegebereich spiegelt entgegen der in der öffentlichen Meinung noch immer verbreiteten Ansicht durchaus ein beruflich anspruchsvolles Interaktionsfeld, in dem die dort Beschäftigten verschiedene kulturelle Kapitalien in Gestalt von Fach-, Human- und Sozialkompetenzen entwickeln, was ihnen Verhaltensstabilität und Selbstbewusstsein verleiht und zur Ausprägung ihrer jeweiligen sozialen Identität beiträgt. Damit wirkt die berufliche Sozialisation auch auf außerbetriebliche Lebenszusammenhänge und auf die alltägliche Lebensführung (vgl. Dunkel 1994, 2005), insofern Berufs- und Betriebsstrukturen den menschlichen Habitus als ein System von Dispositionen (Wahrnehmungs-, Deutungs- und Beurteilungsschema) mitprägen, die nicht nur zu beruflich-praktischen, sondern auch zu allgemein-praktischen Handlungen (zu einer „strategischen Praxis") führen (vgl. Windolf 1981).

3.3 Pflege als Deutungsrahmen

Die Logik des Pflegefeldes besteht nach Maßgabe der WHO (1990, S. 22) in der Förderung und Erhaltung der Gesundheit sowie in der Verhinderung von Krankheiten und der Schaffung der dazu erforderlichen Rahmenbedingungen. Dieser übergeordneten Logik folgt die weitere Differenzierung des Feldes in Gesundheitspflege, Pflege bei Gesundheitsproblemen und Altenpflege.

- Die Logik der *Gesundheitspflege* zielt auf die Erhaltung und Förderung der Gesundheit, die Verhütung von Krankheit, die Hinleitung zu gesundheitsförderlichem Verhalten sowie auf die Befähigung zu angemessener Selbst- und Laienpflege bei Menschen aller Altersgruppen.
- Die Logik der *Pflege bei Gesundheitsproblemen* zielt auf eine Hilfeleistung an Menschen unterschiedlichen Alters in den Phasen ihres Behindertseins, Krankwerdens, Krankseins, Gesundwerdens, Krankbleibens und Sterbens. Die konkreten Zielsetzungen sind das Wiedererlangen von Gesundheit, die Neuorientierung und Selbstständigkeitssteigerung bei bleibender Krankheit oder Behinderung, die Befähigung zu angemessener Selbst- und Laienpflege sowie die Erreichung eines würdevollen Sterbens.
- Die *Logik der Altenpflege* zielt auf die Hilfestellung und Unterstützung bei der Bewältigung der Lebensaktivitäten alter Menschen, deren Selbstständigkeit aufgrund von Altersprozessen und damit einhergehenden Ressourcenverlust eingeengt ist. Die konkreten Zielsetzungen sind hier die Neuorientierung und größtmögliche Selbstständigkeitserhaltung, die Erhaltung und Förderung von Gesundheit, die Befähigung zu angemessener Selbst- und Laienpflege sowie das Ermöglichen eines würdevollen Sterbens (vgl. Kellnhauser et al. 2000, S. 92f.).

Diese Zielsetzungen stehen für die „Richtigkeit des Denkens" im Feld der Pflege. Sie stehen für die vorausgesetzte *Doxa*, für „die Gesamtheit dessen, was als Selbstverständliches hingenommen wird" (Bourdieu 1993, S. 80). Auf dem Hintergrund dieser Doxa entfaltet sich die *illusio* des Pflegefeldes, die von den verschiedenen Akteuren weitgehend geteilte Grundüberzeugung von der Richtigkeit und Wichtigkeit der praktizierten Pflegestrategien. Sie steht für den „praktischen Glauben" des Feldes, liefert Sinnmuster und erzeugt Handlungsstrategien. Auf diese Weise werden auf der Grundlage hintergründig und unterschwellig wirkender Überzeugungen z.B. medizinische und/oder pflegerische Klassifikationen vorgenommen und in die allgemeine Pflege-Doxa integriert.

Ein solcher „praktischer Glaube" ist im figurativen Feld der Pflege z.B. das Credo der lebensweltorientierten Pflege (vgl. dazu ausführlicher Schroeter 2004a). Das aus der phänomenologischen Philosophie Edmund Husserls hergeleitete und durch die Studien von Alfred Schütz, Peter Berger und Thomas Luckmann sowie von Jürgen Habermas soziologisierte Lebensweltkonzept findet nunmehr auch Eingang in die Pflegeforschung (vgl. u.a. Braun, Schmidt 1997, Düx 1997, Koch-Straube 1997, 2005, Scheffel 2000). Dort wird die *alltägliche Lebenswelt*, ganz im Duktus von Schütz, als die im Modus der Selbstverständlichkeit eingebettete alltägliche Wirklichkeit begriffen, in der der Mensch intuitiv vertraut handelt und lebt.

Der Lebensweltbegriff bezieht sich auf die gemeinsam erlebte und gedeutete soziale Wirklichkeit in einem ganz spezifischen Lebenszusammenhang. Die Pflegebeziehung ist ein solcher spezifischer Lebenszusammenhang. Pflegeorte (ob zu Hause, im Krankenhaus oder im Heim) sind Lebenswelten. Und das Pflege*heim* ist nicht nur ein Ort der Pflege, sondern immer auch ein Ort des Wohnens, Lebens und Erlebens. Es ist der *Lebensraum* (Lewin) des stationär versorgten pflegebedürftigen Menschen, der den für diesen mit seinen jeweiligen Bedürfnissen, Wünschen und Antrieben relevanten Bereich darstellt. Nach der in Anlehnung an Lewin von Zeman aufgestellten Arbeitsdefinition ist die *Lebenswelt* „der symbolisch und praktisch gestaltete, soziale und sozialräumliche Bereich des Alltags, in dem sich das Leben der Menschen abspielt, und in den die Steuerungsprinzipien der Institutionen, z.B. des sozialen und gesundheitlichen Versorgungssystems und die Orientierungen ihrer professionellen Akteure zwar hineinwirken, den sie aber nicht unmittelbar zu steuern vermögen." (Zeman 1998, S. 114)

Dieser Einsicht gerecht zu werden, erfordert eine radikale Umorientierung in der Pflegepraxis. Das ebenso wie der *Primary Nursing* Ansatz zu den auf die Überwindung der herkömmlichen Pflegebeziehung von dominanten Pflegeexperten und passiven Klienten ausgerichteten Modellen des *New Nursing* (vgl. Porter 1994, Salvage 1990, 1992) zu zählende Konzept der biografie- und lebensweltorientierten Pflege proklamiert einen solchen Schritt, wenn es die individuelle Lebensführung des hilfeabhängigen Menschen zum Ausgangspunkt für a) die Gestaltung des Umgangs miteinander, b) die Bestimmung der Pflegeaufgaben und Pflegeziele und c) für die Art, wie diese Ziele erreicht werden sollen, erklärt. Dabei hat eine biografieorientierte Pflegeplanung die komplexe Pflegesituation unter der „Berücksichtigung des objektiven Hilfebedarfs, des sozialen Lebensraumes und der Lebenszeit" zu analysieren und eine Deckungsgleichheit zwischen „a) der Deutung der Person, den Angehörigen, b) den objektiven Pflegeaufgaben, c) den Bedingungen des Lebensalltags und d) den normativen bzw. organisatorischen Bedingungen der Pflegeeinrichtung" herzustellen (Entzian 1999, S. 122f.).

Eine lebensweltorientierte Pflege verlangt also immer auch nach Kenntnis und Verständnis der Lebensmuster der zu Pflegenden. Deren sinnhaft vorstrukturierte soziale Welt muss in den Pflegeprozess einbezogen werden. Eine lebensweltorientierte Pflege hat ihre Aufmerksamkeit sowohl auf die gesellschaftlich bzw. institutionell vorgegebenen *Opportunitätsstrukturen* als auch auf die individuell wahrgenommenen *Dispositionsspielräume* im Pflegefeld zu richten. Denn die individuellen Entscheidungen im pflegerelevanten Lebensraum sind ja nicht beliebig, sondern immer an gesellschaftlich vorgegebene Prioritäten und Opportunitäten gebunden (z.B. an Pflegeeinstufungen, Versorgungspfade). Und so verwandeln sich die gesellschaftlichen Opportunitätsstrukturen auch im mikrokosmischen Handlungskontext der Pflege stets in konkrete Dispositionsspielräume.

Lebensweltorientierte Pflege ist zugleich auch immer eine lebensraumorientierte Pflege. Sowohl professionell Pflegende als auch pflegende Angehörige gehören zur Lebenswelt des pflegebedürftigen Menschen und partizipieren mit ihm auf einer bestimmten Ebene an relevanten Alltagsstrukturen. Dabei gibt es in den Deutungssystemen der lebensweltlichen und professionellen Pflege gravierende Unterschiede in der Wahrnehmung und Beurteilung der Pflegesituation. Zeman (2000, S. 254ff.) verweist auf vier Dimensionen mit jeweils unterschiedlichen Deutungsmustern:

- *Lebensweltliche Pflege* ist immer nur ein Teil der gesamten Alltagssituation und muss folglich „mit anderen Handlungen konkurrieren, die ebenfalls zur Bewältigung des Alltags erforderlich sind."
Professionelle Pflege konzentriert sich hingegen primär auf die optimale Lösung der Pflegeaufgabe, „notfalls auch zu Lasten anderer Aspekte der Situation."

- *Lebensweltliche Pflege* ist „alltagsorientierte Sorgearbeit"[59] und damit ein besonderer Handlungsrahmen, der von den Pflegepersonen in einem Balanceakt zwischen den zur Bewältigung des normalen Alltagslebens erforderlichen und den durch die Pflege bedingten Anforderungen im Rahmen einer familialen Unterstützung und affektiven Solidarität interaktiv hergestellt wird.
  Professionelle Pflege ist eine berufliche Erwerbstätigkeit, die gleichsam „mit moralischen Erwartungen der Lebenswelt und fachlich-berufsethischen Selbstansprüchen besetzt ist," wobei das professionelle Pflegepersonal immer auch an „Probleme betriebswirtschaftlicher Bestandserhaltung und individueller Arbeitsplatzsicherung, an rechtliche und finanzielle Vorgaben, zugewiesene Zeitstrukturen und Verpflichtungen kollegialer Wechselseitigkeit" gebunden bleibt.
- *Lebensweltliche Pflege* ist in erster Linie durch Beziehungsaspekte geprägt und durch biografische Bezüge auf- und manchmal überladen. Im Vordergrund des pflegerischen Handelns steht „der Kranke als Person".
  Professionelle Pflege ist zwar auch durch Beziehungsaspekte geprägt, definiert die Beziehung aber nicht primär persönlich. Im Vordergrund des pflegerischen Handelns steht „die Person als Kranker". Der Hauptfokus ist auf „Aspekte der Wiederherstellung, Flankierung und Kontrolle körperlich-organischer Funktionen" gerichtet. Die Identität des Menschen und sein Wohlbefinden werden nur dann zum Thema, „wenn sie in erkennbarem Wirkungszusammenhang damit stehen und soweit solche Zusammenhänge im Pflegekontakt überhaupt zugänglich sind."
- *Lebensweltliche* Pflege bezieht sich auf ein lebensweltliches „Situationswissen", auf Beziehungs- und Biografiewissen, auf Alltagskompetenz und Alltagssprache.
  Professionelle Pflege stützt sich auf spezifisches Fachwissen, auf fachlich spezialisierte Handlungskompetenz und auf eine eigene Fachsprache, „die in der Lebenswelt dann häufig nicht mehr verstanden wird."

Der in der beruflichen Pflege immer wieder herangezogene Regelkreislauf des Pflegeprozesses[60] bleibt als systematische Problemlösungsstrategie unvollstän-

---

[59] *Sorgearbeit*, wie Steiner-Hummel (1998, S. 23) die Pflege in der Familie in Abgrenzung zur professionellen Pflege definiert, „ist sozial verankert und gehört der Lebenswelt des einzelnen an."
[60] Der Pflegeprozess wird gemeinhin als ein problemlösungsorientierter Beziehungs- und Entscheidungsprozess verstanden und in Form eines Regelkreises dargestellt. Dieser unterteilt sich in sechs Schritte: 1) Pflegeanamnese bzw. Informationssamm-

dig, sofern er nur medizinische Standards nachzuahmen versucht und den verstehenden lebensweltorientierten Ansatz nicht konzeptionell einbindet. Die in Weiterführung der von Henderson (1970) aufgestellten „Grundregeln der Krankenpflege" entwickelten und von spezifischen Grundbedürfnissen und Fähigkeiten Pflegebedürftiger ausgehenden „bedürfnisorientierten" Pflegemodelle, die sich auf die „Aktivitäten des täglichen Lebens" (ATL) bzw. auf die „Aktivitäten und existenziellen Erfahrungen des Lebens" (AEDL) konzentrieren, werden einer solchen lebensweltorientierten Pflege jedenfalls nicht gerecht. Diese Modelle sind an einer krankenhausorientierten Pflege ausgerichtet und gehen von einer temporären stationären Behandlung aus. Hintergründig wirkt das Bild von pflegebedürftigen Menschen, „die vorübergehend stationär aufgenommen werden und (...) ihre Eigenverantwortung und ihren gewohnten Lebensstil gleichsam vor den Toren dieses Hauses abgeben." (Heinemann-Knoch, Schönberger 1999, S. 633)

Eine biografie- und lebensweltorientierte Pflege aktualisiert sich immer im jeweiligen Lebensraum der Akteure. Sie muss die Bedeutung des Lebensraumes und der Lebensumwelt reflexiv erfassen, dabei auch die „Häuslichkeit" unterstützen (vgl. Hoppe 1998b) und über den Handlungs- und Wahrnehmungsspielraum der pflegebedürftigen Menschen im Gefüge ihrer Lebensgeschichte im Bilde sein. Die Pflegekräfte müssen die Rahmen (frames) als vorgegebenen Strukturen des sozialen Sinns sowie die Rahmungen (framing) als sinnaktualisierende Praxis kennen.

Dieser Einsicht gerecht zu werden, erfordert eine radikale Umorientierung in der Pflegepraxis. Die auf die Überwindung der herkömmlichen Pflegebeziehung von dominanten Pflegeexperten und passiven Klienten ausgerichtete lebensweltorientierte Pflege proklamiert einen solchen Schritt. Der Anspruch klingt gewaltig und auch ein wenig illusionär: Er verlangt, dass die Pflegenden die Lebensmuster, Lebensräume und Lebenswelten der zu Pflegenden kennen und *verstehen*. Das Pflegepersonal muss versuchen, sich in die Lebenswelt der pflegebedürftigen Menschen hineinzufinden und *einzufühlen*, wenngleich deren „Erlebnisstrom" auch nur in „diskontinuierlichen Segmenten" (vgl. Schütz 1981a, S. 146f.) erfasst werden kann.

---

lung, 2) Problemdefinition und Ressourcenklärung, 3) Zielvereinbarung und Zielformulierung, 4) Ableitung von Pflegemaßnahmen und Planung von Pflegehandlungen, 5) Pflegeintervention bzw. Durchführung der Pflegemaßnahmen, 6) Reflexion und Evaluation der Pflege. Bei Nichterreichen der Pflegeziele sind die Pflegediagnosen und Pflegemaßnahmen neu zu bewerten (vgl. Juchli 1997, S. 66ff.). Zur Funktion und Kritik des Pflegeprozesses vgl. u.a. Offermann (1998).

Das pflegende Personal muss sein pflegerisches Handeln sowohl mit den Augen des pflegebedürftigen Menschen (des „signifikanten Anderen") als auch mit den Augen der organisierten Pflegeumwelt (des „verallgemeinerten Anderen") wahrnehmen. Im Schnittpunkt dieses Perspektivenwechsels erwächst der interpretative Bedeutungszusammenhang der pflegerischen Praxis. Nur auf diesem Wege wäre eine individuell zugeschnittene lebensweltorientierte Pflege möglich. Das freilich ist ein Spagat, der erst noch zu meistern wäre. Denn die hier zu aktualisierenden Rahmungskomponenten verweisen auf ganz unterschiedliche Verständigungshintergründe. Auf der einen Seite muss eine biografie- und lebensweltorientierte Pflege mit den allgemeinen und besonderen Sozialisationserfahrungen der zu pflegenden Menschen vertraut, zumindest aber über diese informiert sein, um die Bedeutung des Lebensraumes und der Lebens(um)welt reflexiv überhaupt erfassen und in die pflegerische Betreuung einbinden zu können. Und auf der anderen Seite ist ein Rahmen zu aktualisieren, der immer auch einer ganz anderen Logik zu entsprechen hat. Denn die organisierte Pflegeumwelt (Krankenhaus, Pflegeheim, ambulante Pflegedienste) ist ja nicht nur dem pflegerisch-betreuerischen Sachziel verpflichtet, sondern immer auch von dem Formalziel einer zweckoptimierten, organisatorisch und ökonomisch vertretbaren Betriebsführung geleitet.

Führt man das Ideologem der biografie- und lebensweltorientierten Pflege konsequent weiter, so müssten die Pflegekräfte in der Lage sein, sich ein Bild von dem Klima und dem „geistigen Gehalt" der Generation der pflegebedürftigen Menschen zu machen. Sie hätten über deren Handlungs- und Wahrnehmungsspielräume im Gefüge ihrer Lebensgeschichte im Bilde zu sein. Das jedoch ist nur sehr beschränkt möglich. Denn die Generationen von Pflegepersonal und pflegebedürftigen, zumeist älteren Menschen leben in unterschiedlichen Lebenswelten. Und die erweisen sich nicht nur als wenig kompatibel, sondern auch als nur sehr begrenzt vermittelbar. Denn sowohl die individuelle Lebensgeschichte als auch der kollektive Lebenszusammenhang der älteren pflegebedürftigen Menschen bleibt „Vorwelt" (Schütz). Und die ist endgültig abgeschlossen, der direkte Zugang zu ihr bleibt versperrt. Die Erfahrungen und Erlebnisse, die „Generationszusammenhänge" (Mannheim), „Erlebnis- und Erinnerungsgemeinschaften" (Lepsius) der älteren Generation bleiben für das jüngere Pflegepersonal außerhalb der „Welt aktueller Reichweite" (Schütz). Und so bleibt für beide Generationen nur der unmittelbar zugängliche Sektor der pflegerischen Welt in aktueller Reichweite. Weil sich die Lebenswelten von Patienten/Bewohnern und Personal kaum durchdringen, bleiben sie sich weitgehend fremd. Die Erfahrungen, Einstellungen und Deutungsmuster von (zumeist jüngerem Pflegepersonal) und (zumeist älteren) pflegebedürftigen Bewohnern und Patienten klaffen weit auseinander und werden einzig durch die Klammer der organisierten Pflege zusammengehalten.

4 Strategische Praxis im Pflegediskurs

4.1 Der Körper im Pflegediskurs

Pflege ist eine Chiffre für verschiedene Sinnzusammenhänge. Pflege steht sowohl für berufliches als auch für laienhaftes, für professionelles und auch für fürsorgliches Handeln. Pflege zielt auf die Erhaltung und Förderung der Gesundheit, auf die Verhütung von Krankheit, auf die Hinleitung zu gesundheitsförderlichem Verhalten sowie auf die Befähigung zu angemessener Selbst- und Laienpflege bei Menschen aller Altersgruppen. Pflege zielt auch auf eine Hilfeleistung an Menschen unterschiedlichen Alters in den Phasen ihres Behindertseins, Krankwerdens, Krankseins, Gesundwerdens, Krankbleibens und Sterbens. Und Pflege zielt ebenso auf die Hilfestellung und Unterstützung bei der Bewältigung der Lebensaktivitäten von Menschen, deren Selbstständigkeit aufgrund von Altersprozessen und damit einhergehenden Ressourcenverlust eingeengt ist (vgl. Kellnhauser et al. 2000, S. 92f.).

Pflege ist aber nicht nur ein komplexes interpersonales Beziehungsgefüge (vgl. Peplau 1995), Pflege steht auch für einen funktional differenzierten Teilbereich der Gesellschaft (vgl. Bauch 2005, Hohm 2002). Die Pflege wird damit in den Stand einer externen regulativen Kraft (vgl. Johnson 1997) erhoben und in einen umfassend organisierten Strukturzusammenhang gesetzt (vgl. Neuman 1997, S. 198), den man auch als das „figurative Feld der Pflege" (vgl. Schroeter 2002c, 2003a) beschreiben kann. Pflege ist also ein weitreichender Begriff, mit dem sich unterschiedliche Sinn- und Verwendungszusammenhänge verbinden.

Doch auf welchen Pflegebegriff man sich im konkreten Betrachtungsfall auch konzentriert, immer ist Pflege auch auf den Körper bezogen. Und stets bedeutet Pflege ein Zusammenspiel von Theorie und Praxis, von *diskursiven Formationen* (Foucault) und *praxeologischen Strategien* (Bourdieu), von Wissen und Macht. „Macht und Erkenntnis sind synonym" (Horkheimer, Adorno 1998, S. 10). Der Begriff des Diskurses wird hier weder alltagssprachlich noch kommunikationstheoretisch, sondern im Sinne Foucaults (vgl. Bublitz 2003) verstanden, demnach der Diskurs „genauso in dem (ist), was man nicht sagt, oder was sich in Gesten, Haltungen, Seinsweisen, Verhaltensschemata und Gestaltungen von Räumen ausprägt. Der Diskurs ist die Gesamtheit erzwungener und erzwingender Bedeutungen, die die gesellschaftlichen Verhältnisse durchziehen." (Foucault 2003a, S. 164)

In diesem Verständnis ist der Pflegediskurs (vgl. Armstrong 1983a,b; Fox 1993a; Lupton 1992, 1995, 1997, 2003, S. 19ff.; Powers 1996, 1999, 2002; Thompson 1985; Turner 1995b) als ein *strategisches Feld* und als *diskursive Praxis* zu verstehen. Pflegediskurse (Konzepte, Modelle, Theorien, Techniken, Verfahren, Arbeitsorganisationen, Diagnosen, Therapien, Klassifikationen usw.) sind kontextgebunden und in einem „Feld der Äußerlichkeit" (Foucault 1997, S. 69) platziert. Sie stehen gewissermaßen an der Schwelle zu anderen Diskursen – zu anderen pflegerischen Diskursen, aber auch zu anderen medizinischen, sozialwissenschaftlichen, ökonomischen, rechtlichen, ethischen Diskursen (wie z.B. Managed Care, Long-Term-Care, Home-Care, Pflegeversicherung, Case-Management, Allokation/Rationierung, Health Policy, Systemsteuerung, Gesundheitsökonomie, Qualitätssicherung, Gesundheitsförderung, Prävention, Salutogenese, Sozialepidemiologie, gesundheitliche Ungleichheit, Risk-Management, Rehabilitation, Professionalisierung, Pflegemanagement, Interventionsgerontologie usw.).

„The discourse of patient advocacy, as well, is socially constructed within the prior condition of a clinical encounter between a nurse and a patient which tangentially involves many other discourses and spaces. As the discourse on patient advocacy becomes formalized, rules for how to be a patient advocate become standardized and include how to interact with other socially constructed discourses." (Powers 1996, S. 209)

Pflegediskurse sind wie alle anderen Diskurse geregelte Formationen von Aussagen, die sich zu allgemeinen Aussagesystemen, zu „diskursiven Formationen" (Foucault 1997) mit Wahrheitsanspruch verdichten. Pflegediskurse sind Verknüpfungen von Aussagen, Techniken und Strategien, die sich vor allem durch die tatkräftige Unterstützung von „Experten" (vgl. Hitzler et al. 1994) zu einem Wissens- oder Vorstellungssystem formieren, über *habitualisierte* Wahrnehmungs- und Deutungsmuster und inkorporierte Verhaltensmuster in strategischen Pflegepraktiken materialisieren. In diesem Kontext hat Powers (1999, S. 97) darauf hingewiesen, dass sowohl die Patienten als auch die Pflegenden durch die pflegerischen Maßnahmen *normalisiert* werden, insofern diese Maßnahmen das „Verhalten der Pflegeperson in der klinischen Begegnung nach Maßgabe dessen, was der Diskurs wissenschaftlich festgelegt hat (normieren)."

Die Pflege versucht auf ihrem langen und mühsamen Weg von der Nächstenliebe zur Profession so allmählich aus dem Schatten der Medizin zu kriechen und eigene Diskurse zu formieren. Und diese Diskurse sind äußerst heterogen und bunt. Sie reichen von unmittelbaren Pflegetechniken an der Bettkante bis zu organisatorischen Verfahren des Managements, von alltäglichen Krankheits- und Symptombeobachtungen bis zu empirischen Verfahren einer „Evidence Based Nursing", von caritativer Fürsorglichkeit bis zur gesetzlichen Pflegeversicherung, von familiärer Pflege bis zur Professionalisierungs- und Akademisierungsdebatte, von ganzheitlicher Pflege bis zu partialisierenden Klassifikationssystemen, von den Aktivitäten des täglichen Lebens bis hin zu den verschiedenen pflegerischen Versorgungspfaden auf der gesellschaftlichen Strukturebene. Diese Enumeration ließe sich problemlos fortreihen.

Und es liegt auch in der Logik des sich differenzierenden Pflegefeldes, dass stets neue Bereiche entdeckt und diskursiv erschlossen werden. Nun sind diese Diskurse, so abstrakt sie zuweilen auch geführt werden mögen, immer zugleich auch Theorie-Praxis-Komplexe und Ausdruck von Macht. Foucault hat mit dem subversiven Blick des Genealogen demonstriert, wie die Diskurse dem Machtwillen unterworfen sind und sich der Wille zum Wissen aus dem Willen zur Macht speist. Damit ist jedoch kein individueller und subjektiver Wille gemeint. Macht ist, wie oben gezeigt, weder ein absolutes Gut, noch eine Institution oder eine Struktur. Macht ist ein vielschichtiges und *strategisches Kräfteverhältnis* und kein Privileg einer Person, Gruppe, Klasse oder Institution. Macht ist ein ubiquitäres und omnipräsentes Phänomen. Auch in der Pflege ist Macht kein bloßes Repressionsinstrument, sondern immer auch *produktiv*.

Die „Dominanz der Experten" (Freidson 1975) findet sich auch in der Pflege. Dabei sind es keineswegs nur immer die Ärzte mit ihrer professionellen Legitimation, die Menschen „krank-" oder auch wieder „gesundzuschreiben", die hier definitionsmächtig den Diskurs bestimmen. In dem weiten Gefüge des Pflegefeldes sind Experten unterschiedlicher Provenience angesiedelt: u.a. Mediziner, Ärzte, Psychiater, Psychologen, Pädagogen, Pflege- und Gesundheitswissenschaftler, Sozialarbeiter, Pflegekräfte, Therapeuten unterschiedlicher Art, die – sofern sie sich ausschließlich oder vornehmlich mit älteren Menschen befassen und dem Bereich der Gerontologie zugehörig fühlen – aus dem Expertenwissen der jeweils spezialisierten Disziplinen (u.a. Geriatrie, Gerontopsychiatrie, Gerontopsychologie, Geragogik, Altenarbeit, Altenpflege) ihre Legitimation für einen jeweils spezifischen Blick schöpfen. Und eben dieser Blick, so hat uns Foucault in seinen verschiedenen Studien zur „Mikrophysik der Macht" gezeigt, ist der methodische Schlüssel all jener Mechanismen, die dafür sorgen, dass die Wissensmacht nicht nur in vertikaler Richtung verläuft, sondern sich gewissermaßen allgegenwärtig verteilt. In den fachspezifischen Diskursen wird das Wissen zu einem allgemeinen Aussagesystem formiert, auf dessen Grundlagen Erwartungen und Verpflichtungen konstruiert und die Menschen entsprechend gefördert, gestärkt und therapiert werden. Das gilt sowohl für die Soziale Gerontologie (vgl. Green 1993; Katz 1996) als auch für den Bereich der Pflege, wenn dort z.B. mit einem biografie- und lebensweltorientierten Ansatz die pflegebedürftigen Klienten im Rahmen eines Assessmentverfahrens sorgsam beobachtet, geprüft und miteinander verglichen werden, um sie dann gleichsam durch gezielte Empowermentstrategien individuell zu stärken und ihnen zu einer angemessenen Selbstakzeptanz zu verhelfen.

Wissen und Macht gehören unmittelbar zusammen. Die Durchsetzung und Praktizierung von Macht gestaltet sich im Wesentlichen in der Produktion von „wahrem" bzw. von „für wahr gehaltenem" Wissen. Und sie wird vor allem durch die Diskurse der Disziplinen produziert. Die Disziplinen sind „Schöpfer von Wissensapparaten, von Wissen und von vielfältigen Erkenntnisfeldern," sie führen einen „Diskurs der natürlichen Regel, das heißt der Norm. Sie werden ein Gesetzeswerk definieren, welches das Gesetzeswerk nicht des Gesetzes, sondern der Normierung sein wird, (...) und ihre Rechtsprechung wird die eines klinischen Wissens sein." (Foucault 2003c, S. 247f.) Foucault führt uns vor Augen, wie der Mensch zu Beginn des 19. Jahrhunderts zum allgemeinen Objekt der Wissenschaft wird. Das ist die Geburtsstunde der Humanwissenschaften, die nicht etwa überall dort sind, „wo es um die Frage des Menschen sich handelt, sondern überall dort, wo in der dem Unbewußten eigenen Dimensionen Normen, Regeln und Bedeutungsmengen definiert werden, die dem Bewußtsein die Bedingungen seiner Formen und Inhalte enthüllen." (Foucault 1988, S. 437)

Für den Gesundheits- und Medizindiskurs ist das bereits verschiedentlich nachgewiesen worden (vgl. Foucault 1981b; Hudemann-Simon 2000; Labisch 1992; Sarasin 2001; Sarasin, Tanner 1998). Wenn Hufelands makrobiotische Kunst der Lebensverlängerung den Körper noch als Ausdrucksmittel moralischer Lebensführung figurierte, so wurde die Gesundheit später durch die experimentelle Hygiene und vor allem durch die Erfolge der Bakteriologie strikt naturwissenschaftlich erklärt. Damit war „die Figur des »homo hygienicus« geboren, des Menschen, der Gesundheit als oberstes Lebensziel ansieht und sein Leben medizinisch-wissenschaftlichen Prinzipien unterordnet." (Labisch 1992, S. 313) Auf dieser Grundlage konnte sich dann ein öffentliches Gesundheitswesen entfalten, das Gesundheit zur verpflichtenden Richtschnur erhob.

Der Weg dorthin wurde über den medizinischen Diskurs geführt. Foucault (1981b) hat in seiner Schrift über die Geburt der Klinik den Diskurs über den Körper ins Blickfeld genommen und gezeigt, wie sich im Übergang vom 18. zum 19. Jahrhundert der „ärztliche Blick" grundlegend verändert und vom Kranken auf die Krankheit wechselte. Der Untertitel der Studie – „Eine Archäologie des ärztlichen Blicks" – macht deutlich, worum es ihm geht: Es ist weniger die Stellung der Kranken, die ihn interessiert, sondern vielmehr die Formierung medizinischen Wissens. Mit der Methode der *Archäologie* bringt er die verborgenen Diskurs- und Wissensformen ans Licht. Und so zeigt er, wie mit der Entstehung der pathologischen Anatomie, wie mit der „Öffnung der Leichen" dem leblosen Körper zuvor verborgene Geheimnisse entlockt werden und wie die neuen Techniken der Obduktion und Sezierung des menschlichen Körpers die inneren Geheimnisse der Krankheit lüften und den Menschen durchsichtiger erscheinen lassen (vgl. Armstrong 1987, 1994). Die Zerlegung der Körper eröffnete zugleich neue Diskurse in Anatomie und Nosologie, Physiologie und Histologie.

Foucault hat sich in seinen Ausführungen im Wesentlichen dem medizinischen Diskurs im 18. Und 19. Jahrhundert gewidmet. Seitdem hat sich der medizinische und pflegerische Blick stets präzisiert und verändert. Neue Gebiete wurden betreten und neue Diskurse eröffnet. Armstrong (1983a, 1995) hat in seinen Ausführungen zur politischen Anatomie des Körpers gezeigt, wie es im 20. Jahrhundert zu einem Übergang von der klinischen Medizin *(hospital medicine)* zur Kontrollmedizin *(surveillance medicine)* kam. Während die hospitale Medizin für die Verortung, Untersuchung und Behandlung kranker Körper im Kontext der klinischen Untersuchung und Überwachung stand, zeichnet sich die Kontrollmedizin durch eine neue Verräumlichung von Krankheit und Gesundheit aus, was sowohl eine Aufhebung der kategorialen Trennung von Gesundheit und Krankheit als auch einen „extrakorporalen Krankheitsdiskurs" beinhaltet.

Seit den 80er-Jahren wird das medizinische und pflegerische Wissen vermehrt unter sozialkonstruktivistischen Aspekten thematisiert (vgl. Bury 1986; Frader 1995; Fox 1993b). Und zwischenzeitlich liegen – vor allem im englischsprachigen Bereich – eine Reihe diskursanalytischer Beiträge vor (vgl. Jones, Porter 1994; Lupton 1992, 1993; Petersen, Bunton 1997), u.a. zu den Bereichen von Public Health (Lupton 1995), Gesundheitsförderung (Bunton 1992; Gastaldo 1997), Empowerment (Eskes et al. 1998; Robertson 1998; Salvage 1992; Powers 2003), Gesundheitsstile (Lupton, Chapman 1995; Williams 1995), chronische Krankheiten (Anderson et al. 1989; Anderson, Bury 1988; Armstrong 1990; Kelly, Field 1996), Pflegebeziehungen (Armstrong 1983b; Cheek, Porter 1997; Powers 1999; 2002, Twigg 2000) und informeller Pflege (Heaton 1999).

4.2 Das Dispositiv der „Bio-Politik"

Soziale und pflegerische Praktiken sind nicht von autonomen (akademischen) Pflegediskursen abhängig, vielmehr sind auch hier die Diskurse „als Praktiken zu behandeln, die systematisch die Gegenstände bilden, von denen sie sprechen" (Foucault 1997, S. 74). Durch die Formierung und Etablierung von Sichtweisen und Deutungsmustern konstituieren sich Wirklichkeiten. Doch die sind keineswegs eindeutig, was hinwiederum an der Heterogenität des Diskursensembles liegt. Da jedoch „in jeder Gesellschaft die Produktion des Diskurses zugleich kontrolliert, selektiert, organisiert und kanalisiert wird – und zwar durch gewisse Prozeduren, deren Aufgabe es ist, die Kräfte und Gefahren des Diskurses zu bändigen, sein unberechenbar Ereignishaftes zu bannen, seine schwere und bedrohliche Materialität zu umgehen (...)" (Foucault 1998, S. 10f.) –, kristallisieren sich auch in der Pflege dominante und marginale bzw. widerspenstige Diskurse und Praktiken heraus (vgl. Powers 1999, S. 143ff.). Damit wird der Diskurs zu einer „Waffe der Macht, der Kontrolle, der Unterwerfung, der Qualifizierung und Disqualifizierung" (Foucault 2003a, S. 165).

Der Pflegediskurs verdichtet sich zu einem *Dispositiv*, zu einer strategischen Verknüpfung der heterogenen Pflegeelemente. Ein Dispositiv,[61] so erklärt uns Foucault (2003e, S. 392), ist

„(...) eine entschieden heterogene Gesamtheit, bestehend aus Diskursen, Institutionen, architektonischen Einrichtungen, reglementierenden Entscheidungen, Gesetzen, administrativen Maßnahmen, wissenschaftlichen Aussagen, philosophischen, moralischen und philanthropischen Lehrsätzen, kurz, Gesagtes ebenso wie Ungesagtes, das sind die Elemente des Dispositivs. Das Dispositiv selbst ist das Netz, das man zwischen diesen Elementen herstellen kann."

Pflege als Dispositiv zu denken, heißt Pflegediskurs und Pflegepraxis in ihrer komplementären Beziehung zu sehen und dabei stets im Auge zu haben, wie sich Macht und Wissen auch hier in originärer Weise ineinander verschränken.

Das innovative Moment der Foucault'schen Überlegungen besteht darin, dass er das moderne Individuum als ein Produkt sozialer Disziplinierungen sieht. Die *produktive Disziplin* stellt gewissermaßen den durch das *panoptische Prinzip* verkörperten Machttypus der Moderne dar. Das Ziel dieser Machttechnik ist nicht nur die Einschließung, Isolierung und Überwachung, sondern auch die Transformation der Körper. Ihre Wirksamkeit verdankt sie einer auf Dauer gestellten Transparenz. Das panoptische Prinzip führt die anderen bisherigen

---

[61] Zur näheren Bestimmung des Dispositiv-Begriffes vgl. Deleuze (1991) und Jäger (2001).

Machtpraktiken der Kontrolle und permanenten Überprüfung, der normierenden Sanktionen, der ständigen Prüfungen, der durchrationalisierten und reglementierten Handlungs- und Verhaltensweisen zusammen und schafft den *fügsamen und gelehrigen Körper*.[62] Die Disziplinierung macht die Individuen nicht nur gefügiger, sondern auch lehrsamer und effizienter. Die Disziplinarmacht fabriziert das unterworfene Subjekt. Durch die vollkommene und allgegenwärtige Überwachung erscheint es als eine „Utopie der perfekten Einsperrung" (Foucault (1977, S. 263). Das panoptische Prinzip „arbeitet mit Dressurmethoden, die am Körper nicht Zeichen, sondern Spuren hinterlassen" (ebd., S. 170). Seine Anwendung bleibt nicht auf das Gefängnis beschränkt, sondern erstreckt sich auf alle anderen institutionellen Bereiche der Gesellschaft, sodass Foucault für diese gleich ein ganzes Arsenal schillernder Begrifflichkeiten parat hält: *Disziplinargesellschaft, panoptisches Regime, Kerkersystem oder Kerker-Archipel*.

Foucault hat uns gezeigt, wie sich im gesellschaftlichen Modernisierungsprozess die Techniken der Macht und die sie tragenden Prozeduren der Dressur, Überwachung und Kontrolle – vermittelt über verschiedene Machtknoten (Gefängnisse, Schulen, Hospitäler, Asyle, Fabriken, Wohlfahrtsinstitutionen usw.) – bis in die entlegensten Elemente des Sozialen eindringen. Auf der einen Seite pluralisieren sich die Disziplinarinstitutionen und auf der anderen Seite „tendieren ihre Mechanismen dazu, sich über die Institutionen hinaus auszuweiten, sich zu »desinstitutionalisieren«, ihre geschlossenen Festungen zu verlassen und »frei« zu wirken" (ebd., S. 271). Aus der Allgegenwart der bis in die letzten Winkel des Sozialen vordringenden Macht, aus der polyzentrischen Verteilung der Disziplinaranlagen und -techniken leitet Foucault seine These der polyzentrischen *Disziplinar-* und *Normalisierungsgesellschaft* ab, nach der das Urteilen und Richten kein Privileg des Richterstandes ist, sondern vielmehr in veralltäglichter Form zu einer der Hauptfunktionen der Gesellschaft geworden ist.

„Die Normalitätsrichter sind überall anzutreffen. Wir leben in der Gesellschaft des Richter-Professors, des Richter-Arztes, des Richter-Pädagogen, des Richter-Sozialarbeiters; sie alle arbeiten für das Reich des Normativen; ihm unterwirft ein jeder an dem Platz, an dem er steht, den Körper, die Gesten, die Verhaltensweisen, die Fähigkeiten, die Leistungen. In seinen kompakten und diffusen Formen, mit seinen Eingliederungs- Verteilungs-, Überwachungs- und

---

62 Foucault greift das *Panopticon* von Jeremy Bentham auf: eine ringförmige Überwachungsanlage, in der um einen zentralen Beobachtungsturm herum Einzelzellen in konzentrischen Kreisen angelegt sind, die jederzeit vom Wachturm aus einsichtig sind. So müssen die Gefangenen damit rechnen, permanent überwacht zu sein. Sie werden „gesehen, ohne selber zu sehen" und sind somit „Objekt einer Information, niemals Subjekt in einer Kommunikation" (Foucault 1977, S. 257).

Beobachtungssystemen war das Kerkersystem in der modernen Gesellschaft das große Fundament der Normalisierungsmacht." (Foucault 1977, S. 392f.)

Doch hinter der Formulierung dieser Ubiquitäts- oder Omnipräsenzthese steht nicht nur die Beobachtung, dass sich Macht und Kontrolle endlos pluralisieren und dynamisieren, sondern auch die Erkenntnis einer qualitativen Verschiebung: Die Macht wird *automatisiert* und *entindividualisiert* (vgl. ebd., S. 259). Sie zielt nicht auf einzelne Abweichler, sondern auf die Gesamtheit der gesellschaftlichen Akteure. Die Mikrophysik der Macht drängt auf die Makro-Ebene. Foucault spricht von zwei sich zunehmend vermischenden Polen der Macht, der eine ist um den „Körper als Maschine", der andere um den „Gattungskörper" zentriert. Während der erste Pol das Individuum ins Visier nimmt und es einer ganzen Reihe von Kontroll-, Überwachungs- und Dressurprozeduren aussetzt (die Foucault in extenso in *Überwachen und Strafen* schildert), zielt der andere auf die Regulierung und Normierung der Gesamtbevölkerung:

„Die Fortpflanzung, die Geburten- und Sterblichkeitsrate, das Gesundheitsniveau, die Lebensdauer, die Langlebigkeit mit allen ihren Variationsbedingungen wurden zum Gegenstand eingreifender Maßnahmen und regulierender Kontrollen: Bio-Politik der Bevölkerung." (Foucault 1983, S. 166)

Mit dieser Erkenntnis verlässt Foucault den Bereich des Mikrophysischen und wendet sich makropolitischen Fragestellungen zu und ordnet die Disziplin einer weitläufigen politischen Machttechnologie unter. Die Disziplinierung wird in die Normalisierung überführt. Die Kontrollgesellschaften lösen die Disziplinargesellschaften ab (vgl. Deleuze 1993, S. 255). Dabei wird die alte Gleichsetzung von Macht und Disziplin aufgelöst und die Disziplin nunmehr nur noch als eine Option von Machtausübung betrachtet (vgl. Foucault 1994b, S. 707f.). Die moderne Macht zielt auf das Leben, genauer: auf die *Maximalisierung des Lebens* und auf „die Verantwortung für das Leben, die der Macht Zugang zum Körper verschafft." (Foucault 1983, S. 148, 170)

War es zunächst der Körper, der als zu analysierendes Objekt in seine einzelnen Bestandteile zerlegt und mittels ausgefeilter Techniken zur Fügsamkeit gedrillt und therapiert wurde (vgl. auch Horkheimer, Adorno 1998, S. 265ff.), so wird seit der Mitte des 18. Jahrhunderts die gesamte Gesellschaft einer umfassenden Regulierung unterzogen. Regulierung und Kontrolle haben Dressur und Überwachung abgelöst. Foucault vollzieht gewissermaßen einen thematischen Wandel von der individuellen Disziplinierung zur gesellschaftlichen Regulierung, von der *Disziplinargesellschaft* zur *Normalisierungsgesellschaft*, „in der sich (...) die Norm der Disziplin und die Norm der Regulierung kreuzen" (Foucault 1983, S. 65). Gesellschaftstheoretisch werden mit der Mikro-Macht der Disziplinierung des Körpers und der *Bio-Politik* der Kontrolle der Bevölkerung Handlungs- und Strukturebene von Foucault miteinander zu verschränken versucht. Das verbindende Glied beider Ebenen wird von ihm in der „vom Disziplinären zum Regulatorischen" zirkulierenden Norm gesehen, die sich gleichermaßen „auf den Körper und die Bevölkerung bezieht" (Foucault 1992, S. 55). Die etabliert sich mit den sich seit dem aufkommenden Liberalismus verfestigenden „Dispositiven der Sicherheit" *(dispositifs de sécurité)* und findet ihren Niederschlag in dem sich etablierenden „Vorsorgestaat" (Ewald 1993). Und in dem muss das individuelle Handeln im Sinne des allgemeinen Interesses koordiniert und reguliert werden. Dazu bedarf es einer *regulierenden* Strategie: der *Bio-Politik*. Damit rückt Foucault in seiner Analyse der modernen Gouvernementalität *(gouvernementalité)* den Staat als regulierende Zentralinstanz ins Visier seiner Machtanalytik (vgl. Bröckling et al. 2000; Burchell et al. 1991; Dean 1999; Lemke 1997; speziell zum Gesundheitsbereich vgl. Joyce 2001). Gouvernementalität bezeichnet

> „die Gesamtheit, gebildet aus den Institutionen, den Verfahren, Analysen und Reflexionen, den Berechnungen und den Taktiken, die es gestatten, diese recht spezifische und doch komplexe Form der Macht auszuüben, die als Hauptzielscheibe die Bevölkerung, als Hauptwissensform die politische Ökonomie und als wesentliches technisches Instrument die Sicherheitsdispositive hat." (Foucault 2003g, S. 820)

Das heißt auch, dass die moderne Gesellschaft weniger eine Disziplinargesellschaft, als vielmehr eine „Sicherheitsgesellschaft" ist, in der die disziplinären Mechanismen zunehmend durch die „Dispositive der Sicherheit" erschlossen werden.

Wenn über die fachspezifischen Pflege- und Gesundheitsdiskurse das Wissen zu einem allgemeinen Aussagesystem formiert wird, das zugleich die Legitimation dafür schafft, die Patienten und Bewohner nach den medizinischen und pflegerischen Standards zu fördern und zu versorgen, so werden damit zugleich auch immer Machtbeziehungen geschaffen. Doch die Macht „existiert nur *in actu*, auch wenn sie sich (...) auf permanente Strukturen stützt." (Foucault 1994a, S. 254)

Die ambivalente Beziehung von Hilfe und Kontrolle ist ein Dauerbrenner in der theoretischen Diskussion zur Sozialen Arbeit. Die Doppelfunktion von „Hilfe und Kontrolle" trifft im hohen Maße die helfenden und pflegerischen Berufe mit ihren persuasiven Tätigkeitsfeldern (Diagnose, Therapie, Beratung, Erziehung). In diesem Rahmen leisten sie nicht nur Hilfe zur Selbsthilfe, sondern immer auch Hilfe zur Anpassung an gesellschaftliche Regelungen, indem sie den Erfolg ihrer Arbeit zugleich kontrollieren. Insofern steht Hilfe nicht im Gegensatz zur Kontrolle, vielmehr ist die Kontrolle ein Teilbestand der Hilfe. Soziale Kontrolle heißt nicht nur Repression, sondern auch Integration, denn sie wird nicht nur über äußeren sozialen Druck in Form negativer Sanktionierungen zu erzielen versucht, sondern auch über eine im Verlaufe des Sozialisationsprozesses vorgenommene Verlagerung der sozialen Kontrolle in das Persönlichkeitssystem (Elias) sowie durch die Möglichkeit der aktiven Gestaltung von bzw. Einflussnahme auf Interaktions- und gesellschaftliche Entwicklungsprozesse (vgl. Malinowski, Münch 1973, S. 77ff.). Die „Zuchtgewalt", wie Foucault die Macht in der Disziplinargesellschaft nennt, „legt die Kräfte nicht in Ketten, um sie einzuschränken; sie sucht sie allesamt so zu verbinden, dass sie vervielfältigt und nutzbar gemacht werden. (...) Die Disziplin »verfertigt« Individuen (...)" (Foucault 1977, S. 220).

Soziale Kontrolle ist ein in den Institutionen und sozialen Gruppenbildungen eingebautes ubiquitäres Phänomen (vgl. Berger, Luckmann 1969, S. 58f.), dem auch ältere und pflegebedürftige Menschen ausgesetzt sind. Neben den alltäglichen Kontrolleuren, die uns den Weg in die Normalisierungsgesellschaft (vgl. Link 1997) weisen, stehen mit den Ärzten, Gerontologen und Geragogen, Sozialarbeitern und dem Pflegepersonal spezialisierte „sanfte Kontrolleure" (Peters, Cremer-Schäfer 1975) bereit, die unter der Doktrin ihres jeweiligen beruflichen Leitbildes und dem „Dogma pflegerischen Wissens und pflegerischer Praxis" (Rodgers 1991) einer gesonderten *illusio* und strategischen Praxis unterstehen (vgl. Bourdieu 1987b, S. 122; 1998, S. 141, zur *doxa* und *illusio* des sozialgerontologischen Feldes vgl. Schroeter 2004b) und als Mitglieder von *Sozialisationsorganisationen* (Plake 1981) qua institutioneller Vorgabe „Menschen zu bearbeiten", d.h. in jeweils verschiedenen Kontexten zu „therapieren" und dabei zugleich auch zu kontrollieren und zu disziplinieren haben.

Auch Kliniken, Krankenhäuser, ReHa-Zentren, Pflegeheime und ambulante Pflegedienstanbieter sind Organisationen mit Sozialisationsauftrag. Sie sind Sondereinrichtungen, die ihre „Klienten" für eine bestimmte Zeit aus ihren sonstigen Lebenszusammenhängen herauslösen, ihnen Informationen und Wissen (z.B. Gesundheitsverständnis, zur Neuorientierung und Selbstständigkeitssteigerung bei Ressourcenverlust, Krankheit oder Behinderung) an die Hand geben und sie über die Bedingungen der äußeren Realität aufklären und Grundqualifikationen für die Bewältigung von Lebens- bzw. Krankheitsbedingungen legen (vgl. Hurrelmann 2001, S. 102).

Hilfe und Kontrolle gehören also zu den eingebauten Zielen der Sozialisationsorganisationen. So auch im Krankenhaus und Pflegeheim, wo sich die Pflegebeziehungen als ein interaktives Spannungsfeld auf verschiedenen Ebenen darstellen lassen (vgl. Schroeter 2002c). Der zentrale Fokus in diesem Interaktionsfeld liegt bei dem Patienten bzw. Bewohner, den man zunächst einmal wie jeden anderen Menschen auch als ein offenes Wesen (Scheler) bezeichnen kann, dessen Handlungen immer in ein umfassendes Handlungssystem (Parsons) eingebunden sind. Gleiches gilt auch für die übrigen am Pflegegeschehen beteiligten Akteure, für die Ärzte, das Pflegepersonal und die übrigen Mitarbeiter der Einrichtung, die Angehörigen usw.

Die Leitbilder der Gesundheitswissenschaft, Sozialen Arbeit, Gerontologie und Pflege sind Ausdruck eines veränderten und modernisierten Selbstverständnisses der Humanwissenschaften, die nicht länger auf die Disziplinierung, sondern auf die Kontrollierung und Normalisierung des Menschen bzw. auf die „Maximalisierung des Lebens" zielen und die „Verantwortung für das Leben" zum Zentralfokus ihrer Diskurse erklärt haben (Foucault). Die Leitgedanken der Salutogenese, die Empowermentstrategien zur Kompetenzaktierung, die Interventionen zur Förderung eines erfolgreichen und produktiven Alterns (vgl. Schroeter 2002b, 2002c, 2004b, 2005c) wie auch die Überlegungen zur biografie- und lebensweltorientierten Pflege fügen sich in die regulierenden Strategien der *Bio-Politk* ein. So unterschiedlich ihre jeweiligen Stoßrichtungen auch sind, so vereint sie doch die Klammer der Selbstakzentuierung und Förderung der Eigenständigkeit. Sie bildet gewissermaßen die übergreifende illusio der verschiedenen Felder von Gesundheit, Sozialer Arbeit, Altenhilfe und Pflege. Die in den jeweiligen Feldern vertretenen Akteure teilen weitgehend diese Grundüberzeugung. Insofern sind sie in dem Spiel des Feldes „befangen und gefangen" und haben ein Interesse daran, diesem Feld zuzugestehen, „daß das, was in ihm geschieht, einen Sinn hat, und daß das, was bei ihm auf dem Spiel steht, wichtig und erstrebenswert ist" (Bourdieu, Wacquant 1996, S. 148). Sie erkennen auf der Grundlage dieser illusio stillschweigend die im Feld geltenden Regeln an.

In den modernen Kontrollgesellschaften geht es nicht mehr (vordergründig) um die Unterdrückung und Einschließung störender und widerspenstiger Subjekte, sondern um die Produktion des zuverlässigen Menschen. Aus dem einengenden Korsett traditionaler Kontroll- und Sozialbindungen befreit, stehen dem Menschen heute pluralisierte Sozialformen gegenüber, die ihm neue Anforderungen abverlangen. Im Rahmen der Individualisierungsdebatte ist darauf verwiesen worden, dass auf der Folie fortgeschrittener sozialer Sicherheit – und im Wesentlichen von Bildungs- Mobilitäts- und Konkurrenzbeziehungen getragen – traditionelle Sozialbindungen aufgelöst wurden („Freisetzungsdimension"), normative Sinnhorizonte erodiert sind („Entzauberungsdimension") und subjektive Lebensläufe eine Entstrukturierung erfuhren („Re-Integrationsdimension") (vgl. Beck 1983, 1986). Wenn sich aber die individuellen Biografien und Lebensgestaltungen aus vorgezeichneten Fixierungen lösen und die alltäglichen Lebenswelten moderner Menschen in eine Mehr- oder Vielzahl nicht mehr zusammenhängender Teilorientierungen zersplittern (vgl. Hitzler, Honer 1994), so schlägt diese Entwicklung auch auf die Felder der Gesundheit, Sozialen Arbeit, Altenhilfe und Pflege ein, die sich nunmehr mit veränderten Aufgaben konfrontiert sehen. Wenn das ständige Streben nach Flexibilität und Mobilität den Nährboden für psychosoziale Krisen stellt, so reicht es nicht aus, wenn mit einer Expansion sozialer, gesundheitlicher und pädagogischer Dienste ein Ausbau „wohlfahrtsstaatlich inszenierte(r) Maßnahmen gegen die Nebenwirkungen individualisierter Lebensformen" (Rauschenbach 1994, S. 93) vorangetrieben wird. Um in modernen Gesellschaften die Voraussetzungen für eine gelingende Identität zu schaffen, muss der Mensch flexibilisiert und modernisiert werden. Die moderne Kultur erklärt Flexibilität und Mobilität zur Normalität. Insofern steht der „flexible Mensch" (Sennett 2000) im Fokus der kontrollierenden Bio-Politik mit ihren Programmen der Menschenstärkung, Gesundheitserziehung und -förderung (vgl. Bunton 1992, Gastaldo 1997). Ideologisch unterfüttert wird diese Programmatik durch die *Philosophie der Wellness und Fitness* (vgl. Bauman 1997, S. 187ff., 2003, S. 93ff.; Eskes et al. 1998; Rittner 1995).

In diesem Zusammenhang rückt vor allem der Körper als konsumierende Größe verstärkt ins Blickfeld (vgl. u.a. Baudrillard 1981, Falk 1994, Featherstone 1991). Und auch der alte Körper erscheint als nahezu frei modellierbar, er erscheint nicht mehr als „schicksalhaft" von Gott gegeben, sondern als individuell trainier- und modellierbar. Körperideale variieren in Raum und Zeit (vgl. u.a. Imhof 1983, Wagner 1999). In der modernen Gesellschaft, „die sich verzweifelt auf Jugend schminkt" (Bloch 1982, S. 40), schwingt über allen Lebensaltern das Jugendlichkeitsideal, „geheimnisvoll und verführerisch, aber auch fordernd" (Schachtner 1994, S. 88). Schlankheit und Fitness sind die Regulative eines „schönen Körpers", doch dieses Körperideal ist vergleichsweise jungen Datums. Erst die Einführung moderner Techniken und Hilfsmittel – von Fotografien, über Spiegel bis hin zur allgemeinen Verbreitung von Badezimmern, in denen der ganze nackte Körper ungestört betrachtet werden kann – erlaubte eine neue Form der reflexiven Selbstbetrachtung, in der der Körper und seine Veränderungen in den Mittelpunkt der Aufmerksamkeit gestellt wurde (vgl. Twigg 2004, S. 61). Gilleard (2002) hat diese Selbstprüfung des Körpers in den Kontext zu den von Foucault (1993a) beobachteten *Technologien des Selbst*[63] gesetzt und die körperorientierten Techniken der Pflege des Selbst (self-care) auf drei Körper-Ebenen untersucht: a) Körper als subjektive Identitätsoberfläche, die es zu bearbeiten gilt (z.b. durch Kosmetik oder Färben der Haare), b) Körper als Instrument des Selbst, das zu entwickeln, stärken und kultivieren ist (z.B. durch verschiedene Fitnessformen, wie Jogging, Gymnastik, Schwimmen) und c) Körper als handlungsfähige Struktur, die Risiken ausgesetzt ist und deswegen zu pflegen und zu hüten ist (z.b. durch Diät oder Nahrungsergänzungsmittel).

Für die erste Betrachtungsebene waren insbesondere die Einführung der Badezimmer (als neu in den Haushalt eingebrachte private Sphäre) sowie die Verbreitung der Fotografie und Film bedeutsam. Diese drei Innovationen stehen für einen grundlegenden Wechsel in der Betrachtung des Körpers, insofern sie entscheidend dazu beitrugen, den Blick auf den *ganzen* Körper zu richten und (im Falle von Fotografie und Film) auch öffentlich zu zeigen (vgl. Dutton 1995, S. 97). Gleichwohl Mitte des 20. Jahrhunderts eine vermehrte Ganzkörperbetrachtung Raum griff, so gilt das nicht unbedingt für das Alter. Die Darstellung des Alterns zentriert sich immer noch auf die traditionell in der Öffentlichkeit beachteten Körperteile, auf das Gesicht und auf den Kopf. Vordergründig wahrgenommen werden graue Haare, Falten und Gesichtsfurchen und „Hängebacken". Die in der Öffentlichkeit auf Kopf und Gesicht des alternden Menschen fokussierte Wahrnehmung findet ihre Entsprechungen vor allem in den Entwicklungen der Frisurstuben und Kosmetikindustrie. In vormoderner Zeit waren die Versuche, die Zeichen des Alterns hinter persönlichen Fassaden zu verbergen, noch Gegenstand des Spotts. So hält es etwa Adolph Freiherr von Knigge in seiner Schrift „Über den Umgang mit Menschen" es für lächerlich, „wenn ein Greis so sehr Würde und Anstand verleugnet, daß er in Gesellschaft den Stutzer oder den lustigen Studenten spielt", oder wenn eine alte Dame „sich wie ein

---

63 Foucault (1993a) hat in seinen späteren Schriften immer wieder darauf verwiesen, dass es ihm in seiner Philosophie vor allem darauf ankam, die Technologien herauszuarben, die die Menschen entwickelt haben, um Wissen über sich selbst zu entwickeln. Dazu hat er im Wesentlichen vier Typen von Technologien herausgefiltert: a) Technologien der Produktion, die es uns gestatten, Dinge zu produzieren, zu transformieren und zu manipulieren, b) Technologien der Zeichensetzung, die es uns gestatten, Zeichen, Sinnhaftigkeit, Symbole oder Bedeutungen zu benutzen, c) Technologien der Macht, die das Verhalten der Individuen bestimmen und sie bestimmten Zielen oder Herrschaften unterwerfen und die zu einer Objektivierung der Subjekte führen und d) die Technologien des Selbst, die es den Individuen erlauben, selbst oder mit der Hilfe von anderen, eine Reihe von Handlungen am eigenen Körper, der eigenen Seele, der eigenen Gedanken und Seinsführung vorzunehmen.

junges Mädchen kleidet, herausputzt, kokettiert, die alten Gliedmaßen beim englischen Tanze durcheinander wirft oder gar andern Generationen Eroberungen streitig machen will." (Knigge 1977 S. 138ff.)

In der Moderne ist die persönliche Fassade (Goffman) zur zweiten Natur des Menschen geworden. Das Färben der Haare und das Liften der Haut gehören heute ebenso zur kulturellen Selbstverständlichkeit wie Anit-Faltencreme und Fleckentferner. Doch während diese geradezu ins Gesicht geschriebenen Eingriffe öffentlich wahrnehmbar sind, erfahren andere, die gesamte körperliche Oberfläche betreffende Kosmetika und Eingriffe eine vergleichsweise geringe öffentliche Aufmerksamkeit.

„Despite the fact that the unclothed torso serves as one of the principal social texts for identity, few cosmetic products have been marketed that directly address the greying pubic hair or that seek so cover, conceal, or combat the lines and wrinkles on the belly and buttocks. The signs of aging that spread over the hidden surfaces of the body represent the last frontiers within the postmodern life course – and are still awaiting cultural reconstruction." (Gilleard 2002, S. 143)

Doch diese letzte körperliche Grenzbastion beginnt zu bröckeln. Der alternde Körper rückt allmählich als Ganzes auf die Bühne (vgl. Woodward 1999). Dabei jedoch verstärkt die Konsumgesellschaft durch das Primat der Jugendlichkeit zumindest indirekt die negativen Bilder des Altseins. Und so zielen die Botschaften von Mode und Werbung ebenso wie die von Lebenshilfe und Gesundheitsförderung auf eine Korrektur der Körper (vgl. Falk 1994; Featherstone 1991).

„Nicht jeder sieht nach etwas aus. Aber die meisten wollen angenehm auffallen und streben danach. Die äußerlichste Art ist hierbei die leichteste. (...) Das Herrichten ist bald gelernt und flüchtig. Die Frau, der Bewerber zeigen sich, wie man zu sagen pflegt, von der besten Seite. Soll heißen von jener, die am flottesten verkäuflich ist. Das Ich wechselt sich in Ware um, in gangbare, auch glänzende. (...) Stift, Schminke, fremde Federn helfen dem Traum von sich gleichsam aus der Höhle. Da geht er und posiert, pulvert das bißchen Vorhandene auf oder fälscht es um." (Bloch 1982, S. 395)

So auch im Alter, denn Alterszeichen werden als von der Norm abweichende Makel vermittelt. Und an eben diesem Punkt „setzt die expandierende Körper-Industrie und ihre Reklame an. Sie dramatisiert die »normale Abweichung« und schürt Scham- und Peinlichkeitsängste, um einen optimalen Resonanzboden für die Empfehlung von Produkten zu schaffen, die Abweichungen verhindern, aus der Welt schaffen oder entschärfen sollen." (Willems, Kautt 2002, S. 96)[64] Hier

---

64 Das gilt in eingeschränktem Maße auch für die Darstellung von Pflegebeziehungen (vgl. Bytheway, Johnson 1998; Johnson, Bytheway 1997).

findet sich der konsumerische Ausgangspunkt für den endlosen Kampf gegen das Alt-Aussehen (vgl. Furman 1999). Der uns in den Medien (vor allem in der Werbung) theatralisierte und „zur Schau gestellte" alte Körper ist nicht alt, er ist Ausdruck von Perfektionismus und eines unsichtbar gemachten Alters und „the battle against ageing (...) becomes a social duty" (Hepworth, Featherstone 1982, S. 95). In der modernen Gesellschaft wird der Körper zu einer Fiktion der Chancen und Optionen (vgl. Giddens 1991, S. 8). Und die zahlreichen Programme der Diäten, Schlankheitskuren und kosmetischen Chirurgie, die sportiven Trends (vom Trimm-Trab über Aerobic bis hin zum Power-Walking), die Angebote der Beauty-Farms und Wellness-Oasen sind Offerten an den Körper, seinen Symbolwert in der Gesellschaft zu steigern. Durch die zwischenzeitlich auch zahlreiche Präsenz der älteren Generation an diesem gesamtgesellschaftlichen Fitnessprogramm wird zugleich auch ein nicht unwesentlicher Nebeneffekt erwirkt: Die zunehmende Anzahl sportiver Angebote hat gleichsam zu einer neuen „Umkleidekabinen-Kultur" geführt, an der nunmehr auch jene Bevölkerungsgruppen partizipieren, die lange Zeit davon ausgegrenzt schienen. Insofern lässt sich die wachsende sportive Betätigung im Alter auch als Chance zur Erweiterung des sozialen Raumes interpretieren, in dem körperliche Praktiken sowohl in altershomogenen als auch in altersheterogenen vollzogen und Alterungsprozesse sichtbar gemacht werden. Und zugleich mag die Entdeckung des sozialen Raumes, in dem ältere Menschen „can be at ease with their actually bodies (...) provide an opportunity for younger generations to revise their own expectations of age and aging." (Gilleard 200, S. 146)

Die lange Zeit mit der Jugend assoziierten Eigenschaften der Flexibilität, Spontaneität und Expressivität diffundieren in der (post)modernen Fix- und Flux-Gesellschaft[65] zunehmend in die Altersphase. All die kultur-konsumerischen Paraphernalien werden hier auch auf das Alter angewandt: „jogging,

---

[65] Zur Bedeutung der ambivalenten Beziehung von Beständigkeit (fixity) und Fluss (flux) für die Identitätsbildung im Alter vgl. Biggs (1999, 2004). Er sieht in der „excessive fixedness in social structures, and excessive uncertainty and flux in personal identity" eine doppelte Identitätsbedrohung. „Fixity may take the form of claims that gender and ageing reflect natural processes, with a series of established roles and identities that have to be worked through, thereby progressively restricting gendered and maturational potential to certain predetermined categories. Identity flux refers to the degree to which it is fluid, a subject of choice and desire, and such seems on first encounter to be an attractive alternative to fixed roles and attributes (...). However, flux includes a second assault on identity. This arises from the fragmentation of standpoints from which to resist dominant constructions, increasing uncertainty and making personal coherence difficult to maintain." (Biggs 2004, S. 47)

exercise routines, cosmetics, health foods and fashionable leisure-wear are now marketed to elderly people to sustain health, youthful energy and the spirit of self-improvement deep into old age." (Featherstone, Hepworth 1998, S. 330)

Die auf die Modellierbarkeit des Körpers zielende Angebote unterliegen nicht nur der Ideologie der Fitness, sie erheben auch die Selbstakzentuierung und Eigenverantwortung zu den Signen der Moderne. Die Humanwissenschaften haben mit ihren Konzepten der Gesundheitsförderung, des Empowerment und der erfolgreichen Lebensbewältigung – auch im (hohen) Alter – nicht nur darauf reagiert, sondern diese auch entscheidend mitgeprägt. Auch wenn diese Grundüberzeugungen noch nicht Einzug in die letzten Winkel der Pflege- und Gesundheitsinstitutionen gefunden haben, so ist doch ersichtlich, dass die herkömmlichen Einschließungsmilieus stationärer Einrichtungen dieses Feldes ihrem Untergang entgegensehen. Die gesetzliche Förderung und der rapide Ausbau ambulanter Dienste sprechen eine deutliche Sprache. Doch auch wenn das traditionelle Altenheim für tot erklärt gilt (vgl. Dieck 1994), betreutes Wohnen, Tageskliniken, häusliche Pflege und mobile Rehabilitationsteams einen konjunkturellen Aufschwung erfahren, so bleiben doch (zumindest vorerst) Großorganisationen wie die Krankenhäuser oder – die zumeist kleineren – Pflegeheime bestehen. Doch auch hier wird an den Grundfesten gerüttelt. So forderte erst unlängst eine Gruppe kritischer (Pflege-)Wissenschaftler die Einsetzung einer Bundestags-Enquête zur Prüfung der Frage, ob nicht die Pflegeheime abzuschaffen und durch ein ambulant-kommunales Sorge-System zu ersetzen seien (vgl. Forschungsarbeitsgemeinschaft „Menschen in Heimen" 2001). Damit knüpfen sie (ungewollt?) an einen integralen Bestandteil der These vom Übergang der Disziplinar- zur Kontrollgesellschaft an,

„daß diese Institutionen über kurz oder lang am Ende sind. Es handelt sich nur noch darum, ihre Agonie zu verwalten und die Leute zu beschäftigen, bis die neuen Kräfte, die schon an die Türe klopfen, ihren Platz eingenommen haben. (...) In der Krise des Krankenhauses als geschlossenem Milieu konnten zum Beispiel Sektorisierung, Tageskliniken oder häusliche Krankenpflege zunächst neue Freiheiten markieren, wurden dann aber Bestandteil neuer Kontrollmechanismen, die den härtesten Einschließungen in nichts nachstehen." (Deleuze 1993, S. 255f.)

Diese neuen Kontrollmechanismen greifen über die habituell verankerten Selbstverständlichkeiten der psycho-sozialen Lehrdoktrinen. Das Rufen nach Autonomie und eigener Stärke, nach „Personal Growth" und „Selfmanagement", nach Kompetenzaktivierung und eigener erfolgreicher und produktiver Lebensgestaltung bis ins hohe Alter hinein legt sich wie ein Schleier der Erkenntnis auf die „Seele" moderner Menschen. „Ressourcen erkennen, Ressourcen erweitern, Ressourcen nutzen" – so klingt der Schlachtruf der modernen Selbstkontrolle. Der moderne Mensch, ob jung oder alt, krank oder gesund, ist ein „Manager in eigener Sache". Das Management erweist sich „höchst praktisch als übergreifendes Dispositiv zeitgenössischer Menschenführung." Und die „Mangementbücher (...) bilden somit das zeitgenössische Pendant zu den Fürstenspiegeln, policeywissenschaftlichen Traktaten und Disziplinarordnungen, aus denen Foucault die Modi des Regierens und Sich-selbst-Regierens in der Antike und im »klassischen Zeitalter« entzifferte." (Bröckling 2000, S. 133, 134f.) Das manageriale Denken greift nicht nur in den kollektiven, sondern auch in den individuellen Willen der Akteure. Sowohl in den kollektivgesellschaftlichen Willensmodi von Konvention, Recht und öffentlicher Meinung als auch in den individuell-gesellschaftlichen Willensmodi von Bestrebung, Berechnung und Bewusstheit (Tönnies) nistet der Machbarkeitsgedanke. Der Einzelne wird in die persönliche Verpflichtung und Verantwortung genommen. Unter der Maßgabe kollektiv gewollter (und auch getragener) Programme – wie z.B. die von der WHO in Gang gesetzten Gesundheitsförderungsprogramme („Gesunde-Städte-Projekt", „Projekt Gesundheitsfördernde Schule", „Projekt Gesundheitsförderndes Krankenhaus", „Projekt Gesundheitsförderung im Betrieb"), das 1993 von der Europäischen Gemeinschaft ausgerufene „Jahr des älteren Menschen und der Solidargemeinschaft der Generationen" wie auch das von den Vereinten Nationen im Jahre 1999 ausgerufene „Internationale Jahr der Senioren" mit all den dazugehörigen Projekten – wird die Bevölkerung oder einzelne Bevölkerungsgruppen von der supranationalen bis hinunter auf die lokale Ebene zu stärken und in Form zu bringen versucht. Auf der makrostrukturellen Ebene wird einem solchen Vorhaben durch ein geeignetes Versorgungsmanagment (Care-Management) und auf der individuellen Ebene durch ein je passendes Unterstützungsmanagement (Case-Management) Rechnung zu tragen versucht. Die übergeordneten Ziele widersprechen sich nicht: Es geht jeweils um die Stärkung und Aktivierung des Engagements, der Ressourcen, Potenziale und Widerstandskräfte des Einzelnen. Nur liegt beim einen die Betonung auf der Steuerung und Koordinierung der dafür erforderlichen Ver, während beim anderen die dafür ggf. notwendige Unterstützung des Einzelfalls im Vordergrund steht.

Das sich in der Moderne kristallisierende Menschenbild gleicht dem eines „Unternehmers", der in sein eigenes Lebensprojekt investiert, indem er Kompetenzen langsam und stetig entwickelt, Adaptionstechniken und Strategien der Stressbewältigung aufbaut und sich durch mentales und physisches Training „fit" hält. Mit unternehmerischem Kalkül wird dem „Risiko" Krankheit oder Alter vorzubeugen versucht. Verantwortung und Risikominimierung sind die

Vektoren, die sich auch im Sozial-, Gesundheits- und Pflegebereich einen Weg schlagen. Flankiert werden diese richtungsweisenden Leitmotive u.a. durch die o.g. wissenschaftlichen Diskurse der Humanwissenschaften, die mit ihren Erkenntnissen sowohl den gouvernemental eingeschlagenen als auch den lebensweltlich zu erprobenden Weg der Selbstakzentuierung fördern und legitimieren. Freiheit, Wohlbefinden und Gesundheit werden zum regulativen Ideal, zur modernisierten Formel des „survival of the fittest." Rosenmayr begegnet dieser Lesart mit Skepsis, wenn es bei ihm heißt:

> „Ich kann (...) die Auffassung Klaus R. Schroeters (...) nicht mitvollziehen. Schroeter befürchtet, dass der Managementkapitalismus über die Hintertür ins Ich einwandere. Das tut er sicher, und dagegen gilt es unter den Prämissen einer die Selbständigkeit (sic!) fördernden Wertposition moralisch und sozialpädagogisch oder gerontologisch zu mobilisieren." (Rosenmayr 2003, S. 42f.)

Rosenmayr plädiert völlig zu Recht für eine „aufgeklärte und aufklärende Ich-Stärkung eines »kritisch gefilterten« Narzissmus" (ebd., S. 43). Es wäre töricht, sich einem solchen Ansinnen zu widersetzen, doch die bloße Forderung nach Stärkung und individueller Kompetenz sowie nach Auf- und Ausbau der „psychischen Infrastruktur" greift zu kurz. Eine soziologische Behandlung dieser Frage setzt immer auch eine Eruierung der entsprechenden Möglichkeitsräume und Realisierungschancen voraus. Und dazu zählt nun eben auch einmal, die ideologischen Rahmungen auszutarieren. Und in diesem Sinne ist die reflexive Erfassung der Doxa von Gesundheitswissenschaft, Sozialer Gerontologie pp. notwendiger Teilbestand eines solchen von Rosenmayr geforderten kritischen Filterungsprozesses.

Eine solche, gleichsam wissenssoziologische Beackerung des sozialgerontologischen Feldes steht dem emanzipativen Bestreben ja nicht entgegen. Sie flankiert vielmehr den m.E. mit zu viel Euphorie begleiteten und mit zu wenig „kritischer Filterung" bedachten Diskurs eines erfolgreichen und optimalen Alterns (vgl. Schroeter 2002b, 2004b). Sie scheint mir umso dringlicher, da diese allgemeine Grammatik nun paradoxerweise auch auf den Alten- und Pflegebereich zu übertragen versucht wird. Doch im so genannten vierten oder fünften Alter (Laslett, Rosenmayr) stößt der Geltungsbereich „neoliberaler Subjektivität" (Bröckling 2000, S. 155) und bio-politischer Programme an seine Grenzen. Noch ist „(d)ie Krankheit (...) nicht abgeschafft, aber ihr Ende: der Tod, ist verblüffend zurückgedrängt." Doch entgegen aller Fitness-Philosophien hängt der „utopische Apfel der Verjüngung (...) noch in ziemlicher Ferne." (Bloch 1982, S. 528, 535)

4.3 Der pflegerische Blick

Pflegerische Praktiken entstehen nicht im theorielosen Raum (vgl. Campbell, Bunting 1991; Dzurec 1989; Kobert, Folan 1990; Parker, McFarlane 1991; Thompson 1985). Sie sind eingebunden in ein System von Vorstellungen, Ideen, Deutungsmustern und Aussagen über Körper, Pflege, Krankheit, Gesundheit, Ethik usw. Nicht selten greifen Pflegetheorien auch auf soziologisches Gedankengut zurück, so z.b. die deutliche strukturfunktionale bzw. systemtheoretische Anteile enthaltene Selbstpflegetheorie von Orem (1996), das Behavioral System Modell von Johnson (1997), Kings Zielerreichungstheorie (1971, 1990, 1996a+b) sowie das Adaptionsmodell von Roy (1976). Andere Theorien schließen an phänomenlogische und hermeneutische (z.b. Parse 1987; Benner, Wrubel 1997; Corbin, Strauss 1998, 2004) oder interaktionische Theoriebildung an (z.b. Peplau 1995; Orlando 1996; Wiedenbach 1964), jüngere Ansätze (Darmann 2000; Kim, Holter 1995; Ray 1999, Remmers 2000) greifen die Gedanken der Kritischen Theorie, vor allem der Habermas'schen Kommunikationstheorie auf.[66]

Nach der inzwischen vielfach rezipierten Aufgabendefinition von Virginia Henderson besteht die Funktion der Pflege darin, „dem kranken oder auch gesunden Individuum bei der Verrichtung von Aktivitäten zu helfen, die seiner Gesundheit oder Wiederherstellung (oder auch einem friedlichen Sterben) förderlich sind und die er ohne Beistand selbst ausüben würde, wenn er über die dazu erforderliche Stärke, Willenskraft oder Kenntnis verfügte." (Henderson 1997, S. 42) Als allgemeines Ziel der Pflege gilt die Erlangung, Bewahrung und Wiederherstellung von Gesundheit und Wohlbefinden bzw. die Betreuung, Umsorgung und würdevolle Begleitung unheilbar Kranker und Sterbender (vgl. King 1971, S. 84; 1990). In programmatischer Weiterführung der Förderung und Erhaltung der Gesundheit sowie Verhinderung der Krankheit hat die WHO (1990, S. 22) sodann auch die „Einbeziehung der Einzelpersonen, Familie und Gemeinde in das Pflegewesen" und die „Schaffung von Bedingungen, die es ihnen ermöglichen, mehr Verantwortung für ihre Gesundheit zu übernehmen", als Pflegeziele formuliert.

Innerhalb des sich allmählich konstituierenden Feldes der Pflege haben sich verschiedene, sowohl einander anschlussfähige als auch miteinander konfligierende Pflegediskurse entwickelt (z.B. Primary Nursing, New Nursing, ganzheit-

---

66 Eine Übersicht zu den einzelnen Pflegetheorien gewährt Meleis (1999), speziell zur Bedeutung der Soziologie für die Pflegewissenschaft, Pflegetheorie und Pflegemodelle vgl. Görres, Friesacher (2005).

liche Pflege, patientenorientierte Pflege, Bezugspflege, aktivierende Pflege, lebensweltorientierte Pflege, professionelle Pflege, Palliative Care, usw.).

Die Bedeutung der Pflege, sowohl im fachlichen und wissenschaftlichen Diskurs als auch in der unmittelbaren Praxis an der Bettkante, stützt sich, so mag man in Anlehnung an Foucault formulieren, weniger auf den pflegerischen Wissensfundus, sondern in erster Linie auf die pflegerischen Methoden. Und das betrifft vor allem die durchdringende Form der Beobachtung, kurz den *pflegerischen Blick* (vgl. Schroeter 2004a).

So wie andere Wissenssysteme kennt auch die Pflege eine eigene Wahrheitsordnung, d.h. „Diskursarten, die sie annimmt und als wahr fungieren lässt" (Foucault 2003b, S. 210). Die Pflege hat sich nicht nur in vielerlei Hinsicht organisatorisch und inhaltlich an das Medizinalsystem angepasst, sondern auch methodisch. Und so hat sie sich zu einer Disziplin entwickeln können, die Wissen und Techniken produziert und verbreitet, um Gesundheit zu erhalten und den Umgang mit Krankheiten zu bewältigen. Auch wenn sich die Pflege in ihren Theorien als „ganzheitlich" versteht, die Körper, Geist und Seele gleichermaßen bedient und wenn in der Pflegeforschung vermehrt qualitative Forschungsmethoden Einzug erhalten, so ist ihr Blick in der Praxis doch primär auf den Körper gerichtet. „Ganzheitlichkeit gab es nie, sie ist Fiktion und Mythos wie der moderne Körper auch" (Lutz 1996, S. 41). Der „durchdringende Blick" auf den Körper ist auch in der Pflege ein effektives Instrument, für die Formierung und Akkumulation fachspezifischen Wissens. Dieser Blick diktiert die Beobachtungsmethoden, die Techniken der Registrierung und die Formen der Untersuchung und Behandlung. In der Medizin wird der Körper im Wesentlichen als ein pathologisches Objekt wahrgenommen, um Ähnlichkeiten und Unterschiede von Krankheiten zu beobachten und zu klassifizieren. Hier steht nicht die kranke Person, sondern das verallgemeinerbare und reproduzierbare „pathologische Faktum" im Zentrum der Aufmerksamkeit. Die Krankheit zeigt sich in Symptomen und Zeichen, die darauf hindeuten, was eintreten wird (prognostisch), was vorausgegangen ist (anamnetisch) und was sich gerade abspielt (diagnostisch) (vgl. Foucault 1981b, S. 104).

Der medizinische Blick registriert Häufigkeiten und Abweichungen, Regelmäßigkeiten und Unregelmäßigkeiten. Alles wird sorgsam erfasst und in einem medizinischen Tableau dokumentiert. Aber auch in der Pflege findet sich dieser verobjektivierende und klassifizierende Blick (vgl. Armstrong 1983b, 1995).

> „Doctors, nurses and allied health professionals collaborate in order to institute a careful documentation process which separates the body into physical components which can be measured." (Henderson 1994, S. 937f.)

Unter Verwendung medizinischen und pflegerischen Wissens werden nicht nur Krankheiten und Behinderungen typisiert und klassifiziert – so z.b. anhand der *International Classification of Impairments, Disabilities and Handicaps (ICIDH)* bzw. der aktualisierten Version als *International Classification of Impairments, Activities and Participation (ICIDH-2)* –, auf der Grundlage des Sammelns und Abgleichens von Informationen über einzelne Körper werden auch Pflegeziele, Pflegezeiten und Pflegeorte strukturiert und kontrolliert. Durch die Vergleiche von Patientendaten werden statistische Durchschnittsdaten ermittelt und „Normalitäten" definiert, in deren Folge die von der Normalität abweichenden Patienten zur Zielscheibe von Überwachung und Interventionen werden (vgl. Gastaldo, Holmes 1999, S. 235; Heartfield 1996; Holmes 2001; 2002).

"Our current definition of nursing as a science that diagnoses and treats, parodies objectifying medical language. We cooperate in the translation of technical expertise into social hierarchies (...)." (Allen 1985, S. 63)

War der pflegerische Blick in der Funktionspflege (vgl. Elkeles 1988) noch primär auf den „defizitären" Körper des Patienten gerichtet und wurden hier die arbeitsorganisatorischen Pflegeverrichtungen noch nach tayloristischen Grundsätzen partialisiert, so richtet sich der „neue" pflegerische Blick des *New Nursing* (vgl. Porter 1994; Salvage 1990, 1992) und *Primary Nursing* bzw. der patientenorientierten Bereichs- und Bezugspflege (vgl. Ersser, Tutton 2000; Manthey 2002; Schlettig, von der Heyde 1993) auf den ganzen Menschen in seiner unteilbaren Einheit aus biologischen, psychologischen und psycho-sozialen Aspekten. Doch wenn der Patient im „Diskurs der Pflegediagnosen" (Powers 1999, 2002) als ein zu beobachtendes zu beschreibendes Objekt wahrgenommen, dargestellt und behandelt wird, konterkariert das die in der modernen Pflegewissenschaft behandelten Formen des *New Nursing* mit seinen holistischen Ansprüchen (Lowenberg, Davis 1994). Auch wenn in der Pflege vor der Gefahr einer subtilen Fremdbemächtigung des Patienten-Körpers gewarnt wird (vgl. Remmers 1997), so macht der pflegerische Blick die Pflegestätte zum *Panopticon*, zu einem Überwachungssystem, in dem der Patient vollständig erfasst, geprüft und unter pflegerische Kontrolle gestellt wird. Patienten im Krankenhaus und Bewohner im Pflegeheim leben hier – so ließe sich in Anlehnung an Goffman (1996a, 1973b) formulieren – total inkludiert in einer „Lebenswelt ohne soziale Hinterbühne" (Schroeter 2002a).[67] Hier werden sie beobachtet, versorgt, behandelt und sozial diszipliniert. Das augenfälligste Instrument dabei ist die *Pflegedokumentation* (vgl. z.B. Garms-Homolová, Niehörster 1997), in der ggfs. unter Bezugnahme auf allgemeine *Pflegestandards* die wichtigsten pflegerischen Maßnahmen dokumentiert werden. Die Pflegedokumentation wird gemeinhin als eine notwendige Voraussetzung für die individuelle Pflegeplanung verstanden. Sie hat verschiedene Funktionen, so z.B. als Gedächtnisstütze des Pflegepersonals, als Kommunikationsmittel bei der Pflegeübergabe, als Entscheidungsgrundlage für den Arzt, als retrospektive Beurteilungsgrundlage für die Analyse des Pflegeergebnisses, als prospektive Planungsgrundlage für Ressourcengebrauch, Personaleinsatz usw., als Abrechnungsgrundlage in der ambulanten Pflege sowie als Dokument erbrachter Leistungen für den Fall etwaiger Haftpflichtprozesse (vgl. Schrader 2000, S. 725ff.).

Wenn sich die Pflege auf die Diagnostik und Behandlung menschlicher Reaktionen auf gesundheitliche Probleme bezieht (vgl. ANA 1980, S. 9), so ist der Fokus pflegerischen Handelns primär auf das Kranksein bzw. auf die Folgen der gesundheitlichen Beeinträchtigungen auf die zum alltäglichen Leben notwendigen Fähigkeiten gerichtet. Pflegediagnosen sind klinische Beurteilungen der Reaktion von Individuen, Familien oder sozialen Gemeinschaften auf aktuelle oder potenzielle Gesundheitsprobleme oder Lebensprozesse, die die Grundlage für die Auswahl von Pflegeinterventionen bilden (NANDA 1990). Diese Diagnosen werden in eine taxonomische Ordnung gepasst und mit einer Kennziffer versehen. Auf diese Weise schreiben die Diagnosen „nicht nur das Verhalten der Patienten, sondern auch der Pflegenden vor, denn die Pflegeperson stellt die Diagnose mit Hilfe eines bestimmten Verfahrens, des sogenannten Assessment (Problemerfassung). Dieses hinwiederum wird vorgeschrieben vom Spezifikationsraster, denn die Pflegekraft ist gehalten, nach Zeichen und Symptomen aller nur möglichen Diagnosen zu suchen." (Powers 1999, S. 93)

Anders als in den USA, wo sich getreu dem Motto „If you cant't measure it, you can't manage it" verschiedene Pflegeklassifikationen sowohl für die Pflegediagnosen als auch für die Pflegemaßnahmen und Pflegeresultate etabliert haben – so z.B. *die International Classification for Nursing Practice (ICNP)* (DIHNR 1996; Etzel 2000; ICN 2002), die *Nursing Intervention Classification (NIC)* (McCloskey, Bulechek 1996), die *Nursing Outcomes Classification (NOC)* (Johnson et al. 2000), die *Home Health Care Classification (HHCC)*

---

[67] Zu den Macht- und Konfliktkonstellationen im Pflegeheim vgl. Amrhein (2002, 2005), Prahl, Schroeter (1996, S. 154ff.) und Schroeter, Prahl (1999, S. 130ff.).

(Saba 1992), das *Omaha System* (Martin, Scheet 1992) oder das *Patient Care Data Set (PCDS)* (Ozbolt 1997) –, wird hier zu Lande noch eifrig an geeigneten und allgemein anerkannten Klassifikationssystemen gearbeitet (vgl. Schrader 2000, S. 733f.). Mit ungebrochener Emsigkeit werden die internationalen Pflegeklassifikationen ins Deutsche übertragen (vgl. van der Bruggen 2001; Doenges, Moorhouse 2002; Gordon 2001; ICN 2002; Kim et al. 1999; Hinz 2003), Pflegediagnostik wird überall gelehrt, in der Praxis aber noch wenig systematisch angewandt (vgl. Portenier 2001). Gleichwohl wird auch hier registriert und dokumentiert. Ob ehemals auf Stammblättern und Dokumentationsformularen oder seit jüngerer Zeit im Rahmen computergestützter Dokumentationsverfahren, stets wurden und werden individuelle Daten erfasst und gespeichert. Dort finden sich nicht nur Angaben zu den so genannten Statusdaten, Krankheitsverläufen, Medikationen und eingeleiteten Pflegemaßnahmen, sondern auch biografische Daten über wichtige Lebensereignisse, alltägliche Gewohnheiten, persönliche Fähigkeiten, Vorlieben und Interessen. Der „pflegediagnostische Diskurs", so urteilt Powers (1999, S. 125), „hat teil an der Ausweitung unseres heutigen Begriffs von Macht (Biomacht) und ihrer Kontrolle über alle Einzelheiten des Alltagslebens. Er wirkt mit an der Biomacht, weil er sich ans Vorbild von Medizin, Fundamentalwissenschaft und Professionalismus hält und – gerade infolge dieser Orientierung – Prozesse wie Normalisierung, Geständnis (gegenüber Personen mit sozialer Handlungskompetenz) sowie Medikalisierung und Klinikalisierung des Alltagslebens vorantreibt."

Ein weiteres „Beurteilungsinstrument" in der Pflege ist das in den USA entwickelte und auch in Deutschland und anderen europäischen Ländern erprobte *Resident Assessment Instrument (RAI)* (vgl. KDA 1996; Morris 2002), mit dem die Situation der älteren Menschen in der Langzeitpflege präzise erfasst werden soll. Das System besteht u.a. aus einem *Minimum Data Set (MDS),* in dem 250 Einzelangaben zu den Ressourcen und Pflegebedürfnissen älterer Menschen erhoben werden,[68] einer Risikoerkennungstafel, anhand der sich typische Pflegeprobleme ablesen lassen und verschiedenen *Resident Assessment Protocols (RAP),* mit denen verschiedene Pflegeprobleme identifiziert werden.

---

68 Erhoben werden u.a. Daten zu den individuellen Lebensgewohnheiten, kognitiven und kommunikativen Fähigkeiten, körperlichen Funktionsfähigkeiten in den Aktivitäten des täglichen Lebens (ATL), Krankheitsdiagnosen und Gesundheitszustand, Ernährungsstatus, Medikamentationen, zum psychosozialen Wohlbefinden, zu Stimmungslage und –verhalten.

Ein anderes Beobachtungsinstrument ist das *PLAISIR-System* (Eros 1997a+b),[69] das den von Pflegeexperten für erforderlich gehaltenen individuellen Pflegezeitbedarf minutiös ermittelt. Dazu wurde ein fünfstufiges Verfahren entwickelt, bei dem die in der ersten Stufe konstruierten zehn Pflegebereiche (Atmen, Essen und Trinken, Ausscheidung, Körper- und Schönheitspflege, Mobilisation, Kommunikation, Medikamente, intravenöse Therapie, Behandlungen, diagnostische Maßnahmen) dann in der zweiten Stufe in weitere Unterbereiche und auf der dritten Stufe in spezifische Pflegebedürfnisse unterteilt werden. Diesen werden dann auf der vierten Stufe spezifische Pflegeaktivitäten zugeordnet, die hinwiederum auf der fünften Stufe in insgesamt 170 so genannte Pflegeinterventionen aufgeteilt werden. Auf diese Weise wird mit Hilfe von vereinbarten Richtwerten und Leistungsstandards die nach dem Expertenurteil erforderliche Pflegezeit und Pflegeleistung bestimmt, die der Bewohner zu jeder Stunde eines Tages erhalten soll. Damit, so heißt es in einer Pressemitteilung des KDA (2001), könnten „erstmals die Fähigkeiten, Defizite und Bedürfnisse jedes Bewohners präzise, einheitlich und transparent erfasst werden und genau die Leistungen in Heimen erbracht werden, die ältere Menschen etwa bei der Körperpflege, Ernährung, Kommunikation oder Rehabilitation benötigen."

Bei all diesen Verfahren wird registriert, klassifiziert und schließlich interveniert. Auf diese Weise wird unter bio-medizinischen Vorzeichen ein Pflegediskurs (als Theorie-Praxis-Komplex) konstruiert, „mit dem Persönlichkeitsdefekte diagnostiziert werden. Solche Defekte gibt es nur im Verhältnis zu einer vorab festgelegten Norm, der der Patient nicht gerecht wird; sie betreffen Aspekte wie Bewältigungsverhalten (Coping), Selbstwertgefühl, Anpassungsfähigkeit, Wissen u.ä. und unterliegen dem Urteil, das die Pflegenden von ihrer überlegenen, durch Ausbildung, Professionalität und Machtbefugnis gesicherten Warte der sozialen Handlungskompetenz aus fällen." (Powers 1999, S. 129)

---

[69] Das Akronym PLAISIR steht für *Planification Informatisée des soins Infirmiers Requis en milieux des soins prolonges* (Informatisierte Planung der erforderlichen Pflege in Langzeit-Pflegeeinrichtungen).

4.4 „Pflegefall" als Diskursobjekt

Ein sich gegenwärtig auch in der Pflege großer Beliebtheit erfreuendes Modell ist das *Case-Management* (vgl. z.b. Ewers, Schaeffer 2000), das als ein auf den Einzelfall ausgerichtetes Unterstützungsverfahren auch in verschiedenen Segmenten des Pflegefeldes einsetzbar ist, so z.b. als *Primary Care Case Management* in den so genannten Hausarztmodellen, als *Insurance Case Management* der Kranken- und Pflegeversicherungen, als *Nursing Case Management* im ambulanten und stationären Pflegebereich, als *Home Care Case Management* bei der Unterstützung hauswirtschaftlicher Hilfen, als *Hospital* oder *Clinical Case Management* im Krankenhaus, als *Long-Term Care Case Management* bei der Hilfe chronisch Kranker oder als *Mental Health Case Management* im Rahmen der medizinischen Behandlung psychisch kranker Menschen (vgl. Wendt 1999, S. 55ff.).

Wirft man einen genaueren Blick auf den Ablaufplan des Case-Managements, so wird einem sowohl die ambivalente Beziehung von Hilfe und Kontrolle als auch die figurative Verwobenheit des Pflegefeldes energisch vor Augen geführt (vgl. Schroeter 2004a). Das Case-Management figuriert mit seiner in fünf Phasen unterteilten Prozesskette *(1. Outreaching, 2. Assessment, 3. Care-Planning, 4. Implementation, Intervention, Monitoring, 5. Evaluation)* die klassische Form einer *Prüfung*. Auch wenn im figurativen Feld der Pflege der *Medizinische Dienst der Krankenkassen (MDK)* als unumgängliche Kontrollinstanz der Kostenträger mit seiner Begutachterpraxis die entscheidende normierende Sanktionsgewalt innehat, so fällt doch auch dem Case-Management mit seiner gezielten Zugangssteuerung und Vermittlung von Versorgungs- und Betreuungsdiensten, eine qualifizierende, klassifizierende und sanktionierende Überwachung zu.

Die Prüfung, so lehrt uns Foucault (1977, S. 241), „ist ein Mechanismus, der eine bestimmte Form der Machtausübung mit einem bestimmten Typ der Wissensformierung kombiniert." So auch im Case-Management, in dem pflege- und hilfebedürftige „Subjekte" im *Assessment* als „Objekte" zur Beobachtung, Dokumentation und Beurteilung vorgeführt werden, um sie als unterstützungsbedürftige Menschen zu erkennen. Die durch die Prüfung ermittelten individuellen Daten werden sorgsam dokumentiert. Und da ist es einerlei, ob diese Daten durch standardisierte Erhebungstechniken oder durch fallrekonstruktive und objektiv hermeneutische Verfahren gewonnen werden.

Durch die Prüfung wird zum einen die Individualität dokumentiert, zum anderen macht die Prüfung mit Hilfe ihrer Dokumentationstechniken aus jedem

Individuum einen „Fall" (vgl. ebd., S. 243ff.). Der hilfebedürftige Mensch wird zu einem beschreibbaren und analysierbaren Gegenstand, zum einem *handhabbaren und managerialen Fall (case)* gemacht, der gleichermaßen Erkenntnisgegenstand wie auch Zielscheibe für eine Macht ist. Er wird zu einem Pflegefall, den man „beschreiben, abschätzen, messen, mit anderen vergleichen kann – und zwar in seiner Individualität selbst; der Fall ist aber auch das Individuum, das man zu dressieren oder zu korrigieren, zu klassifizieren, zu normalisieren, auszuschließen hat usw." (ebd., 246). Nun lässt sich unter Hinweis auf Selbstzwang und „freiwilliges Geständnis"[70] durchaus zeigen, dass dieser Versuch der Normalisierung in der Pflege (z.B. in Anamnese und Assessment) nicht ohne die Eigenbeteiligung der Überwachten und Kontrollierten an den Machtbeziehungen vonstatten geht. Auch in den Fällen kooperativer und partizipativer Interventionen (vgl. Rifkin 2002) müssen Daten erhoben und Ist-Zustände festgestellt werden.

> Aber „(a)n den dem Normalisierungsprozeß innewohnenden Machtbeziehungen ändert sich gar nichts, wenn man die Patienten an Zielbestimmung oder Pflegeplanung «mitwirken» läßt, denn Diagnose, Pflegemaßnahmen und Ergebnisse sind immer schon festgelegt und schränken die verfügbaren Wahlmöglichkeiten erheblich ein. Den Patienten und Pflegekräften bleibt nur die Illusion, sie könnten innerhalb der bestehenden, durch die diskursiven Praktiken des Diskurses aufrechterhaltenen Machtverhältnisse wirkliche Entscheidungen treffen." (Powers 1999, S. 98)

Die dem Case-Management innewohnende Prozesskette von der Zugangseröffnung *(outreaching)* bis zur Bewertung *(evaluation)* und Berichterstattung *(accounting)* beinhaltet verschiedene kontrollierende Techniken einer „produktiven Disziplinierung". Der wissenschaftliche Pflegediskurs legitimiert Hinter-

---

[70] Foucault (1983, S. 76f.) macht deutlich, dass die Macht durch das Geständnis, was zu einem „Anerkennen bestimmter Handlungen und Gedanken als der eigenen" führt, „die Individualisierung betreibt". Und er führt aus, wie der Mensch im Abendland zu einem „Geständnistier" geworden ist: „Die Wirkungen des Geständnisses sind breit gestreut: in der Justiz, in der Medizin, in der Pädagogik, in den Familien- wie in den Liebesbeziehungen, im Alltagsleben wie in den feierlichen Riten gesteht man seine Verbrechen, gesteht man seine Sünden, gesteht man seine Gedanken und Begehren, gesteht man seine Vergangenheit und seine Träume, gesteht man seine Kindheit, gesteht man seine Krankheiten und Leiden; mit größter Genauigkeit bemüht man sich zu sagen, was zu sagen am schwersten ist; man gesteht in der Öffentlichkeit und im Privaten, seinen Eltern, seinen Erziehern, seinem Arzt und denen, die man liebt; man macht sich selbst mit Lust und Schmerz Geständnisse, die vor niemand anders möglich wären (...)." Auch, oder gerade in diesem Sinne ist die Macht produktiv, indem sie die „Subjektivierung des Menschen, das heißt ihre Konstituierung als Untertanen/Subjekte" (Foucault 1983, S. 78) vorantreibt.

grundüberzeugungen, die die strategische Praxis der Betreuungs- und Versorgungsmuster außer Frage stellen. Somit werden die „Klienten" mit dem unter dem Label des Empowerment zusammengefassten Verfahren der Kompetenzaktivierung, Gesundheitsförderung und Resilienzsteigerung körper- und sozialdisziplinierenden Techniken unterworfen, die der „Normalisierung" persönlicher Bewältigungsformen in schwierigen Lebenssituationen dienen. Insofern lässt sich das Case-Management auch als eine soziale Apparatur zur Normalisierung alltäglicher Lebensmuster oder als eine Strategie zu Re-Integration hilfebedürftiger Menschen in den normativen Rahmen sozialer Konformität bezeichnen.

Ist der Zugang eröffnet, geht es dann um eine möglichst vollständige Erfassung und Beurteilung der Lebenssituation des Patienten *(assessment)*. Dabei werden sowohl die a) objektiven Selbstversorgungsdefizite als auch b) die individuellen Versorgungsbedürfnisse und c) die möglicherweise vorhandenen formellen und informellen Unterstützungsressourcen – also Familie, Freunde, Nachbarschaft usw. – berücksichtigt. Es geht im Grunde um die individuelle Standortbestimmung des Klienten im figurativen Feld der Pflege, um die Erhebung und Bemessung der pflege- und versorgungsrelevanten *Vulnerabilitätskapitalien*, um die Einschätzung der noch vorhandenen relativen *Spielstärke* und *Spielräume* der auf Hilfe und Unterstützung angewiesenen Patienten bzw. Klienten im Feld. Es geht letztlich um die „signitive Erfassung"[71] (Schütz) und Beurteilung der Fähigkeit des Patienten, in seiner Alltagswelt bestehen zu können. Idealiter soll also die komplexe Lebenswelt, die objektive Lebenslage und die subjektive Lebensweise des Patienten eingeschätzt werden, um auf der Grundlage dieser umfänglichen Daten und Informationen einen angemessenen, bedarfsorientierten individuellen Versorgungsplan zu erstellen. Das Assessment ist also die Voraussetzung für das gesamte weitere Procedere. Hier soll die Gesamtheit der gesundheitlich relevanten Daten eines Patienten erfasst und bewertet werden – und dazu zählt nicht nur der somatische und psychische Bereich, sondern auch das individuelle und soziale Umfeld, die personalen und sozialen Ressourcen wie auch die dinglich-materiale Umwelt.

Die dritte Phase *(care-planning)* umfasst die Zielvereinbarung und die Hilfeplanung, wobei gemeinhin zwischen der Erstellung eines *Hilfeplans* und eines *Rehabilitationsplans* unterschieden wird. Bei der Verständigung über die zu

---

71 Mit dem Begriff der „signitiven Erfassung" bezeichnet Schütz (1981a, S. 142) einen „*besonderen intentionalen Akt eines fundierten Auffassens,* bei welchem wir nicht auf das Angeschaute, nämlich den Leib, sondern durch dessen Medium auf die fremden Erlebnisse selbst gerichtet sind."

verfolgenden Ziele gilt es, an der unmittelbaren Lebensplanung anzusetzen und möglichst realistische und konkrete patientenbezogene Versorgungsziele zu formulieren. Es werden kurz- und langfristige Ziele formuliert, ein zeitlicher Ablauf von Maßnahmen vorgeschlagen und Kosten kalkuliert. Der Hilfeplan umfasst Vorschläge für die pflegerischen und hauswirtschaftlichen Maßnahmen, die dafür notwenigen Hilfemittel, eventuell erforderlichen Wohnraumanpassungen, therapeutischen, rehabilitativen und sonstigen Maßnahmen sowie für Anträge zur Beschaffung und Finanzierung der geplanten Hilfen. Nach Absprache mit dem Klienten werden dann die für notwendig erachteten und ausgewählten Lösungsvorschläge im Rehabilitationsplan dokumentiert, der dann die Grundlage für die weitere Vorgehensweise ist.[72]

Der vierte Schritt *(implementation, intervention, monitoring)* umfasst die Implementierung und Kontrolle des avisierten Leistungsgeschehens. Aufgabe des Unterstützungsmanagements ist es an dieser Stelle, zum einen die erforderlichen Hilfsmaßnahmen einzuleiten und zu vermitteln. Zum anderen gilt es, den gesamten Versorgungsverlauf im Rahmen eines Monitoring zu überwachen und ggf. Korrekturmaßnahmen zu ergreifen. Um das gesamte Dienstleistungsgeschehen einer fortlaufenden Prüfung zu unterziehen, muss es aufgezeichnet und dokumentiert werden. Eine solche Aufgabe ist durchaus konflikträchtig, denn vonseiten der Dienstleistenden kann das als eine störende Einmischung in die Beziehung zum Patienten gedeutet werden (vgl. Wendt 1999, S. 124). Zudem können aufgrund des Konkurrenzverhaltens zwischen Diensten und Verbänden, aufgrund verschiedener professioneller Sichtweisen oder aus Angst vor Kontrolle und Einschränkung der eigenen Autonomie durchaus Widerstände bei den Dienstleistern hervorgerufen werden. Abschließend gilt es, in einer Bewertung *(evaluation)* und Berichterstattung *(accounting)* gemeinsam mit dem Patienten bzw. Klienten zu prüfen, ob und inwieweit die vereinbarten Aufgaben erfüllt und die Planungsziele erreicht worden sind. Da jedoch viele der langfristig zu versorgenden Patienten eine dauerhafte professionelle Unterstützung benötigen, mag eine Abschluss-Evaluation zwar seltener vorkommen, dennoch bedarf es auch in derartigen Fällen einer Bewertung und Berichterstattung. Denn nur auf diesem Wege können auf der unmittelbaren Handlungsebene die Stärken, aber auch die Schwächen der Unterstützungsmaßnahmen offen gelegt und ggf. weitere Maßnahmen zur Verbesserung eingeleitet werden. Und auch die gesellschaftliche Systemebene bedarf der Rückmeldung, z.B. über Mängel der Versorgung, um dann die Dienstleistungsprogramme entsprechend zu ändern oder andere Maßnahmen zur Optimierung der Versorgungsplanung zu ergreifen.

---

72 Hilfeplan und Reha-Plan können also inhaltlich voneinander abweichen.

Ein Case-Management, das unter der Flagge der lebensweltorientierten Pflege segelt, muss den Unterstützungsprozess sowohl mit den Augen des zu unterstützenden Menschen als auch mit den Augen der im Pflegefeld agierenden Leistungsanbieter sehen. Nur im Schnittpunkt der Perspektiven vom *signifikanten Klienten* zum *verallgemeinerten Pflegefeld* erscheint ein individuell zugeschnittenes Unterstützungsprogramm realisierbar. Dazu hat die Case-Managerin[73] nicht nur ein hohes Maß an Fremdverstehen (Schütz) und Fallverständnis (Oevermann) aufzubringen, sie muss auch umfängliche Kenntnisse über das Marktangebot des Versorgungssystems besitzen. Denn sie ist zugleich auch eine Maklerin oder Vermittlerin zwischen den Nutzern und Anbietern sozialer und gesundheitsbezogener Dienstleistungen. Das erklärt zugleich, warum sie tunlich nicht selbst bei einem Dienstleistungserbringer angesiedelt sein, sondern unabhängig agieren sollte. In ihrer Vermittler- oder Brokerfunktion hat sie an der Schnittstelle von „formellem Versorgungssystem und informeller Bewältigung" (Wendt 1999, S. 40) in einer Art „Übersetzungsarbeit" die verschiedenen Puzzleteile des Versorgungssystems geschickt zusammenzufügen und gemeinsam mit dem Patienten ein adäquates individuelles Versorgungsangebot zu schnüren. D.h. der Patient bzw. Klient wird zum *Koproduzenten* des Leistungsgeschehens. Insofern ist auch die Pflege, wie Schmidt (2002, S. 192) mit Blick auf das Verhältnis von professionell Pflegenden zu Pflegehaushalten konstatiert, immer eine Koproduktion, bei der „die Selbstpflege des Pflegebedürftigen, die Sorgearbeit von Angehörige(n) und die professionelle Kompetenz der Pflegefachkräfte mehr oder weniger umfangreich und aktiv beteiligt sind."

Zugleich übernimmt die Case-Managerin aber auch eine Selektionsfunktion, wenn sie für den Patienten gewissermaßen den „Gate-Keeper" zum Sozial- und Gesundheitssystem darstellt. Dahinter erkennt man deutlich die ökonomisch geleitete Vorstellung, dass die Case-Managerin angesichts der knapper werdenden Kassen im Sozial- und Gesundheitswesen durch eine gezielte Zugangssteuerung zur Krankenversorgung einer unangemessenen Verwendung der Ressourcen des Versorgungssystems entgegenwirken soll (vgl. Ewers 2000, S. 71). Wenn die Case-Managerin als das Bindeglied zwischen Klient und Dienstleistungssystem fungieren soll, so erfordert das von ihr nicht nur ein profundes Wissen über die Lebenswelt des Klienten und ein Vertrautsein mit den rechtlichen und organisatorischen Rahmenbedingungen sowie mit den Angeboten und Produktpaletten der unterschiedlichen Dienstleister, sondern auch ein ständiges Wechseln zwischen den verschiedenen pflegerischen wie auch den Feldseg-

---

[73] Weil im Bereich der Pflege diese Funktion zumeist von Frauen ausgeübt wird, soll im Folgenden die feminisierte Begriffsform der Case-Managerin verwandt werden.

menten der anderen, an das figurative Feld der Pflege unmittelbar anschließenden sozialer Felder (etwa: der Sozialen Hilfe, des Rechts, der Ökonomie, der Technik), wenn sie in Vertretung des Klienten von einem Feld ins andere springt und die verschiedenen Puzzleteile des Versorgungssystems geschickt zu arrangieren versucht. Sie bewegt sich auf den unterschiedlichen Ebenen in den verschiedenen Segmenten des Pflegefeldes. Dazu muss sie sich nicht nur in den unterschiedlichsten Bereichen und Feldern auskennen, sie muss sich, stellvertretend für ihren Klienten, in den verschiedenen *Sinnwelten* (Hitzler) dieser Felder bzw. Feldsegmente zurechtfinden, sie muss mit den in ihnen wirksamen Grundüberzeugungen und Leitvorstellungen, mit der *illusio* (Bourdieu) des jeweiligen Feldes, vertraut und zu je gegebener Zeit bereit und in der Lage sein, die jeweils passenden *Bedeutungsrahmen* (Goffman) zu aktivieren, um die passenden Handlungen hervorzurufen.

Damit wird sie zur *Feldexpertin*. Ein Experte verfügt nicht nur über einen ausgesonderten Kenntnis- und Wissensbestand, sondern auch über komplexe Relevanzsysteme (vgl. Schütz 1972, S. 96ff., Schütz, Luckmann 1988, S. 383ff.), insofern „er nicht nur weiß, was er zur praktischen Bewältigung seiner Aufgaben wissen muß, sondern daß er weiß, was die (jeweiligen) Spezialisten auf dem von ihm »vertretenen« Wissensgebiet wissen – und wie das, was sie wissen, miteinander zusammenhängt. Anders ausgedrückt: Mehr-Wissen als das von anderen konkret abfragbare bzw. beanspruchbare Wissen zu haben, über (kaum bzw. unkontrollierbare) Rat- und Hilfekompetenz zu verfügen, verschafft dem Wissenden eine relative Autonomie, macht ihn in diesem Sinne zum Experten." (Hitzler 1994, S. 26) Als *Pflegefeldexpertin*[74] führt die Case-Managerin ihre Klienten durch das figurative Feld der Pflege. Sie taxiert deren Kapitalien und tariert ihre Dispositionsspielräume im Rahmen der gesellschaftlichen und organisatorischen Opportunitätsstrukturen. Ihre vordergründige Aufgabe ist es, mikrokosmische Handlungswege im fragmentierten Pflegefeld zu ebnen bzw. zu öffnen, um vor allem den durch die Existenz von Unterstützungsressourcen bei Hilfe- und Pflegeabhängigkeit bestimmten Spielraum (vgl. Naegele 1993, 1998) zu erweitern. Wie das im Einzelfall auszusehen hat, ist weniger eine (allgemein) soziologische, sondern eher eine soziologisch fassetierte pfle-

---

[74] Lamb und Stempel (2000) haben darauf verwiesen, dass sich die Rolle der Case-Managerin aus der Patientenperspektive im Verlaufe des Unterstützungsprozesses oftmals von der Expertin zur „Insider-Expertin" wandelt. Damit wird zum Ausdruck gebracht, dass sich ihre Rolle von der *Expertin als Pflegekraft* zur *Insiderin mit Binnenperspektive* verändert, die ihre Klienten nicht nur rational durch den Unterstützungsprozess steuert, sondern auch in einem persönlichen und vertrauensvollen Verhältnis zu ihnen steht.

gewissenschaftliche Fragestellung, die den individuellen Krankheits- und Pflegeverlauf entlang sozialisationstheoretischer, medizin- und pflegesoziologischer Überlegungen sowohl in den individuellen Lebenskontext der Betroffenen als auch in den diesen rahmenden sozialen und gesellschaftlichen Gesamtkontext zu stellen hat.

Eine auf den ganzen Menschen ausgerichtete Pflege (vgl. Bischoff 1996; Glaser, Büssing 1996) scheint zwangsläufig von dem Wunsch nach einer vollständigen Erfassung ihrer Patienten beseelt zu sein. Dazu reicht der Blick auf den „defizitären Körper" nicht mehr aus. Mit der *Lebenswelt, Lebensführung* und *Lebensqualität* der Patienten geraten zusätzliche „Beobachtungsareale" in das pflegerische Blickfeld. Eine auf die Erhaltung bzw. Verbesserung der Lebensqualität zielende biografie- und lebensweltorientierte Pflege steht nicht nur vor der Frage, wie man der kontext-gebundenen Individualität der Patienten gerecht werden kann, sondern auch, wie diese Individualität zu messen und zu „objektivieren" ist.

In der Pflege wird viel über Programme, Modelle und Strategien zur Verbesserung der Pflege- und Lebensqualität nachgedacht (Birren et al. 1991; King, Hinds 2001). Weniger intensiv wird dabei hingegen der Frage nachgegangen, welche Rolle das Pflegepersonal in diesem Prozess spielt.

„While the nursing activities such as constantly documenting the patient's state and advocating patient compliance to treatment are unproblematic within nursing theories, a Foucauldian interpretation reveals caring as related to control of the patient and of the environment, and to the creation that empowers the nurse. (...)
The history of the present of nursing theory points to the construction of the nurse as a humanist subject – a patient-centred practitioner, a neutral scientific observer, and an advocate scholar of nursing disciplines. A Foucauldian analysis places the nurse at the centre of power relations in society, subscribing to regimes of truth and power that define professionals, nursing knowledge and our societies." (Gastaldo, Holmes 1999, S. 236, 238)

Literaturverzeichnis

Abercrombie, Nicholas; Hill, Stephen; Turner, Bryan S. (1984): The Penguin Dictionary of Sociology. Harmondsworth: Penguin.
Abraham, Anke (2002): Der Körper im biographischen Kontext. Ein wissenssoziologischer Beitrag. Wiesbaden: Westdeutscher Verlag.
Alheit, Peter; Dausien, Bettina; Fischer-Rosenthal, Wolfram; Hanses, Andreas; Keil, Annelie (Hrsg.) (1999): Biographie und Leib. Gießen: Psychosozial.
Allen, David G. (1985): Nursing research and social control: Alternative models of science that emphasize understanding and emancipation. In: Image 17: 58–64.
Amann, Anton (1983): Lebenslage und Sozialarbeit. Elemente zu einer Soziologie von Hilfe und Kontrolle. Berlin: Duncker & Humblot.
Amann, Anton (1993): Soziale Ungleichheit im Gewande des Alters – Die Suche nach Konzepten und Befunden. In: Naegele, Gerhard; Tews, Hans Peter (Hrsg.): Lebenslagen im Strukturwandel des Alters. Opladen: Westdeutscher Verlag, 100–115.
Amann, Anton (1994): „Offene" Altenhilfe. Ein Politikfeld im Umbruch. In: Reimann, Helga; Reimann, Horst (Hrsg.): Das Alter: Einführung in die Gerontologie. 3., neu bearb. Auflage. Stuttgart: Enke, 319–347.
Amann, Anton (1996): Lebenslagen, Lebensziele und das Alter – Fragen an die Zukunft. In: Hüttig, Christoph (Hrsg.): Graue Zeiten? Zur Zukunft sozialstaatlicher Alterssicherung und Alterspolitik. Rehburg-Loccum: Evangelische Akademie Loccum, 49–62.
Amann, Anton (2000a): Sozialpolitik und Lebenslagen älterer Menschen. In: Backes, Gertrud M.; Clemens, Wolfgang (Hrsg.): Lebenslagen im Alter. Gesellschaftliche Bedingungen und Grenzen. Opladen: Leske + Budrich, 53–74.
Amann, Anton (2000b): Das Altern: Nicht Gegenstand der Theorie, sondern Zentrum. In: Zeitschrift für Ethik und Sozialwissenschaften 11/3: 433–435.
Amann, Anton (2000c): Umwelt, Mobilität und Kompetenz im Alter. In: Amann, Anton (Hrsg.): Kurswechsel für das Alter. Wien u.a.: Böhlau, 105–119.
Amann, Anton (2004): Lebensformen und Lebensführung – Konzepte für die Altersforschung? In: Backes, Gertrud M.; Clemens, Wolfgang; Künemund, Harald (Hrsg.): Lebensformen und Lebensführung im Alter. Wiesbaden: VS Verlag für Sozialwissenschaften, 25–41.
Amrhein, Ludwig (2002): Machtbeziehungen und soziale Konflikte in der stationären Altenpflege. In: Backes, Gertrud M.; Clemens, Wolfgang (Hrsg.): Zukunft der Soziologie des Alter(n)s. Opladen: Leske + Budrich, 183–218.
Amrhein, Ludwig (2004a): Die Bedeutung von Situations- und Handlungsmodellen für das Leben im Alter. In: Blüher, Stefan; Stosberg, Manfred (Hrsg.): Neue Vergesellschaftungsformen des Alter(n)s. Wiesbaden: VS Verlag für Sozialwissenschaften, 53–86.
Amrhein, Ludwig (2004b): Die zwei Gesichter des Altersstrukturwandels und die gesellschaftliche Konstruktion der Lebensführung im Alter. In: Backes, Gertrud M.; Clemens, Wolfgang; Künemund, Harald (Hrsg.): Lebensformen und Lebensführung im Alter. Wiesbaden: VS Verlag für Sozialwissenschaften, 59–86.

Amrhein, Ludwig (2005): Stationäre Altenpflege im Fokus von Machtbeziehungen und sozialen Konflikten. In: Schroeter, Klaus R.; Rosenthal, Thomas (Hrsg.): Soziologie der Pflege. Weinheim: Juventa (i.E.)

ANA (American Nurses Association) (1980): A social policy statement. Kansas City: ANA.

Anderson, Joan M.; Elfert, Helen; Lai, Magdalene (1989): Ideology in the clinical context: chronic illness, ethnicity and the discourse on normalisation. In: Sociology of Health and Illness 11: 253–278.

Anderson, Robert; Bury, Michael (eds.) (1988): Living with chronic illness. London: Allen & Unwin.

Andretta, Gabriele (1991): Zur konzeptionellen Standortbestimmung von Sozialpolitik als Lebenslagenpolitik. Regensburg: Transfer.

Armstrong, David (1983a): Political anatomy of the body. Medical knowledge in Britain in the twentieth century. Cambridge: Cambridge University Press.

Armstrong, David (1983b): The fabrication of nurse-patient relationships. In: Social Science & Medicine 17/8: 457–460.

Armstrong, David (1987): Bodies of knowledge. Foucault and the problem of the human anatomy. In: Scambler, Graham (ed.): Sociological theory and medical sociology. London: Tavistock, 59–76

Armstrong, David (1990): Use of the genealogical method in the exploration of chronic illness: a research note. In: Social Science and Medicine 30/11: 1225–1237

Armstrong, David (1994): Bodies of knowledge/knowledge of bodies. In: Jones, Colin; Porter Roy (eds.): Reassessing Foucault: Power, medicine and the body. London: Routledge, 17–27.

Armstrong, David (1995): The rise of surveillance medicine. In: Sociology of Health and Illness 17/3: 393–404.

Attias-Donfut, Claudine (1998): Generationenverhältnis und sozialer Wandel. In: Köcher, Renate; Schild, Joachim (Hrsg.): Wertewandel in Deutschland und Frankreich: Nationale Unterschiede und europäische Gemeinsamkeiten. Opladen: Leske + Budrich, 173–205.

Backes, Gertrud M. (1997a): Alter(n) als „Gesellschaftliches Problem"? Zur Vergesellschaftung des Alter(n)s im Kontext der Modernisierung. Opladen: Westdeutscher Verlag.

Backes, Gertrud M. (1997b): Lebenslage als soziologisches Konzept zur Sozialstrukturanalyse. In: Zeitschrift für Sozialreform 43/9: 704–727.

Backes, Gertrud M. (1998): Arbeitsgruppe Alter(n) und Gesellschaft. In: Soziologie 1998/4: 58–64.

Backes, Gertrud M. (2000a): Geschlechtsspezifische Lebenslagen in West und Ost – Altern in den alten und neuen Bundesländern. In: Backes, Gertrud M.; Clemens, Wolfgang (Hrsg.): Lebenslagen im Alter. Gesellschaftliche Bedingungen und Grenzen. Opladen: Leske + Budrich, 93–113.

Backes, Gertrud M. (Hrsg.) (2000b): Soziologie und Alter(n). Neue Konzepte für Forschung und Theorieentwicklung. Opladen: Leske + Budrich.

Backes, Gertrud M. (2000c): Alter(n) aus der Perspektive „mittlerer Reichweite" und anomietheoretischer Sicht – ein Beitrag zur Analyse des Verhältnisses von Alter(n) und Gesellschaft. In: Backes, Gertrud M. (Hrsg.): Soziologie und Alter(n). Neue Konzepte für Forschung und Theorieentwicklung. Opladen: Leske + Budrich, 139–156.

Backes, Gertrud M. (2000d): Alter(n)ssoziologie in den „Kinderschuhen"? In: Zeitschrift für Ethik und Sozialwissenschaften 11/3: 435–437.

Literatur

Backes, Gertrud M. (2001): Lebenslagen und Alter(n)sformen von Frauen und Männern in den neuen und alten Bundesländern. In: Deutsches Zentrum für Altersfragen (Hrsg.): Expertisen zum Dritten Altenbericht der Bundesregierung, Bd. 3: Lebenslagen, soziale Ressourcen und gesellschaftliche Integration im Alter. Opladen: Leske + Budrich, 11–115.

Backes, Gertrud M.; Clemens, Wolfgang (1998a): Lebensphase Alter. Eine Einführung in die sozialwissenschaftliche Alternsforschung. Weinheim, München: Juventa.

Backes, Gertrud M.; Clemens, Wolfgang (1998b): Die Soziologie und das Alter – Zur Notwendigkeit der Gründung einer Arbeitsgruppe „Alter(n) und Gesellschaft" in der Deutschen Gesellschaft für Soziologie. In: Zeitschrift für Familienforschung 1998/1: 94–97.

Backes, Gertrud M.; Clemens, Wolfgang (Hrsg.) (2000): Lebenslagen im Alter. Gesellschaftliche Bedingungen und Grenzen. Opladen: Leske + Budrich.

Backes, Gertrud M.; Clemens, Wolfgang (Hrsg.) (2002): Zukunft der Soziologie des Alter(n)s. Opladen: Leske + Budrich.

Backes, Gertrud M.; Clemens, Wolfgang; Schroeter, Klaus R. (Hrsg.) (2001): Zur Konstruktion sozialer Ordnungen des Alter(n)s. Opladen: Leske + Budrich.

Balla, Bálint (1978): Soziologie der Knappheit. Verständnis individueller und gesellschaftlicher Mangelzustände. Stuttgart: Enke.

Baltes, Paul B. (1996): Über die Zukunft des Alterns: Hoffnung mit Trauerflor. In: Baltes, Margret M.; Montada, Leo (Hrsg.): Produktives Leben im Alter. Frankfurt a.M., New York: Campus, 29–68.

Baltes, Paul B.; Baltes, Margret M. (1989): Optimierung durch Selektion und Kompensation – ein psychologisches Modell erfolgreichen Alterns. In: Zeitschrift für Pädagogik 35: 85–105.

Bango, Jenoe (1994): Soziologie für soziale Berufe. Grundbegriffe und Grundzüge. Stuttgart: Enke.

Bauch, Jost (1996): Gesundheit als sozialer Code. Von der Vergesellschaftung des Gesundheitswesens zur Medikalisierung der Gesellschaft. Weinheim, München: Juventa.

Bauch, Jost (2000): Medizinsoziologie. München, Wien: Oldenbourg.

Bauch, Jost (2005): Pflege als soziales System. In: Schroeter, Klaus R.; Rosenthal, Thomas (Hrsg.): Soziologie der Pflege. Weinheim: Juventa (i.E.).

Baudrillard, Jean (1981): Der schönste Konsumgegenstand: der Körper. In: Gehrke, Claudia (Hrsg.): Ich habe einen Körper. München: Matthes & Seitz, 93–128.

Bauman, Zygmunt (1997): Flaneure, Spieler und Touristen. Essays zu postmodernen Lebensformen. Hamburg: Hamburger Edition.

Bauman, Zygmunt (2003): Flüchtige Moderne. Frankfurt a.M.: Suhrkamp.

Baumann, Peter (1993): Die Motive des Gehorsams bei Max Weber: eine Rekonstruktion. In: Zeitschrift für Soziologie 22/5: 355–370.

Beck, Ulrich (1983): Jenseits von Klasse und Stand? Soziale Ungleichheit, gesellschaftliche Individualisierungsprozesse und die Entstehung neuer sozialer Formationen und Identitäten. In: Kreckel, Reinhard (Hrsg.): Soziale Ungleichheiten. Soziale Welt, Sonderband 2. Göttingen: Schwartz, 35–73.

Beck, Ulrich (1986): Risikogesellschaft. Auf dem Weg in eine andere Moderne. Frankfurt a.M.: Suhrkamp.

Beck, Ulrich; Brater, Michael (1978): Berufliche Arbeitsteilung und soziale Ungleichheit. Eine gesellschaftlich-historische Theorie der Berufe. Frankfurt a.M., New York: Campus.

Beck, Ulrich; Brater, Michael; Daheim, Hansjürgen (1980): Soziologie der Arbeit und Berufe. Reinbek: Rowohlt.

Becker, Susanne; Veelken, Ludger; Wallraven, Klaus Peter (Hrsg.) (2000): Handbuch Altenbildung. Theorien und Konzepte für Gegenwart und Zukunft. Opladen: Leske + Budrich.

Bengtson, Vern L.; Burgess, Elisabeth O.; Parrott, Tonya M. (1997): Theory, explanation, and a third generation of theoretical development in social gerontology. In: Journal of Gerontology: Social Sciences 52B/2: 72–88.

Bengtson, Vern L.; Haber, David A. (1975): Sociological approaches to aging. In: Woodruff, Diana; Birren, James E. (eds.): Aging: Scientific perspectives and social issues. New York: Van Nostrand, 70–91.

Bengtson, Vern L.; Parrott, Tonya M.; Burgess, Elisabeth O. (1996): Progress and pitfalls in gerontological theorizing. In: The Gerontologist 36/6: 768–772.

Benner, Patricia; Wrubel, Judith (1997): Pflege, Streß und Bewältigung: Gelebte Erfahrung von Gesundheit und Krankheit. Bern u.a.: Huber.

Berger, Peter A. (1990): Ungleichheitsphasen. Stabilität und Instabilität als Aspekte ungleicher Lebenslagen. In: Berger, Peter A.; Hradil, Stefan (Hrsg.): Lebenslagen, Lebensläufe, Lebensstile. Soziale Welt, Sonderband 7. Göttingen: Schwartz, 319–350.

Berger, Peter L.; Luckmann, Thomas (1969): Die gesellschaftliche Konstruktion der Wirklichkeit. Eine Theorie der Wissenssoziologie. Frankfurt a.M.: Fischer.

Bickel, Cornelius (1987): Tönnies' Theorie der Rationalität. In: Schlüter, Carsten (Hrsg.): Symbol, Bewegung, Rationalität. Zum 50. Todestag von Ferdinand Tönnies. Würzburg: Königshausen & Neumann, 56–152.

Bickel, Cornelius (1991): Ferdinand Tönnies. Soziologie als skeptische Aufklärung zwischen Historismus und Rationalismus. Opladen: Westdeutscher Verlag.

Bickel, Cornelius (2003): Die Cassirer-Rezeption bei Bourdieu. In: Fischer, Joachim/Joas, Hans (Hrsg.): Kunst, Macht und Institution. Studien zur Philosophischen Anthropologie, soziologischen Theorie und Kultursoziologie der Moderne. Festschrift für Karl-Siegbert Rehberg. Frankfurt a.M., New York: Campus, 111–118.

Biggs, Simon (1997): Choosing not to be old? Masks, bodies and identity management in later life. In: Ageing and Society 17/5: 553–570.

Biggs, Simon (1999): The blurring of the lifecourse: Narrative, memory and the question of authenticity. In: Journal of Aging and Identity 4: 209–222.

Biggs, Simon (2004): Age, gender, narratives, and masquerades. In: Journal of Aging Studies 18/1: 45–58.

Birren, James E. (ed.) (1996): Encyclopedia of gerontology. Age, aging and the aged. San Diego u.a.: Academic Press.

Birren, James E.; Lubben, James E.; Rowe, Janice Cichowlas; Deutschmann, Donna E. (1991): The concept and measurement of quality of life in the frail elderly. San Diego u.a.: Academic Press.

Bischoff, Claudia (1996): Zum Ganzheitsbegriff in der Pflege. In: Krüger, Helga; Piechotta, Gudrun; Remmers, Hartmut (Hrsg.): Innovation der Pflege durch Wissenschaft. Perspektiven und Positionen. Bremen: Altera, 103–128.

Blau, Peter M. (1964): Exchange and power in social life. New York u.a.: John Wiley.

Bloch, Ernst (1982): Das Prinzip Hoffnung. 8. Auflage. Frankfurt a.M.: Suhrkamp.

Bloch, Ernst (1985): Erbschaft dieser Zeit. Erweiterte Ausgabe. Frankfurt a.M.: Suhrkamp.

Blume, Otto (1962): Alte Menschen in einer Großstadt. Ergebnisse einer empirischen Untersuchung in Köln. Veröffentlichungen des Instituts für Selbsthilfe und Sozialforschung e.V. Band 6. Göttingen: Schwartz.

Literatur

BMFSFuJ (Bundesministerium für Familie, Senioren, Frauen und Jugend) (Hrsg.) (1998): Zweiter Altenbericht. Wohnen im Alter. Bonn: BMFSFuJ.
BMFSFuJ (Bundesministerium für Familie, Senioren, Frauen und Jugend) (Hrsg.) (2001): Dritter Bericht zur Lage der älteren Generation in der Bundesrepublik Deutschland: Alter und Gesellschaft. Berlin: BMFSFuJ.
BMFSFuJ (Bundesministerium für Familie, Senioren, Frauen und Jugend) (Hrsg.) (2002): Vierter Bericht zur Lage der älteren Generation in der Bundesrepublik Deutschland: Risiken, Lebensqualität und Versorgung Hochaltriger – unter besonderer Berücksichtigung demenzieller Erkrankungen. Berlin: BMFSFuJ.
BMFuS (Bundesministerium für Familie und Senioren) (Hrsg.) (1993): Erster Altenbericht. Die Lebenssituation älterer Menschen in Deutschland. Bonn: BMFuS.
BMJFuG (Bundesministerium für Jugend, Familie, Frauen und Gesundheit) (1986): Vierter Familienbericht. Die Situation der älteren Menschen in der Familie. Bonn: BMJFuG.
Bogner, Artur (1989): Zivilisation und Rationalisierung. Die Zivilisationstheorien M. Webers, N. Elias' und der Frankfurter Schule. Opladen: Westdeutscher Verlag.
Bohn, Cornelia (1991): Habitus und Kontext. Ein Kritischer Beitrag zur Sozialtheorie Bourdieus. Opladen: Westdeutscher Verlag.
Bohn, Cornelia; Hahn, Alois (1999): Pierre Bourdieu. In: Kaesler, Dirk (Hrsg.): Klassiker der Soziologie. Bd. 2: Von Talcott Parsons bis Pierre Bourdieu. München: Beck, 252–271.
Boissevain, Jeremy (1969): Patrons as brokers. In: Sociologische Gids 16/6: 379–386.
Bolte, Karl Martin; Tartler, Rudolf (1958): Die Altersfrage. Soziale Aufgaben der Gegenwart. Bad Homburg v.d.H. u.a.: Gehlen.
Bourdieu, Pierre (1979): Entwurf einer Theorie der Praxis auf der ethnologischen Grundlage der kabylischen Gesellschaft. Frankfurt a.M.: Suhrkamp.
Bourdieu, Pierre (1983a): Ökonomisches Kapital, kulturelles Kapital, soziales Kapital. In: Kreckel, Reinhard (Hrsg.): Soziale Ungleichheiten. Soziale Welt, Sonderband 2. Göttingen: Schwartz, 185–193.
Bourdieu, Pierre (1983b): Zur Soziologie der symbolischen Formen. 2. Auflage. Frankfurt a.M.: Suhrkamp.
Bourdieu, Pierre (1983c): Erving Goffman, discoverer of the infinitely small. In: Theory, Culture, and Society 2: 112–113.
Bourdieu, Pierre (1985a): Sozialer Raum und »Klassen«. Leçon sur la leçon. Zwei Vorlesungen. Frankfurt a.M.: Suhrkamp.
Bourdieu, Pierre (1985b): Vernunft ist eine historische Errungenschaft, wie die Sozialversicherung. Bernd Schwibs im Gespräch mit Pierre Bourdieu. In: Neue Sammlung 25/3: 376–394.
Bourdieu, Pierre (1985c): Der Kampf um die symbolische Ordnung. Pierre Bourdieu im Gespräch mit Axel Honneth, Hermann Kocyba und Bernd Schwibs. In: Ästhetik und Kommunikation 16: 142–165.
Bourdieu, Pierre (1987a): Die feinen Unterschiede. Kritik der gesellschaftlichen Urteilskraft. Frankfurt a.M.: Suhrkamp.
Bourdieu, Pierre (1987b): Sozialer Sinn. Kritik der theoretischen Vernunft. Frankfurt a.M.: Suhrkamp.
Bourdieu, Pierre (1989a): Antworten auf einige Einwände. In: Eder, Klaus (Hrsg.): Klassenlage, Lebensstil und kulturelle Praxis. Theoretische und empirische Beiträge zur Auseinandersetzung mit Pierre Bourdieus Klassentheorie. Frankfurt a.M.: Suhrkamp, 395–410.

Bourdieu, Pierre (1989b): Satz und Gegensatz. Über die Verantwortung des Intellektuellen. Berlin: Wagenbach.
Bourdieu, Pierre (1992): Rede und Antwort. Frankfurt a.M.: Suhrkamp.
Bourdieu, Pierre (1993): Soziologische Fragen. Frankfurt a.M.: Suhrkamp.
Bourdieu, Pierre (1997a): Der Tote packt den Lebenden. Schriften zu Politik & Kultur 2. Hamburg: VSA.
Bourdieu, Pierre (1997b): Männliche Herrschaft revisited. In: Feministische Studien 15/2: 88–99.
Bourdieu, Pierre (1998a): Praktische Vernunft. Zur Theorie des Handelns. Frankfurt a.M.: Suhrkamp.
Bourdieu, Pierre (1998b): Vom Gebrauch der Wissenschaft. Für eine klinische Soziologie des wissenschaftlichen Feldes. Konstanz: UVK.
Bourdieu, Pierre (2001): Meditationen. Zur Kritik der scholastischen Vernunft. Frankfurt a.M.: Suhrkamp.
Bourdieu, Pierre; Wacquant, Loïc J.D. (1996): Die Ziele der reflexiven Soziologie. In: Bourdieu, Pierre; Wacquant, Loïc J.D.: Reflexive Anthropologie. Frankfurt a.M.: Suhrkamp, 95–249
Braun, Ute; Schmidt, Roland (Hrsg.) (1997): Entwicklung einer lebensweltlichen Pflegekultur. Regensburg: Transfer.
Breuer, Stefan (1986): Sozialdisziplinierung. Probleme und Problemverlagerungen eines Konzepts bei Max Weber, Gerhard Oestreich und Michel Foucault. In: Sachße, Christoph; Tennstedt, Florian (Hrsg.): Soziale Sicherheit und soziale Disziplinierung: Beiträge zu einer historischen Theorie der Sozialpolitik. Frankfurt a.M.: Suhrkamp, 45–69.
Breuer, Stefan (1987): Foucaults Theorie der Disziplinargesellschaft. Eine Zwischenbilanz. In: Leviathan 15/3: 319–337.
Breuer, Stefan (1992): Die Gesellschaft des Verschwindens. Von der Selbstzerstörung der technischen Zivilisation. Hamburg: Junius.
Brockhaus Wahrig (1980): Deutsches Wörterbuch in sechs Bänden. Hrsg. von Gerhard Wahrig, Hildegard Kramer, Harald Zimmermann. 1. Bd. Wiesbaden, Stuttgart: Brockhaus, DVA.
Brockhaus Enzyklopädie in vierundzwanzig Bänden (1989): Bd. 8. Mannheim: Brockhaus.
Bröckling, Ulrich (2000): Totale Mobilmachung. Menschenführung im Qualitäts- und Selbstmanagement. In: Bröckling, Ulrich; Krasmann, Susanne; Lemke, Thomas (Hrsg.): Gouvernementalität der Gegenwart. Studien zur Ökonomisierung des Sozialen. Frankfurt a.M.: Suhrkamp, 131–167.
Bröckling, Ulrich; Krasmann, Susanne; Lemke, Thomas (Hrsg.) (2000): Gouvernementalität der Gegenwart. Studien zur Ökonomisierung des Sozialen. Frankfurt a.M.: Suhrkamp.
Bronfenbrenner, Urie (1981): Die Ökologie der menschlichen Entwicklung. Stuttgart: Klett.
van der Bruggen, Harry (2001): Pflegeklassifikationen. Bern u.a.: Huber.
Bublitz, Hannelore (1995): Subjekt und – normative – Macht. Zum Ethos der Moderne bei Michel Foucault. In: Sociologia Internationalis 33/2: 229–248.
Bublitz, Hannelore (2003): Diskurs. Bielefeld. Transcript.
Buchhofer, Bernd; Friedrichs, Jürgen; Luedtke, Hartmut (1970): Alter, Generationsdynamik und soziale Differenzierung. Zur Revision des Generationsbegriffs als analytisches Konzept. In: Kölner Zeitschrift für Soziologie und Sozialpsychologie 22/2: 300–334.
Bude, Heinz (1997): Die „Wir-Schicht" der Generation. In: Berliner Journal für Soziologie 7/2: 197–204.
Bude, Heinz (2000): Die biographische Relevanz der Generation. In: Kohli, Martin; Szydlik, Marc (Hrsg.): Generationen in Familie und Gesellschaft. Opladen: Leske + Budrich, 19–35.

Bunton, Robin (1992): More than a woolly jumper: Health promotion as social regulation. In: Critical Public Health 3/2: 4–11.
Bürger, Max (1960): Altern und Krankheit als Problem der Biomorphose. 4. Auflage. Leipzig: Edition.
Burgess, Ernest W. (1957): Probleme des alternden Menschen in der modernen amerikanischen Gesellschaft. In: Kölner Zeitschrift für Soziologie und Sozialpsychologie 9/3: 447–460.
Burkitt, Ian (1993): Overcoming metaphysics. Elias and Foucault on power and freedom. In: Philosophy of the Social Sciences 23/1: 50–72.
Bury, Michael (1982): Chronic illness as biographical disruption. In: Socioogy of Health and Illness 4: 167–182.
Bury, Michael R. (1986): Social constructionism and the development of medical sociology. In: Sociology of Health and Illness 8/2: 137–169.
Bytheway, Bill; Johnson, Julia (1998): The sight of age. In: Nettleton, Sarah; Watson, Jonathan (eds.): The body in everyday life. London: Routledge, 243–257.
Campbell, Jacquelyn C., Buntin, Sheila (1991): Voices and paradigms: Perspectives on critical and feminist theory in nursing. In: Advances in Nursing Science 13/3: 1–15.
Cassirer, Ernst (1910): Substanzbegriff und Funktionsbegriff. Untersuchungen über die Grundfragen der Erkenntniskritik. Berlin: B. Cassirer.
Cavan, Ruth Shonle; Burgess, Ernest W.; Havighurst, Robert J.; Goldhamer, Herbert (1979) [1949]: Personal adjustment in old age. Reprint edition. New York: Arno.
Charmaz, Kathy (1991): Good days, bad days. Experiencing chronic illness. Philadelphia: Temple University Press.
Cheek, Julianne; Porter, Sam (1997): Reviewing Foucault: Possibilities and problems for nursing and health care. In: Nursing Inquiry 4: 108–119.
Clausen, Lars (1978): Tausch. Entwürfe zu einer soziologischen Theorie. München: Kösel.
Clausen, Lars (1988): Produktive Arbeit, destruktive Arbeit. Soziologische Grundlagen. Berlin, New York: de Gruyter.
Clemens, Wolfgang (1993): Soziologische Aspekte eines „Strukturwandels des Alters". In: Naegele, Gerhard; Tews, Hans Peter (Hrsg.): Lebenslagen im Strukturwandel des Alters. Opladen: Westdeutscher Verlag: 61–81.
Clemens, Wolfgang (1994): „Lebenslage" als Konzept sozialer Ungleichheit. Zur Thematisierung sozialer Differenzierung in Soziologie, Sozialpolitik und Sozialarbeit. In: Zeitschrift für Sozialreform 40: 141–165.
Clemens, Wolfgang (1997): Frauen zwischen Arbeit und Rente. Lebenslagen in später Erwerbstätigkeit und frühem Ruhestand. Opladen: Westdeutscher Verlag.
Clemens, Wolfgang (1998): Entwicklung und Stand der Soziologie des Alter(n)s. In: Clemens, Wolfgang; Backes, Gertrud M. (Hrsg.): Altern und Gesellschaft. Gesellschaftliche Modernisierung durch Altersstrukturwandel. Opladen: Leske + Budrich, 83–107.
Clemens, Wolfgang (1999): Soziologie. In: Jansen, Birgit; Karl, Fred; Radebold, Hartmut; Schmitz-Scherzer, Reinhard (Hrsg.): Soziale Gerontologie. Ein Handbuch für Lehre und Praxis. Weinheim, Basel: Beltz, 341–355.
Clemens, Wolfgang (2000a): Zur Theorie und Empirie einer Soziologie des Alter(n)s. In: Ethik und Sozialwissenschaften 11/3: 440–442.
Clemens, Wolfgang (2000b): Alternssoziologie – Eine zeitgemäße Bindestrichsoziologie? In: Backes, Gertrud M. (Hrsg.): Soziologie und Alter(n) – Neue Konzepte für Forschung und Theorieentwicklung. Opladen: Leske + Budrich, 45–61

Clemens, Wolfgang (2004): Lebenslage und Lebensführung im Alter – zwei Seiten einer Medaille? In: Backes, Gertrud M.; Clemens, Wolfgang; Künemund, Harald (Hrsg.): Lebensformen und Lebensführung im Alter. Wiesbaden: VS Verlag für Sozialwissenschaften, 43–58.

Cohen, Guillaume (1996): Aging. In: Kuper, Adam; Kuper, Jessica (eds.): The social science encyclopedia. 2nd ed. London, New York: Routledge, 10–11.

Cook, Deborah (1992): The subject finds a voice: Foucault's turn toward subjectivity. New York: P. Lang.

Corbin, Juliet M.; Strauss, Anselm (1998): Eine Pflegemodell zur Bewältigung chronischer Krankheiten. In: Woog, Pierre (Hrsg.): Chronisch Kranke pflegen: das Corbin- und Strauss-Pflegemodell. Wiesbaden: Ullstein Medical, 1–30.

Corbin, Juliet M.; Strauss, Anselm (2004): Weiterleben lernen. Chronisch Kranke in der Familie. 2., vollständig überarbeitete und erweiterte Ausgabe. Bern u.a.: Huber.

Cowgill, Donald O. (1972): A theory of aging in cross-cultural perspective. In: Cowgill, Donald O.; Holmes, Lowell D. (eds.): Aging and modernization. New York: Appleton-Century-Drofts, 1–13.

Cumming, Elaine; Henry, William E. (1961): Growing old. The process of disengagement. New York: Basic Books.

Dahrendorf, Ralf (1974): Über den Ursprung der Ungleichheit unter den Menschen. In: Dahrendorf, Ralf: Pfade aus Utopia. Zur Theorie und Methode der Soziologie. München: Piper, 352–379.

Dahrendorf, Ralf (1979): Lebenschancen. Anläufe zur sozialen und politischen Theorie. Frankfurt a.M.: Suhrkamp.

Dallinger, Ursula (2002): Alterssoziologie ohne Theorie? Strategien der Theoriebildung mit „qualitativen" Ansätzen der Sozialforschung. In: Motel-Klingebiel, Andreas; Kelle, Udo (Hrsg.): Perspektiven der empirischen Alter(n)sforschung. Opladen: Leske + Budrich, 43–74.

Dallinger, Ursula; Schroeter, Klaus R. (Hrsg.) (2002a): Theoretische Beiträge zur Alternssoziologie. Opladen: Leske + Budrich.

Dallinger, Ursula; Schroeter, Klaus R. (2002b): Theoretische Alter(n)ssoziologie – Dämmertal oder Griff in die Wühlkiste der allgemeinen soziologischen Theorie? In: Dallinger, Ursula; Schroeter, Klaus R. (Hrsg.): Theoretische Beiträge zur Alternssoziologie. Opladen: Leske + Budrich, 7–33.

Darmann, Ingrid (2000): Kommunikative Kompetenz in der Pflege. Stuttgart u.a.: Kohlhammer.

Dean, Mitchell (1999): Governmentality: Power and rule in modern society. London u.a.: Sage.

Deleuze, Gilles (1991): Was ist ein Dispositiv. In: Ewald, Francois; Waldenfels, Bernard (Hrsg.): Spiele der Wahrheit. Michel Foucaults Denken. Frankfurt a.M.: Suhrkamp, 153–162.

Deleuze, Gilles (1993): Postskriptum über die Kontrollgesellschaften. In: Deleuze, Gilles: Unterhandlungen 1972–1990. Frankfurt a.M.: Suhrkamp, 254–262.

Deutscher Bundestag (Hrsg.) (1994): Zwischenbericht der Enquete-Kommission Demographischer Wandel. Herausforderungen unserer älter werdenden Gesellschaft an den einzelnen und die Politik. Bonn: Deutscher Bundestag, Referat Öffentlichkeitsarbeit.

Deutscher Bundestag (Hrsg.) (1998): Zweiter Zwischenbericht der Enquete-Kommission Demographischer Wandel. Herausforderungen unserer älter werdenden Gesellschaft an den einzelnen und die Politik. Bonn: Deutscher Bundestag, Referat Öffentlichkeitsarbeit.

Deutscher Bundestag (Hrsg.) (2002): Enquête-Kommission Demographischer Wandel. Herausforderungen unserer älter werdenden Gesellschaft an den Einzelnen und die Politik. Berlin: Deutscher Bundestag.

Dieck, Margret (1994): Das Altenheim traditioneller Prägung ist tot. In: Kruse, Andreas; Wahl, Hans-Werner (Hrsg.): Altern und Wohnen im Heim: Endstation oder Lebensort? Bern u.a.: Huber: 191–199.

DIHNR (The Danish Institute for Health and Nursing Research) (1996): The international classification for nursing practice INCP – Alpha version. Copenhagen: ICNP.

Dilthey, Wilhelm (1924): Über das Studium der Geschichte der Wissenschaften vom Menschen, der Gesellschaft und dem Staat (1875). In: Dilthey, Wilhelm: Gesammelte Schriften, VI. Band. Die geistige Welt. Einleitung in die Philosophie des Lebens. Erste Hälfte: Abhandlungen zur Grundlegung der Geisteswissenschaften. Leipzig, Berlin: Teubner, 31–73.

Doenges, Marylinn; Moorhouse, Mary Frances (2002): Pflegediagnosen und Pflegeprozess. 3. Auflage. Bern u.a.: Huber.

Dowd, James J. (1975): Aging as exchange: A preface to theory. In: Journal of Gerontology 30/5: 584–593.

Dowd, James J. (1978): Aging as exchange: A test of the distributive justice proposition. In: Pacific Sociological Review 21: 351–375.

Duden (1993): Das große Wörterbuch der deutschen Sprache in acht Bänden. 2. völlig neu bearbeitete und stark erweiterte Auflage. Hrsg. und bearb. vom Wissenschaftlichen Rat und den Mitarbeitern der Dudenredaktion unter der Führung von Günther Drosdowski. Bd. 1. Mannheim u.a.: Dudenverlag.

Dunkel, Wolfgang (1994): Pflegearbeit – Alltagsarbeit. Eine Untersuchung der Lebensführung von AltenpflegerInnen. Freiburg: Lambertus.

Dunkel, Wolfgang (2005): Zur Lebensführung von Pflegekräften. In: Schroeter, Klaus R.; Rosenthal, Thomas (Hrsg.): Soziologie der Pflege. Weinheim, Juventa (i.E.)

Duncker, Christian (1998): Dimensionen des Wertewandels in Deutschland. Eine Analyse anhand ausgewählter Zeitreihen. Frankfurt a.M.: Lang.

Durkheim, Émile (1984) [1902/1903]: Erziehung Moral und Gesellschaft. Frankfurt a.M.: Suhrkamp.

Durkheim, Émile (1988) [1893]: Über soziale Arbeitsteilung. Studie über die Organisation höherer Gesellschaften. 2. Auflage. Frankfurt a.M.: Suhrkamp.

Dutton, Kenneth R. (1995): The perfectible body. The Western ideal of male physical development. New York: Continuum.

Düx, Holger (1997): Lebenswelten von Menschen in einem Alten- und Pflegeheim – eine qualitative Untersuchung mit heuristischen Mitteln. „thema" 125. Köln: KDA.

DZA (Deutsches Zentrum für Altersfragen e.V.) (Hrsg.) (1991): Expertisen zum Altenbericht der Bundesregierung. 5 Bde. Berlin: DZA.

DZA (Deutsches Zentrum für Altersfragen e.V.) (Hrsg.) (1998): Expertisenbände 1–5 zum Zweiten Altenbericht der Bundesregierung. Frankfurt a.M., New York: Campus.

DZA (Deutsches Zentrum für Altersfragen e.V.) (Hrsg.) (2001): Expertisen zum Dritten Altenbericht der Bundesregierung. 5 Bde. Opladen: Leske + Budrich.

DZA (Deutsches Zentrum für Altersfragen e.V.) (Hrsg.) (2002): Expertisen zum Vierten Altenbericht der Bundesregierung. 3 Bde. Hannover: Vincentz.

Dzurec, Laura Cox (1989): The necessity for and evolution of multiple paradigms for nursing research: A poststructuralist perspective. In: Advances in Nursing Science 11/4: 69–77.

Eisenstadt, Shmuel N. (1966) [1956]: Von Generation zu Generation. Altersgruppen und Sozialstruktur. München: Juventa.

Eisenstadt, Shmuel N.; Roniger, Luis (1980): Patron-client relations as a model of structuring social exchange. In: Comparative Studies in Society and History 22/1: 42–78.
Elder, Glen H. Jr. (1995): The life course paradigm: Historical, comparative, and developmental perspectives. In: Moen, Phyllis; Elder, Glen H. Jr.; Lüscher, Kurt (eds.): Examining lives and context: Perspectives on the ecology of human development. Washington, DC: American Psychological Association Press, 101–140.
Elias, Norbert (1976a) [1939]: Über den Prozeß der Zivilisation. Soziogenetische und psychogenetische Untersuchungen. Bd.1: Wandlungen des Verhaltens in den weltlichen Oberschichten des Abendlandes. Frankfurt a.M.: Suhrkamp.
Elias, Norbert (1976b) [1939b]: Über den Prozeß der Zivilisation. Soziogenetische und psychogenetische Untersuchungen. Bd.2: Wandlungen der Gesellschaft. Entwurf zu einer Theorie der Zivilisation. Frankfurt a.M.: Suhrkamp.
Elias, Norbert (1983) [1969]: Die höfische Gesellschaft. Frankfurt a.M.: Suhrkamp.
Elias, Norbert (1984): Notizen zum Lebenslauf. In: Gleichmann, Peter; Goudsblom, Johan; Korte, Hermann (Hrsg.): Macht und Zivilisation. Materialien zu Norbert Elias' Zivilisationstheorie 2. Frankfurt a.M.: Suhrkamp, 9–82.
Elias, Norbert (1987): Die Gesellschaft der Individuen. Hrsg. von Michael Schröter. Frankfurt a.M.: Suhrkamp.
Elias, Norbert (1991) [1970]: Was ist Soziologie? 6. Auflage. Weinheim, München: Juventa.
Elkeles, Thomas (1988): Arbeitsorganisation in der Krankenpflege. Zur Kritik der Funktionspflege. Köln: Pahl-Rugenstein.
Endruweit, Günter (1989): Soziologie, spezielle. In: Endruweit, Günter; Trommsdorf, Gisela (Hrsg.): Wörterbuch der Soziologie Bd. 3. Stuttgart: Enke, 671.
von Engelhardt, Dietrich (1986): Mit der Krankheit leben. Grundlagen und Perspektiven der Copingstruktur des Patienten. Heidelberg: Verlag für Medizin, Fischer.
Entzian, Hildegard (1999): Altenpflege zeigt Profil. Weinheim, Basel: Beltz.
Erikson, Erik H. (1973): Identität und Lebenszyklus. Frankfurt a.M.: Suhrkamp.
EROS (Équipe de Recherche Opérationelle en Santé) (1997a): PLAISIR 93. Quantitative und qualitative Evaluation der Pflege abhängiger Personen. Montreal: EROS.
EROS (Équipe de Recherche Opérationelle en Santé) (1997b): PLAISIR 93. Bio-psycho-soziales Profil von Heimbewohnern und Planung der erforderlichen Pflege. Handbuch. Montreal: EROS.
Ersser, Steven; Tutton, Elizabeth (Hrsg.) (2000): Primary Nursing. Grundlagen und Anwendungen eines patientenorientierten Pflegesystems. Bern u.a.: Huber.
Eskes, Tina B.; Duncan, Margaret Carlisle; Miller, Eleanor M. (1998): The discourse of empowerment. Foucault, Marcuse, and women's fitness texts. In: Journal of Sport & Social Issues 22/3: 317–344.
Esser, Hartmut (1993): Soziologie. Allgemeine Grundlagen. Frankfurt a.M., New York: Campus.
Estes, Carroll L. (1979): The aging enterprise. San Francisco: Jossey-Bass.
Etzel, Birgit S. (Hrsg.) (2000): Pflegediagnosen und die Internationale Klassifikation pflegerischer Praxis (ICPN Beta-Version): Entwicklung in der Diskussion. Stuttgart u.a.: Kohlhammer.
Etzioni, Amitai (1975): Die aktive Gesellschaft. Eine Theorie gesellschaftlicher und politischer Prozesse. Opladen: Westdeutscher Verlag.
Ewald, François (1993): Der Vorsorgestaat. Frankfurt a.M.: Suhrkamp.

Ewers, Michael (2000): Das anglo-amerikanische Case Management: Konzeptionelle und methodische Grundlagen. In: Ewers, Michael; Schaeffer, Doris (Hrsg.): Case Management in Theorie und Praxis. Bern u.a.: Huber, 53–90.

Ewers, Michael; Schaeffer, Doris (Hrsg.) (2000): Case Management in Theorie und Praxis. Bern u.a.: Huber.

Falk, Pasi (1994): The consuming body, London: Sage.

Featherstone, Mike (1991) [1982]: The body in consumer culture. In: Featherstone, Mike; Hepworth, Mike; Turner, Bryan (eds.): The body: Social process and cultural theory. London: Sage, 170–196.

Featherstone, Mike; Hepworth, Mike (1991): The mask of ageing and the postmodern life course. In: Featherstone, Mike; Hepworth, Mike; Turner, Bryan (eds.): The body: Social process and cultural theory. London u.a.: Sage, 371–389.

Featherstone, Mike; Hepworth, Mike (1998): Images of ageing. In: Bond, John; Coleman, Peter C.; Peace, Sheila (eds.): Ageing in society: An introduction to social gerontology. Second edition. London u.a.: Sage, 304–332.

Fechner, Rolf (1985): Die Geburt des Sozialen aus dem Willen. In: Clausen, Lars; von Borries, Volker; Dombrowsky, Wolf R.; Prahl, Hans-Werner (Hrsg.): Tönnies heute. Zur Aktualität von Ferdinand Tönnies. Kiel: Mühlau, 30–48.

Ferraro, Kenneth F. (1997): Sociology of aging. The micro-macro link. In: Ferraro, Kenneth F. (ed.): Gerontology: Perspectives and issues. 2nd ed. New York: Springer, 120–137.

Fink-Eitel, Hinrich (1980): Michel Foucaults Analytik der Macht. In: Kittler, Friedrich A. (Hrsg.): Die Austreibung des Geistes aus den Geisteswissenschaften. Programme des Poststrukturalismus. Paderborn u.a.: Schöningh, 38–78.

Fischer, Wolfram (1986): Prekäre Leiblichkeit und Alltagszeit. Kontingenz und Rekurrenz in der Zeiterfahrung chronisch Kranker. In: Fürstenberg, Friedrich; Mörth, Ingo (Hrsg.): Zeit als Strukturelement von Lebenswelt und Gesellschaft. Linz: Trauner, 237–256.

Fischer, Wolfram; Kohli, Martin (1987): Biographieforschung. In: Voges, Wolfgang (Hrsg.): Methoden der Biographie- und Lebenslaufforschung. Oplaen: Leske + Budrich, 25–49.

Fischer-Rosenthal, Wolfram (1999): Biographie und Leiblichkeit. Zur biographischen Arbeit und Artikulation des Körpers. In: Alheit, Peter; Dausien, Bettina; Fischer-Rosenthal, Wolfram; Hanses, Andreas; Keil, Annelie (Hrsg.): Biographie und Leib. Gießen: Psychosozial, 15–43.

Fischer-Rosenthal, Wolfram; Rosenthal, Gabriele (1997): Warum Biographieanalyse und wie man sie macht. In: Zeitschrift für Sozialisationsforschung und Erziehungssoziologie 17/4: 405–427.

Fogt, Helmut (1982): Politische Generationen. Empirische Bedeutung und theoretisches Modell. Opladen: Westdeutscher Verlag.

Forschungsarbeitsgemeinschaft „Menschen in Heimen" (2001): Aufforderung an die Fraktionen des Deutschen Bundestages, eine Kommission zur „Enquête der Heime" einzusetzen. Bielefeld: Universität Bielefeld, Fakultät für Gesundheitswissenschaften, School of Public Health, WHO Collaborating Centre.

Foucault, Michel (1976): Mikrophysik der Macht. Über Strafjustiz, Psychiatrie und Medizin. Berlin: Merve.

Foucault, Michel (1977) [1975]: Überwachen und Strafen. Die Geburt des Gefängnisses. Frankfurt a.M.: Suhrkamp.

Foucault, Michel (1980) [1954]: Psychologie und Geisteskrankheit. 6. Auflage. Frankfurt a.M.: Suhrkamp.

Foucault, Michel (1981a) [1961]: Wahnsinn und Gesellschaft. Eine Geschichte des Wahns im Zeitalter der Vernunft. 4. Auflage. Frankfurt a.M.: Suhrkamp.
Foucault, Michel (1981b) [1963]: Die Geburt der Klinik. Eine Archäologie des ärztlichen Blicks. Frankfurt a.M.; Berlin, Wien: Ullstein.
Foucault, Michel (1983) [1976]: Der Wille zum Wissen. Sexualität und Wahrheit; Bd. 1. Frankfurt a.M.: Suhrkamp.
Foucault, Michel (1988) [1966]: Die Ordnung der Dinge. Eine Archäologie der Humanwissenschaften. 7. Auflage. Frankfurt a.M.: Suhrkamp.
Foucault, Michel (1992) [1976]: Leben machen und sterben lassen. Die Geburt des Rassismus. In: Diskus 41/1: 51–58.
Foucault, Michel (1989a) [1984]: Der Gebrauch der Lüste. Sexualität und Wahrheit 2. Frankfurt a.M. Suhrkamp.
Foucault, Michel (1989b) [1984]: Die Sorge um sich. Sexualität und Wahrheit 3. Frankfurt a.M.: Suhrkamp.
Foucault, Michel (1993a) [1988]: Technologien des Selbst. In: Martin, Luther H.; Gutman, Huck; Hutton, Patrick H. (ed.): Technologien des Selbst. Frankfurt a.M.: Fischer, 24–62.
Foucault, Michel (1993b) [1988]: Die politische Technologie der Individuen. In: Martin, Luther H.; Gutman, Huck; Hutton, Patrick H. (ed.): Technologien des Selbst. Frankfurt a.M.: Fischer, 168–187.
Foucault, Michel (1994a) [1982]: Das Subjekt und die Macht. In: Dreyfus, Hubert L.; Rabinow, Paul: Michel Foucault. Jenseits von Strukturalismus und Hermeneutik. 2. Auflage. Frankfurt a.M.: Athenäum, 241–261.
Foucault, Michel (1994b) [1984]: Politik und Ethik. In: Deutsche Zeitschrift für Philosophie 1994/4: 703–708.
Foucault, Michel (1997) [1968]: Archäologie des Wissens. 8. Auflage. Frankfurt a.M.: Suhrkamp.
Foucault, Michel (1998) [1970]: Die Ordnung des Diskurses. Inauguralvorlesung am Collège de France – 2. Dezember 1970. Frankfurt a.M.: Fischer.
Foucault, Michel (2003a) [1976]: Der Diskurs darf nicht gehalten werden für... In: Foucault, Michel: Schriften in vier Bänden. Dits et Ecrits. Band III: 1976–1979. Hrsg. von Daniel Defert und François Ewald. Frankfurt a.M.: Suhrkamp, 164–165.
Foucault, Michel (2003b) [1977]: Gespräch mit Michel Foucault. In: Foucault, Michel: Schriften in vier Bänden. Dits et Ecrits. Band III: 1976–1979. Hrsg. von Daniel Defert und François Ewald. Frankfurt a.M.: Suhrkamp, 186–213.
Foucault, Michel (2003c) [1977]: Vorlesung vom 14. Januar 1976, In: Foucault, Michel: Schriften in vier Bänden. Dits et Ecrits. Band III: 1976–1979. Hrsg. von Daniel Defert und François Ewald. Frankfurt a.M.: Suhrkamp, 231–250.
Foucault, Michel (2003d) [1977]: Die Machtverhältnisse gehen in das Innere der Körper über. In: Foucault, Michel: Schriften in vier Bänden. Dits et Ecrits. Band III: 1976–1979. Hrsg. von Daniel Defert und François Ewald. Frankfurt a.M.: Suhrkamp, 298–309.
Foucault, Michel (2003e) [1977]: Das Spiel des Michel Foucault. In: Foucault, Michel: Schriften in vier Bänden. Dits et Ecrits. Band III: 1976–1979. Hrsg. von Daniel Defert und François Ewald. Frankfurt a.M.: Suhrkamp, 391–429.
Foucault, Michel (2003f) [1977]: Mächte und Strategien. In: Foucault, Michel: Schriften in vier Bänden. Dits et Ecrits. Band III: 1976–1979. Hrsg. von Daniel Defert und François Ewald. Frankfurt a.M.: Suhrkamp, 538–550.

Foucault, Michel (2003g) [1978]: Die „Gouvernementalität". In: Foucault, Michel: Schriften in vier Bänden. Dits et Ecrits. Band III: 1976–1979. Hrsg. von Daniel Defert und François Ewald. Frankfurt a.M.: Suhrkamp, 796–823.

Fox, Nick J. (1993a): Discourse, organisation and the surgical ward round. In: Sociology of Health and Illness 15/1: 16–42.

Fox, Nick J. (1993b): Post-modernism, sociology and health. Buckingham: Open University Press.

Frader, M. (1995): The nurse as a aocial scientist: The use of Michel Foucault's analytic. In: Social Sciences in Health 1/3: 158–163.

Freidson, Eliot (1975): Dominanz der Experten. Zur sozialen Struktur medizinischer Versorgung. München u.a.: Urban & Schwarzenberg.

von Friedeburg, Ludwig; Weltz, Friedrich (1958): Altersbild und Altersvorsorge der Arbeiter und Angestellten. Frankfurt a.M.: Europäische Verlagsanstalt.

Fry, Christine L. (2002): Age. In: Ekerdt, David J. (ed.): Encyclopedia of Aging. Vol. 1. New York u.a.: MacMillan u.a., 21–24.

Fuchs-Heinritz, Werner (1994): Alter, soziales. In: Fuchs-Heinritz, Werner; Lautmann, Rüdiger; Rammstedt, Otthein; Wienold, Hans (Hrsg.): Lexikon zur Soziologie. 3., völlig neu bearbeitete und erweiterte Auflage. Opladen: Westdeutscher Verlag, 32.

Furman, Frida (1999): There are no old Venuses: Older women's responses to their ageing bodies. In: Walker, Margaret Urban (ed.): Mother time: Women, ageing and ethics. Boulder: Rowman & Littlefield, 7–22.

Fürstenberg, Friedrich (1962): Das Aufstiegsproblem in der modernen Gesellschaft. Stuttgart: Enke.

Fürstenberg, Friedrich (1995): Soziale Handlungsfelder. Strukturen und Orientierungen. Opladen: Leske + Budrich.

Fürstenberg, Friedrich (2000): Handlungskompetenz im Prozeß des Alterns – Ein soziologisches Forschungsfeld. In: Backes, Gertrud M. (Hrsg.): Soziologie und Alter(n). Neue Konzepte für Forschung und Theorieentwicklung. Opladen: Leske + Budrich, 193–199.

Garms-Homolová, Vjenka; Niehörster, Gabriele (1997): Pflegedokumentation: auswählen und erfolgreich anwenden in Pflegeeinrichtungen. Hannover: Vincentz.

Gastaldo, Denise (1997): Is health education good for you? Re-thinking health education through the concept of bio-power. In: Petersen, Alan; Bunton, Robin (eds.): Foucault, health and medicine. London, New York. Routledge, 113–133.

Gastaldo, Denise; Holmes, Dave (1999): Foucault and nursing: a history of the present. In: Nursing Inquiry 6: 231–240.

GDW (Deutsches Wörterbuch von Jacob Grimm und Wilhelm Grimm) (1854): Erster Band. Leipzig: Hirzel.

Geenen, Elke M. (2001): Beobachtungen höherer Ordnung. Antrittsvorlesung an der Wirtschafts- und Sozialwissenschaftlichen Fakultät der Christian-Albrechts-Universität zu Kiel, 18.07.2001.

Gehlen, Arnold (1957) [1949]: Die Seele im technischen Zeitalter. Sozialpsychologische Probleme in der industriellen Gesellschaft. Reinbek: Rowohlt.

Gehlen, Arnold (1965) [1933]: Theorie der Willensfreiheit. In: Gehlen, Arnold: Theorie der Willensfreiheit und frühe philosophische Schriften. Neuwied, Berlin: Luchterhand, 54–238.

Gehlen, Arnold (1971) [1962]: Studien zur Anthropologie und Soziologie. 2. Auflage. Neuwied: Luchterhand.

Gehlen, Arnold (1986a) [1940]: Der Mensch. Seine Natur und seine Stellung in der Welt. Wiesbaden: Aula.

Gehlen, Arnold (1986c) [1969]: Moral und Hypermoral. Eine pluralistische Ethik. 5. Auflage. Wiesbaden: Aula.
Gehlen, Arnold (1986d): Anthropologische und sozialpsychologische Untersuchungen. Reinbek: Rowohlt.
Gehlen, Arnold (1986b) [1956]: Urmensch und Spätkultur. 5. Auflage. Wiesbaden: Aula.
George, Linda K. (2000): Aging and the life course. In: Borgatta, Edgar F.; Montgomery, Rhonda J.V. (eds.): Encyclopedia of sociology. Vol. 1. 2nd ed. New York u.a.: Macmillan, 78–86.
Giddens, Anthony (1991): Modernity and self-identity. Self and society in the late modern age. Cambridge: Polity Press.
Giddens, Anthony (1997): Die Konstitution der Gesellschaft. Grundzüge einer Theorie der Strukturierung. 3. Auflage. Frankfurt a.M., New York: Campus.
Gilleard, Chris (2002): Women aging and body talk. In: Andersson, Lars (ed.): Cultural Gerontology. Westport, London: Auburn House, 139–160.
Glaser, Jürgen; Büssing, André (1996): Ganzheitliche Pflege – Präzisierung und Umsetzungschancen. In: Pflege 3: 221–232.
Göckenjan, Gerd (2000): Das Alter würdigen: Altersbilder und Bedeutungswandel des Alters. Frankfurt a.M.: Suhrkamp.
Goffman, Erving (1973a) [1961]: Interaktion: Spaß am Spiel. Rollendistanz. München: Piper.
Goffman, Erving (1973b) [1961]: Über die Merkmale totaler Institutionen. In: Goffman, Erving: Asyle. Über die soziale Situation psychiatrischer Patienten und anderer Insassen. Frankfurt a.M.: Suhrkamp, 13–167.
Goffman, Erving (1977) [1974]: Rahmen-Analyse. Ein Versuch über die Organisation von Alltagserfahrungen. Frankfurt a.M.: Suhrkamp.
Goffman, Erving (1981): A reply to Denzin and Keller. In: Contemporary Sociology 10: 60–68.
Goffman, Erving (1983): The interaction order. American Sociological Association, 1982 Presidential Address. In: American Sociological Review 48: 1–17.
Goffman, Erving (1994) [1967]: Interaktionsrituale. Über Verhalten in direkter Kommunikation. 3. Auflage. Frankfurt a.M.: Suhrkamp.
Goffman, Erving (1996a) [1959]: Wir alle spielen Theater. Die Selbstdarstellung im Alltag 5. Auflage. München: Piper.
Goffman, Erving (1996b) [1963]: Stigma. Über Techniken der Bewältigung beschädigter Identität. 12. Auflage. Frankfurt a.M.: Suhrkamp.
Goffman, Erving (2000) [1971]: Das Individuum im öffentlichen Austausch. Mikrostudien zur öffentlichen Ordnung. 2. Auflage. Frankfurt a.M.: Suhrkamp.
Gordon, Colin (1987): The soul and the citizen: Max Weber and Michel Foucault on rationality and government. In: Lash, Scott; Whimster, Sam (eds.): Max Weber, rationality and modernity. London, Boston, Sydney: Allen & Unwin, 293–316.
Gordon, Marjory (2001): Handbuch Pflegediagnosen. München: Urban & Fischer.
Görres, Stefan; Friesacher, Heiner (2005): Der Beitrag der Soziologie für die Pflegewissenschaft, Pflegetheorie und Pflegemodelle. In: Schroeter, Klaus R.; Rosenthal, Thomas (Hrsg.): Soziologie der Pflege. Weinheim, Juventa (i.E.).
Gouldner, Alvin (1984) [1960]: Die Norm der Reziprozität. Eine vorläufige Formulierung. In: Gouldner, Alvin W.: Reziprozität und Autonomie. Ausgewählte Aufsätze. Frankfurt a.M.: Suhrkamp, 79–117.

Literatur

Graumann, Carl-Friedrich (1982): Zur Einführung in diesen Band. In: Kurt Lewin Werkausgabe Bd. 4: Feldtheorie. Hrsg. von Carl-Friedrich Graumann. Bern u.a.: Huber, Stuttgart: Klett-Cotta, 11–37

Green, Bryan S. (1993): Gerontology and the construction of old age: A study in discourse analysis. New York: Aldine de Gruyter.

Gronemeyer, Reimer (1990): Die Entfernung vom Wolfsrudel. Über den drohenden Krieg der Jungen gegen die Alten. Düsseldorf: Claassen.

Gronemeyer, Reimer (2004): Kampf der Generationen. München: DVA.

Groth, Sepp (1954): Das Alter im Aufbruch des Daseins. Frankfurt a.M.: Neue Druck- und Verlaggesellschaft.

Grundmann, Matthias (Hrsg.) (1999): Konstruktivistische Sozialisationsforschung. Lebensweltliche Erfahrungskontexte, individuelle Handlungskompetenzen und die Konstruktion sozialer Strukturen. Frankfurt a.M.: Suhrkamp.

Gubrium, Jaber F.; Holstein, James A.; Buckholdt, David R. (1994): Constructing the life course. New York, Dix Hill: General Hall.

Gugutzer, Robert (2002): Leib, Körper und Identität: eine phänomenologisch-soziologische Untersuchung zur personalen Identität. Wiesbaden: Westdeutscher Verlag.

Habermas, Jürgen (1973) [1968]: Stichworte zu einer Theorie der Sozialisation. In: Habermas, Jürgen: Kultur und Kritik. Frankfurt a.M.: Suhrkamp, 118–194.

Habermas, Jürgen (1984a): Analytische Wissenschaftstheorie und Dialektik. In: Adorno, Theodor W.; Dahrendorf, Ralf; Pilot, Harald; Albert, Hans; Habermas, Jürgen; Popper, Karl R.: Der Positivismusstreit in der deutschen Soziologie. 11. Auflage. Neuwied: Luchterhand, 155–191.

Habermas, Jürgen (1984b): Gegen einen positivistisch halbierten Rationalismus. In: Adorno, Theodor W.; Dahrendorf, Ralf; Pilot, Harald; Albert, Hans; Habermas, Jürgen; Popper, Karl R.: Der Positivismusstreit in der deutschen Soziologie. 11. Auflage. Neuwied: Luchterhand, 235–266.

Habermas, Jürgen (1988a) [1981]: Theorie des kommunikativen Handelns. Bd.1: Handlungsrationalität und gesellschaftliche Rationalisierung. Frankfurt a.M.: Suhrkamp.

Habermas, Jürgen (1988b) [1981]: Theorie des kommunikativen Handelns. Bd.2: Zur Kritik der funktionalistischen Vernunft. Handlungsrationalität und gesellschaftliche Rationalisierung. Frankfurt a.M.: Suhrkamp.

Habermas, Jürgen (1988c): Der philosophische Diskurs in der Moderne. Zwölf Vorlesungen. 4. Auflage. Frankfurt a.M.: Suhrkamp.

Haneberg, Bjørn (1994): Leib und Identität: Die Bedeutung der Leiblichkeit für die Bildung der sozialen Identität. Kiel, Univ., M. A.

Hazan, Haim (1994): Old age. Constructions and deconstructions. Cambridge: Cambridge University Press.

Hazan, Haim (1996): Gerontology, social. In: Kuper, Adam; Kuper, Jessica (eds.): The social science encyclopedia. 2nd ed. London, New York: Routledge, 343–344.

Heartfield, Marie (1996): Nursing documentation and nursing practice. A discourse analysis. In: Journal of Advanced Nursing 24/1: 98–103.

Heaton, Janet (1999): The gaze and visibility of the carer: A Foucauldian analysis of the discourse of informal care. In: Sociology of Health and Illness 21/6: 759–777.

Heinemann-Knoch, Marianne; Schönberger, Christine (1999): Pflege in Einrichtungen. In: Jansen, Birgit; Karl, Fred; Radebold, Hartmut; Schmitz-Scherzer, Reinhard (Hrsg.): Soziale Gerontologie. Ein Handbuch für Lehre und Praxis. Weinheim, Basel: Beltz, 629–644.

Henderson, Amanda (1994): Power and knowledge in nursing practice: the contribution of Foucault. In: Journal of Advanced Nursing 20: 935–939.
Henderson, Virginia (1970): Grundregeln der Krankenpflege. Basel: Karger.
Henderson, Virginia (1997) [1964]: Das Wesen der Pflege. In: Schaeffer, Doris; Moers, Martin; Steppe, Hilde; Meleis, Afaf (Hrsg.): Pflegetheorien. Beispiele aus den USA. Bern u.a.: Huber, 39–54.
Hepworth, Mike (1991): Positive ageing and the mask of age. In: Journal of Educational Gerontology 6: 93–101.
Hepworth, Mike; Featherstone, Mike (1982): Surviving middle age. Oxford: Blackwell.
Herder, Johann Gottfried (1985) [1770]: Abhandlungen über den Ursprung der Sprache. In: Johann Gottfried Herder Werke in zehn Bänden. Bd.1: Frühe Schriften 1764–1772. Hrsg. von Ulrich Gaier. Frankfurt a.M.: Deutscher Klassiker-Verlag, 695–810.
Hillmann, Karl-Heinz (1994): Wörterbuch der Soziologie. 4. Auflage. Stuttgart: Kröner.
Hinz, Matthias (Hrsg.) (2003): ICNP: Internationale Klassifikation für die Pflegepraxis / International Council of Nurses (ICN). Bern u.a.: Huber.
Hitzler, Ronald (1988): Sinnwelten. Ein Beitrag von Verstehen von Kultur. Opladen: Westdeutscher Verlag.
Hitzler, Ronald (1994): Wissen und Wesen des Experten. Ein Annäherungsversuch – zur Einleitung. In: Hitzler, Ronald; Honer, Anne; Maeder, Christoph (Hrsg.): Expertenwissen. Die institutionalisierte Kompetenz zur Konstruktion von Wirklichkeit. Opladen: Westdeutscher Verlag, 13–30.
Hitzler, Ronald (2002): Der Körper als Gegenstand der Gestaltung. Über physische Konsequenzen der Bastelexistenz. In: Hahn, Kornelia; Meuser, Michael, (Hrsg.): Körperrepräsentationen: Die Ordnung des Sozialen und der Körper. Konstanz: UVK, 71–85.
Hitzler, Ronald; Honer, Anne (1994): Bastelexistenz. Über subjektive Konsequenzen der Individualisierung. In: Beck, Ulrich; Beck-Gernsheim, Elisabeth (Hrsg.): Riskante Freiheiten. Individualisierung in modernen Gesellschaften. Frankfurt a.M.: Suhrkamp, 307–315.
Hitzler, Ronald; Honer, Anne; Maeder, Christoph (Hrsg.) (1994): Expertenwissen. Die institutionalisierte Kompetenz zur Konstruktion von Wirklichkeit. Opladen: Westdeutscher Verlag.
Hohm, Hans-Jürgen (2002): Das Pflegesystem, seine Organisationen und Karrieren: Systemtheoretische Beobachtungen zur Entstehung eines sekundären Funktionssystems. Freiburg im Breisgau: Lambertus.
Holmes, Dave (2001): From iron gaze to nursing care: Mental health nursing in the era of panopticism. In: Journal of Psychiatric and Mental Health Nursing 8/1: 7–16.
Holmes, Dave (2002): Police and pastoral power: Governmentality and correctional forensic psychiatric nursing. In: Nursing Inquiry 9/2: 84–92.
Homans, George C. (1958): Social behavior as exchange. In: American Journal of Sociology 63: 597–606.
Homans, George C. (1972) [1961]: Elementarformen sozialen Verhaltens. Opladen: Westdeutscher Verlag.
Honneth, Axel (1984): Die zerrissene Welt der symbolischen Formen. Zum kultursoziologischen Werk Pierre Bourdieus. In: Kölner Zeitschrift für Soziologie und Sozialpsychologie 36:147–164.
Honneth, Axel (1985): Kritik der Macht. Reflexionsstufen einer kritischen Gesellschaftstheorie. Frankfurt a.M.: Suhrkamp.

Honneth, Axel (1988): Foucault und Adorno. Zwei Formen einer Kritik der Moderne. In: Kemper, Peter (Hrsg.): „Postmoderne" oder Der Kampf um die Zukunft. Frankfurt a.M.: Fischer, 127–144.

Honneth, Axel (1990): Zur philosophisch-soziologischen Diskussion um Michel Foucault. In: Erdmann, Eva; Forst, Rainer; Honneth, Axel (Hrsg.): Ethos der Moderne. Foucaults Kritik der Aufklärung. Frankfurt a.M., New York: Campus, 11–32.

Höpflinger, François (1997): Bevölkerungssoziologie. Eine Einführung in bevölkerungssoziologische Ansätze und demographische Prozesse. Weinheim, München: Juventa.

Höpflinger, François; Stuckelberger, Astrid (1999): Demographische Alterung und individuelles Altern. Ergebnisse aus dem nationalen Forschungsprogramm Alter/ Vieillesse/Anziani. Basel: Seismo.

Hoppe, Birgit (1998b): Lebensweltliche Pflege. Unterstützung der Häuslichkeit als professionelle Aufgabe? Grenzen und Grenzverletzungen. In: Schmidt, Roland; Thiele, Albert (Hrsg.): Konturen der neuen Pflegelandschaft. Positionen, Widersprüche, Konsequenzen. Regensburg: Transfer, 55–65.

Horkheimer, Max; Adorno, Theodor W. (1998) [1944]: Dialektik der Aufklärung. Philosophische Fragmente. Theodor W. Adorno Gesammelte Schriften Bd. 3. Darmstadt: Wissenschaftliche Buchgesellschaft.

Hudemann-Simon, Calixte (2000): Die Eroberung der Gesundheit 1750–1900. Frankfurt a.M.: Fischer.

Hufeland, Christoph Wilhelm (1905) [1796]: Makrobiotik oder Die Kunst das menschliche Leben zu verlängern. Mit Einleitung und Anmerkungen, hrsg. v. Paul Dittmar. Leipzig: Reclam.

Hurrelmann, Klaus (2001): Einführung in die Sozialisationstheorie. Über den Zusammenhang von Sozialstruktur und Persönlichkeit. 7. Auflage. Weinheim, Basel: Beltz.

Husserl, Edmund ([1936] 1996): Die Krisis der europäischen Wissenschaften und die transzendentale Phänomenologie. Eine Einleitung in die phänomenologische Philosophie. Hrsg. v. Elisabeth Ströker. 3. Auflage. Hamburg: Meiner.

ICN (International Council of Nurses) (2002): Internationale Klassifikation der Pflegepraxis (ICNP). Bern u.a.: Huber.

Imhof, Arthur Edwin (1981): Die gewonnenen Jahre. Von der Zunahme unserer Lebensspanne seit dreihundert Jahren oder Von der Notwendigkeit einer neuen Einstellung zum Leben und Sterben. Ein historischer Essay. München: Beck.

Imhof, Arthur Edwin (Hrsg.) (1983): Der Mensch und sein Körper. Von der Antike bis heute. München: Beck.

Inglehart, Ronald (1977): The silent revolution: Changing values and political styles among western publics. Princeton: Princeton University Press.

Jäger, Siegfried (2001): Dispositiv. In: Kleiner, Marcus S. (Hrsg.): Michel Foucault. Eine Einführung in sein Denken. Frankfurt a.M., New York: Campus, 72–89.

Jäger, Ulle (2004): Der Körper, der Leib und die Soziologie. Entwurf einer Theorie der Inkorporierung. Königstein/Ts.: Helmer.

Janning, Frank (1991): Pierre Bourdieus Theorie der Praxis Opladen: Westdeutscher Verlag.

Jenkins, Richard (1982): Critical note. Pierre Bourdieu and the reproduction of determinism. In: Sociology 16/2: 270–281.

Joas, Hans (1980): Praktische Intersubjektivität. Die Entwicklung des Werkes von George Herbert Mead. Frankfurt a.M.: Suhrkamp.

Joas, Hans (Hrsg.) (1985): Das Problem der Intersubjektivität: Neuere Beiträge zum Werk George Herbert Meads. Frankfurt a.M.: Suhrkamp.

Joas, Hans (1991): Rollen- und Interaktionstheorien in der Sozialisationsforschung. In: Hurrelmann, Klaus; Ulich, Dieter (Hrsg.): Neues Handbuch der Sozialisationsforschung. 4., völlig neubearbeitete Auflage. Weinheim, Basel: Beltz, 137–152.

Johnson, Dorothy E. (1997) [1980]: Das Verhaltenssystemmodell. In: Schaeffer, Doris; Moers, Martin; Steppe, Hilde; Meleis, Afaf (Hrsg.): Pflegetheorien. Beispiele aus den USA. Bern u.a.: Huber, 151–161.

Johnson, Julia; Bytheway, Bill (1997): Illustrating care: Images of care relations with older people. In: Jamieson, Annie; Harper, Sarah; Victor, Christina (eds.): Critical approaches to ageing and later life. Milton Kenynes: Open University Press, 132–142.

Johnson, Marion; Maas, Meridean L.; Moorhead, Sue (eds.) (2000): Nursing Outcomes Classification (NOC). 2nd ed. London: Mosby.

Jones, Colin; Porter Roy (eds.) (1994): Reassessing Foucault: Power, medicine and the body. London: Routledge.

Juchli, Liliane (1997): Pflege. Praxis und Theorie der Gesundheits- und Krankenpflege. 8. Auflage. Stuttgart; New York: Thieme.

Karl, Fred (Hrsg.) (2003): Sozial- und verhaltenswissenschaftliche Gerontologie. Alter und Altern als gesellschaftliches Problem und individuelles Thema. Weinheim, München: Juventa.

Katz, Steven (1996): Disciplining old age: The formation of gerontological knowledge. Charlottesville, London: University Press of Virginia.

Kaufmann, Franz-Xaver (1960): Die Überalterung. Ursachen, Verlauf, wirtschaftliche und soziale Auswirkungen des demographischen Alterungsprozesses. Zürich, St. Gallen: Handelshochschule St. Gallen.

KDA (Kuratorium Deutsche Altershilfe) (Hrsg.) (1996): Resident Assessment Instrument (RAI). System zur Klientenbeurteilung und Dokumentation. Köln: KDA:

KDA (Kuratorium Deutsche Altershilfe) (2001): Kuratorium Deutsche Altershilfe fordert bedarfsgerechte Pflege. Pflegezeitbemessungsverfahren PLAISIR sollte in allen Heimen eingesetzt werden. Pressemitteilung v. 21.03. 2001. KDA: Abteilung: Information und Öffentlichkeitsarbeit.

Kelle, Udo (2000): Pluralität und Kontingenz sozialer Ordnungen im Alter: Konsequenzen für Theoriebildung und Sozialforschung in der Alter(n)ssoziologie. In: Backes, Gertrud M. (Hrsg.): Soziologie und Alter(n). Neue Konzepte für Forschung und Theorieentwicklung. Opladen: Leske + Budrich, 175–192.

Kelle, Udo (2001): Gesellschaftliche Probleme des Alter(n)s zwischen Mikro- und Makroebene – zur Methodologie alter(n)ssoziologischer Erklärungen. In: Backes, Gertrud M.; Clemens, Wolfgang; Schroeter, Klaus R. (Hrsg.): Zur Konstruktion sozialer Ordnungen des Alter(n)s. Opladen: Leske + Budrich, 65–79.

Kellnhauser, Edith; Schewior-Popp, Susanne; Sitzmann, Franz; Geißner, Ursula; Gümmer, Martina; Ullrich, Lothar (Hrsg.) (2000): Thiemes Pflege: entdecken – erleben – verstehen – professionell handeln. Bd. 1. Begründet von Liliane Juchli. 9. völlig neu bearbeitete Auflage. Stuttgart, New York: Thieme.

Kelly, Michael P.; Field, David (1996): Medical sociology, chronic illness and the body. In: Sociology of Health and Illness 18/2: 241–257.

Kim, Eun-Young (1995): Norbert Elias im Diskurs von Moderne und Postmoderne. Ein Rekonstruktionsversuch der Eliasschen Theorie im Licht der Diskussion von Foucault und Habermas. Marburg: Tectum.
Kim, Hesook Suzie; Holter, Inger Margrethe (1995): Critical theory for science of nursing practice. In: Omery, Anna; Kasper, Christine E.; Page, Gale G., (eds.): In search of nursing science. Thousand Oaks u.a.: Sage, 205–219.
Kim, Mi Ja; MacFarland, Gertrude K.; MacLane, Audrey M. (1999): Pflegediagnosen und Pflegeinterventionen. Wiesbaden: Ullstein Medical.
King, Cynthia R.; Hinds, Pamela S. (Hrsg.) (2001): Lebensqualität: Pflege- und Patientenperspektiven: Theorie – Forschung – Praxis. Bern u.a.: Huber
King, Imogene M. (1971): Toward a theory of nursing: General concepts of human behavior. New York: Wiley & Sons.
King, Imogene M. (1990): Health as the goal for nursing. In: Nursing Science Quarterly 3/3: 123–128.
King, Imogene M. (1996a): A systems framework for nursing. In: Frey, Maureen A.; Sieloff, Christina L. (eds.): Advancing King's systems framework and theory of nursing. Los Angeles: Sage, 14–22.
King, Imogene M. (1996b): The theory of goal attainment. In: Frey, Maureen A.; Sieloff, Christina L. (eds.): Advancing King's systems framework and theory of nursing. Los Angeles: Sage, 23–32.
Klages, Helmut (1985): Wertorientierungen im Wandel. Rückblick, Gegenwartsanalyse, Prognosen. 2. Auflage. Frankfurt a.M., New York: Campus.
Kneer, Georg (1996): Rationalisierung, Disziplinierung und Differenzierung. Sozialtheorie und Zeitdiagnose bei Habermas, Foucault und Luhmann. Opladen: Westdeutscher Verlag.
Freiherr von Knigge, Adolph (1977) [1788]: Über den Umgang mit Menschen. Hrsg. von Gerd Ueding. Frankfurt a.M.: Insel.
Kobert, Linda, Folan, Mary (1990): Coming of age in nursing: Rethinking the philosophies behind holism and nursing process. In: Nursing & Health Care 11/6: 308–312.
Koch-Straube, Ursula (1997): Fremde Welt Pflegeheim. Eine ethnologische Studie. Bern u.a.: Huber.
Koch-Straube, Ursula (2005): Lebenswelt Pflegeheim. In: Schroeter, Klaus R.; Rosenthal, Thomas (Hrsg.): Soziologie der Pflege. Weinheim: Juventa (i.E.)
Kohli, Martin (1990): Das Alter als Herausforderung für die Theorie sozialer Ungleichheit. In: Berger, Peter A.; Hradil, Stefan (Hrsg.): Lebenslagen – Lebensläufe – Lebensstile. Soziale Welt, Sonderband 7. Göttingen: Schwartz, 387–408.
Kohli, Martin (1992b): Lebenslauf und Lebensalter als gesellschaftliche Konstruktionen: Elemente zu einem Vergleich. In: Matthes, Joachim (Hrsg.): Zwischen den Kulturen? Soziale Welt, Sonderband 8. Göttingen: Schwartz, 283–303.
Kohli, Martin (1998): Alter und Altern der Gesellschaft. In: Schäfers, Bernhard; Zapf, Wolfgang (Hrsg.): Handwörterbuch zur Gesellschaft Deutschlands. Opladen: Leske + Budrich, 1–11.
Kohli, Martin; Künemund, Harald (Hrsg.) (2000): Die zweite Lebenshälfte. Gesellschaftliche Lage und Partizipation im Spiegel des Alters-Survey. Opladen: Leske + Budrich.
Kohli, Martin; Meyer, John W. (1986): Social structure and social construction of life stages. In: Human Development 29: 145–149.
Kolland, Franz (1996): Kulturstile älterer Menschen. Jenseits von Pflicht und Alltag. Wien: Böhlau.

Kolland, Franz; Oberbauer, Martin (2004): Vermarktlichung bürgerschaftlichen Engagements im Alter. In: Schroeter, Klaus R.; Zängl, Peter (Hrsg.): Altern und Bürgerschaftliches Engagement. Aspekte der Vergemeinschaftung und Vergesellschaftung in der Lebensphase Alter. Wiesbaden: VS Verlag für Sozialwissenschaften (i.E.).

Kon, Igor S. (1979): Die Alterskategorie in den Wissenschaften vom Menschen und von der Gesellschaft. In: Sowjetwissenschaft, Gesellschaftswissenschaftliche Beiträge 32/4: 417–429.

von Kondratowitz, Hans-Joachim (1990): Sozialpolitik in Verlegenheit. Normative Unbestimmtheiten im gegenwärtigen Diskurs über das Alter. In: Sachße, Christoph; Engelhardt, H. Tristram (Hrsg.): Sicherheit und Freiheit. Zur Ethik des Wohlfahrtsstaates. Frankfurt a.M.: Suhrkamp, 228–254.

von Kondratowitz, Hans-Joachim (1998): Vom gesellschaftlich „regulierten" über das „unbestimmte" zum „disponiblen" Alter. In: Clemens, Wolfgang; Backes, Gertrud M. (Hrsg.): Altern und Gesellschaft. Gesellschaftliche Modernisierung durch Altersstrukturwandel. Opladen: Leske + Budrich, 61–81.

von Kondratowitz, Hans-Joachim (2002): Konjunkturen – Ambivalenzen – Kontingenzen: Diskursanalytische Erbschaften einer historisch-soziologischen Betrachtung des Alter(n)s. In: Dallinger, Ursula; Schroeter, Klaus R. (Hrsg.): Theoretische Beiträge zur Alternssoziologie. Opladen: Leske + Budrich, 113–137.

König, René (1965): Die strukturelle Bedeutung des Alters in den fortgeschrittenen Industriegesellschaften. In: König, René: Soziologische Orientierungen. Vorträge und Aufsätze. Köln, Berlin: Kiepenheuer & Witsch, 134–146.

Koppetsch, Cornelia (2000): Die Verkörperung des schönen Selbst. Zur Statusrelevanz von Attraktivität. In: Koppetsch, Cornelia (Hrsg.): Körper und Status. Zur Soziologie der Attraktivität. Konstanz: UVK, 99–124.

Koty, John (1934): Die Behandlung der Alten und Kranken bei den Naturvölkern. Stuttgart: Hirschfeldt.

Krais, Beate (1989): Soziales Feld, Macht und kulturelle Praxis. Die Untersuchungen Bourdieus über die verschiedenen Fraktionen der „herrschenden Klasse" in Frankreich. In: Eder, Klaus (Hrsg.): Klassenlage, Lebensstil und kulturelle Praxis: Beiträge zur Auseinandersetzung mit Pierre Bourdieus Klassentheorie. Frankfurt a.M.: Suhrkamp, 47–70.

Krais, Beate (1993): Geschlechterverhältnis und symbolische Gewalt. In: Gebauer, Gunter; Wulf, Christoph (Hrsg.): Praxis und Ästhetik. Neue Perspektiven im Denken Pierre Bourdieus. Frankfurt a.M.: Suhrkamp, 208–250.

Krais, Beate, Gebauer, Günter (2002): Habitus. Bielefeld: Transcript.

Krappmann, Lothar (1971): Soziologische Dimensionen der Identität. Strukturelle Bedingungen für die Teilnahme an Interaktionsprozessen. Stuttgart: Klett.

Kretschmar, Olaf (1991): Sozialwissenschaftliche Feldtheorien – von der Psychologie Kurt Lewins zur Soziologie Pierre Bourdieus. In: Berliner Journal für Soziologie 4/1: 567–579

van Krieken, Robert (1991): Die Organisierung der Seele. Elias und Foucault über Disziplin und das Selbst. In: Prokla 85, 21/4: 602–619.

Künzel-Schön, Marianne (2000): Bewältigungsstrategien älterer Menschen. Grundlagen und Handlungsorientierungen für die ambulante Arbeit. Weinheim, München: Juventa.

Kutner, Bernard (1962): The social nature of aging. In: The Gerontologist 2/1: 5–8.

Labisch, Alfons (1992): Homo hygienicus. Gesundheit und Medizin in der Neuzeit. Frankfurt a.M.: Campus.

Lamb, Gerri S.; Stempel, Joan E. (2000): Pflegerisches Case Management aus Patientensicht: Die Entwicklung zum Insider-Experten. In: Ewers, Michael; Schaeffer, Doris (Hrsg.): Case Management in Theorie und Praxis. Bern u.a.: Huber, 161–177.
Laslett, Peter (1995): Das Dritte Alter. Historische Soziologie des Alterns. Weinheim, München: Juventa.
Lehr, Ursula M. (1996): Psychologie des Alterns. 8. Auflage. Heidelberg: Quelle und Meyer.
Lemke, Thomas (1997): Eine Kritik der politischen Vernunft. Foucaults Analyse der modernen Gouvernementalität. Berlin, Hamburg: Argument.
Lenhartz, Lieselotte (1958): Altersprobleme des selbständigen großstädtischen Mittelstands. Stuttgart: Enke.
Lepsius, M. Rainer (1973): Wahlverhalten, Parteien und politische Spannungen. In: Politische Vierteljahresschrift 14: 295–313.
Lévi-Strauss, Claude (1984) [1949]: Die elementaren Strukturen der Verwandtschaft. 2. Auflage. Frankfurt a.M.: Suhrkamp.
Lewin, Kurt (1922): Das Problem der Willensmessung und das Grundgesetz der Assoziation, II. In: Psychologische Forschung 2: 65–140.
Lewin, Kurt (1963) [1946]): Verhalten und Entwicklung als eine Funktion der Gesamtsituation. In: Lewin, Kurt: Feldtheorie in den Sozialwissenschaften. Ausgewählte theoretische Schriften. Hrsg. von Dorwin Cartwright. Bern u.a.: Huber, 271–329.
Lewin, Kurt (1969) [1936]: Grundzüge der topologischen Psychologie. Bern u.a.: Huber.
Lewin, Kurt (1981a) [1931]: Der Übergang von der aristotelischen zur galileischen Denkweise in Biologie und Psychologie. In: Kurt Lewin Werkausgabe Bd. 1: Wissenschaftstheorie I. Hrsg. von Alexandre Métraux. Bern u.a.: Huber, Stuttgart: Klett-Cotta, 233–278.
Lewin, Kurt (1981b) [1949]: Cassirers Wissenschaftsphilosophie und die Sozialwissenschaften. In: Kurt Lewin Werkausgabe Bd. 1: Wissenschaftstheorie I. Hrsg. von Alexandre Métraux. Bern u.a.: Huber; Stuttgart: Klett-Cotta, 347–365.
Lewin, Kurt (1982a) [1940]: Formalisierung und Fortschritt in der Psychologie. In: Kurt Lewin Werkausgabe Bd. 4: Feldtheorie. Hrsg. von Carl-Friedrich Graumann. Bern u.a.: Huber, Stuttgart: Klett-Cotta, 41–72.
Lewin, Kurt (1982b) [1944]: Konstrukte in der Feldtheorie. In: Kurt Lewin Werkausgabe Bd. 4: Feldtheorie. Hrsg. von Carl-Friedrich Graumann. Bern u.a.: Huber, Stuttgart: Klett-Cotta, 73–86.
Lewin, Kurt (1982c) [1933]: Vektoren, kognitive Prozesse und Mr. Tolmans Kritik. In: Kurt Lewin Werkausgabe Bd. 4: Feldtheorie. Hrsg. von Carl-Friedrich Graumann. Bern u.a.: Huber, Stuttgart: Klett-Cotta, 99–131.
Lewin, Kurt (1982d) [1943]: Definition des „Feldes zu einer gegebenen Zeit". In: Kurt Lewin Werkausgabe Bd. 4: Feldtheorie. Hrsg. von Carl-Friedrich Graumann. Bern u.a.: Huber, Stuttgart: Klett-Cotta, 133–154.
Lewin, Kurt (1982e) [1942]: Feldtheorie und Lernen. In: Kurt Lewin Werkausgabe Bd. 4: Feldtheorie. Hrsg. von Carl-Friedrich Graumann. Bern u.a.: Huber, Stuttgart: Klett-Cotta, 157–185.
Lewin, Kurt (1983) [1922]): Der Begriff der Genese in Physik, Biologie und Entwicklungsgeschichte. Eine Untersuchung zur vergleichenden Wissenschaftslehre. In: Kurt Lewin Werkausgabe Bd. 2: Wissenschaftstheorie II. Hrsg. von Alexandre Métraux. Bern u.a.: Huber, Stuttgart: Klett-Cotta, 47–318.

Liebau, Eckart (1987): Gesellschaftliches Subjekt und Erziehung. Zur pädagogischen Bedeutung der Sozialisationstheorien von Pierre Bourdieu und Ulrich Oevermann. Weinheim, München: Juventa.

Lindemann, Gesa (1992): Die leiblich-affektive Konstruktion des Geschlechts. In: Zeitschrift für Soziologie 21/5: 330–346.

Lindemann, Gesa (1993): Das paradoxe Geschlecht: Transsexualität im Spannungsfeld von Körper, Leib und Gefühl. Frankfurt a.M.: Fischer.

Lindemann, Gesa (1995): Die Verschränkung von Körper und Leib als theoretische Grundlage einer Soziologie des Körpers und leiblicher Erfahrungen. In: Friedrich, Friedrich; Westermann, Bernd (Hrsg.) 1995: Unter offenem Horizont. Anthropologie nach Helmuth Plessner. Frankfurt a. M.: Lang, 133-139

Lindemann, Gesa (1996): Zeichentheoretische Überlegungen zum Verhältnis von Körper und Leib. In: Barkhaus, Annette; Mayer, Matthias; Roughley, Neil; Thürnau, Donatus (Hrsg.): Identität, Leiblichkeit, Normativität. Neue Horizonte anthropologischen Denkens. Frankfurt a.M.: Suhrkamp, 146–175.

Linton, Ralph (1942): Age and sex categories. In: American Sociological Review 7: 589–603.

Lohmann, Georg (1993): Die Anpassung des individuellen Lebens an die innere Unendlichkeit der Großstädte. Formen der Individualisierung bei Simmel. In: Berliner Journal für Soziologie 1993/2: 153–160.

Lorenz, Maren (2000): Leibhaftige Vergangenheit: Einführung in die Körpergeschichte. Tübingen: Ed. Diskord.

Lowenberg, June S.; Davis, Fred (1994): Beyond medicalisation-demedicalisation: The case of holistic health. In: Sociology of Health and Illness 16/5: 579–599.

Lück, Helmut E. (1996): Die Feldtheorie und Kurt Lewin. Eine Einführung. Weinheim, Basel: Beltz.

Luckmann, Thomas (1979): Phänomenologie und Soziologie. In: Sprondel, Walter M.; Grathoff, Richard (Hrsg.): Alfred Schütz und die Idee des Alltags in den Sozialwissenschaften. Stuttgart: Enke, 196–206.

Luhmann, Niklas (1975): Soziologische Aufklärung 2. Aufsätze zur Theorie der Gesellschaft. Opladen: Westdeutscher Verlag.

Luhmann, Niklas (1990): Der medizinische Code. In: Luhmann, Niklas: Soziologische Aufklärung 5. Konstruktivistische Perspektiven. Opladen: Westdeutscher Verlag, 183–195.

Luhmann, Niklas (1997): Die Gesellschaft der Gesellschaft. Bd. 2. Frankfurt a.M.: Suhrkamp.

Lukes, Steven (1983): Macht und Herrschaft bei Weber, Marx, Foucault. In: Matthes, Joachim (Hrsg.): Krise der Arbeitsgesellschaft? Verhandlungen des 21. Deutschen Soziologentages in Bamberg 1982. Frankfurt a.M.: Campus, 106–119.

Lupton, Deborah (1992): Discourse analysis: A new methodology for understanding the ideologies of health and illness. In: Australian Journal of Public Health 16/2: 145–150.

Lupton, Deborah (1993): Is there life after Foucault? Poststructuralism and the health social Sciences. In: Australian Journal of Public Health 17/4: 298–300.

Lupton, Deborah (1995): The imperative of health. Public Health and the regulated body. London: Sage.

Lupton, Deborah (1997): Foucault and the medicalisation critique. In: Petersen, Alan; Bunton, Robin (eds.): Foucault, health and medicine. London, New York: Routledge, 94–110.

Lupton, Deborah (2003): Medicine as culture: Illness, disease and the body in western societies. 2nd ed. London: Sage.

Lupton, Deborah; Chapman, Simon (1995): „A healthy lifestyle might be the death of you": discourses on diet, cholesterol control and heart disease in the press and among the lay public. In: Sociology of Health and Illness 17/4: 477–494.
Lynott, Robert J.; Lynott, Patricia Passuth (1996): Tracing the course of theoretical development in the sociology of aging. In: The Gerontologist 36/6: 749–760.
Malinowski, Peter; Münch, Ulrich (1973): Soziale Kontrolle. Soziologische Theoriebildung und ihr Bezug zur Praxis der sozialen Arbeit. Neuwied, Darmstadt: Luchterhand.
Mannheim, Karl (1964) [1928]: Das Problem der Generationen. In: Mannheim, Karl: Wissenssoziologie. Auswahl aus dem Werk, eingeleitet und herausgegeben von Kurt H. Wolff, Berlin, Neuwied: Luchterhand, 509–565.
Mannheim, Karl (1967) [1940]: Mensch und Gesellschaft im Zeitalter des Umbaus. 2. Auflage. Bad Homburg, Berlin, Zürich: Gehlen.
Mannheim, Karl (1995) [1929]: Ideologie und Utopie. 8. Auflage. Frankfurt a.M.: Klostermann.
Manthey, Marie (1992): The practice of primary nursing. London: King's Fund Centre.
Marbach, Jan (2002): Zwischen Autonomie und Fügsamkeit. Der Aktionsraum im höheren Lebensalter. In: Motel-Klingebiel, Andreas; von Kondratowitz, Hans-Joachim; Tesch-Römer, Clemens (Hrsg.): Lebensqualität im Alter. Generationenbeziehungen und öffentliche Servicesysteme im sozialen Wandel. Opladen: Leske + Budrich, 41–70.
Marcel, Gabriel (1978): Leibliche Begegnung. Notizen aus einem gemeinsamen Gedankengang. In: Kraus, Alfred (Hrsg.): Leib, Geist, Geschichte. Brennpunkte anthropologischer Psychiatrie. Heidelberg: Hüthig, 47–73.
Marshall, Victor W. (1995): Social models of aging. In: The Canadian Journal on Aging 14/1: 12–34.
Marshall, Victor W. (1996): The State of theory in aging and the social science. In: Binstock, Robert H.; George, Linda K. (eds): Handbook of aging and the social sciences. 4th ed. San Diego u.a.: Academic Press, 12–30.
Martin, Karen S.; Scheet, Nancy J. (1992): The Omaha-System: Applications for community health nursing. Philadelphia: Saunders.
Martin, Peter (2000): Altern und Zeit: Ansätze zur Theoriebildung in der Gerontologie. In: Ethik und Sozialwissenschaften 11/3: 453–455.
Matthes, Joachim (1985): Karl Mannheims „Das Problem der Generationen", neu gelesen. Generationen-„Gruppen" oder „gesellschaftliche Regelung von Zeitlichkeit"? In: Zeitschrift für Soziologie 14: 363–372.
Mauss, Marcel (1989a) [1923/24]: Die Gabe. Form und Funktion des Austausch in archaischen Gesellschaften. In: Mauss, Marcel: Soziologie und Anthropologie Bd. 2. Frankfurt a.M.: Fischer, 9–144.
Mauss, Marcel (1989b) [1936]: Die Techniken des Körpers. In: Mauss, Marcel: Soziologie und Anthropologie. Bd. 2. Frankfurt a.M.: Fischer, 199–220.
McCloskey, Joanne C.; Bulechek, Gloria M. (1996): Nursing Interventions Classification (NIC). 2nd ed. St. Louis: Mosby.
Mead, George Herbert (1969) [1932]: Die Philosophie der Sozialität. In: Mead, George Herbert: Philosophie der Sozialität. Aufsätze zur Erkenntnisanthropologie. Frankfurt a.M.: Suhrkamp, 229–324.
Mead, George Herbert (1987a) [1910]: Soziales Bewußtsein und das Bewußtsein von Bedeutungen. In: Mead, George H.: Gesammelte Aufsätze. Bd. 1. Hrsg. von Hans Joas. Frankfurt a.M.: Suhrkamp, 210–221.

Mead, George Herbert (1987b) ([1912]: Der Mechanismus des sozialen Bewußtseins. In: Mead, George H.: Gesammelte Aufsätze. Bd. 1. Hrsg. von Hans Joas. Frankfurt a.M.: Suhrkamp, 232–240.
Mead, George Herbert (1987c) [1913]: Die soziale Identität. In: Mead, George H.: Gesammelte Aufsätze. Bd. 1. Hrsg. von Hans Joas. Frankfurt a.M.: Suhrkamp, 241–249.
Mead, George Herbert (1987d) [1929]: Das Wesen der Vergangenheit. In: Mead, George H.: Gesammelte Aufsätze. Bd. 2. Hrsg. von Hans Joas. Frankfurt a.M.: Suhrkamp, 337–346
Mead, George Herbert (1991) [1934]: Geist, Identität und Gesellschaft aus der Sicht des Sozialbehavirismus. Hrsg. von C.W. Morris. 8. Auflage. Frankfurt a.M.: Suhrkamp.
Meleis, Afaf Ibrahim (1999): Pflegetheorie: Gegenstand, Entwicklung und Perspektiven des theoretischen Denkens in der Pflege. Bern u.a.: Huber.
Merleau-Ponty, Maurice (1966): Phänomenologie der Wahrnehmung. Berlin, New York: de Gruyter.
Merleau-Ponty, Maurice (1976): Die Struktur des Verhaltens. Berlin, New York: de Gruyter.
Merton, Robert (1989) [1965]: Auf den Schultern von Riesen. Ein Leitfaden durch das Labyrinth der Gelehrsamkeit. Frankfurt a.M.: Athenäum.
Merz-Benz, Peter-Ulrich (1995): Tiefsinn und Scharfsinn. Ferdinand Tönnies' begriffliche Konstitution der Sozialwelt. Frankfurt a.M.: Suhrkamp.
Mey, Harald (1965): Studien zur Anwendung des Feldbegriffs in den Sozialwissenschaften. München: Piper.
Meyer, John W. (1988): The life course as a cultural construction. In: Riley, Matilda W. (ed.): Social change and the life course. Vol. 1: Social structures and human lives. Newbury Park u.a.: Sage, 229–246.
Miller, Max (1989): Systematisch verzerrte Legitimationsdiskurse. Einige kritische Überlegungen zu Bourdieus Habitustheorie. In: Eder, Klaus (Hrsg.): Klassenlage, Lebensstil und kulturelle Praxis: Beiträge zur Auseinandersetzung mit Pierre Bourdieus Klassentheorie. Frankfurt a.M. Suhrkamp, 191–219.
Möller, Rudolf (1978): „Lebenslage" als Ziel der Politik. In: WSI-Mitteilungen 31/10: 553–565.
Moody, Harry R. (1988): Toward a critical gerontology: The contribution of the humanities to theories of aging. In: Birren, James E.; Bengtson, Vern L. (eds.): Emergent theories of aging. New York: Springer, 19–40.
Morris, John M. (2002): RAI 2.0 – Resident Assessment Instrument home care: System für Klientenbeurteilung und Dokumentation in der häuslichen Versorgung. Bern u.a.: Huber.
Müller, Hans-Peter (1992): Sozialstruktur und Lebensstile. Der neuere theoretische Diskurs über soziale Ungleichheit. Frankfurt a.M.: Suhrkamp.
Naegele, Gerhard (1993): Solidarität im Alter. Überlegungen zu einer Umorientierung in der Alterssozialpolitik. In: Sozialer Fortschritt 42/8: 191–196.
Naegele, Gerhard (1998): Lebenslagen älterer Menschen. In: Kruse, Andreas (Hrsg.): Psychosoziale Gerontologie. Bd. 1: Grundlagen. Jahrbuch der Medizinischen Psychologie Bd.15. Göttingen u.a.: Hogrefe, 106–128.
Naegele, Gerhard (1999): Neue Märkte und Berufe. Altern schafft Bedarf. In: Niederfranke, Annette; Naegele, Gerhard; Frahm, Eckart (Hrsg.): Funkkolleg Altern 2: Lebenslagen und Lebenswelten, soziale Sicherung und Altenpolitik. Opladen: Westdeutscher Verlag, 435–478.
Naegele, Gerhard; Tews, Hans Peter (1993): Theorieansätze und -kritik zur Altersentwicklung – Neue und alte sozialpolitische Orientierungen. In: Naegele, Gerhard; Tews, Hans Peter (Hrsg.): Lebenslagen im Strukturwandel des Alters. Opladen: Westdeutscher Verlag, 329–367.

Nahnsen, Ingeborg (1975): Bemerkungen zum Begriff und zur Geschichte des Arbeitsschutzes. In: Osterland, Martin (Hrsg.): Arbeitssituation, Lebenslage und Konfliktbereitschaft. Frankfurt a.m., Köln: Europäische Verlagsanstalt, 145–166.

NANDA (North American Diagnosis Association) (1990): Taxonomy I revised-1990 with official nursing diagnoses. Philadelphia: NANDA.

Neuenhaus, Petra (1993): Max Weber und Michel Foucault: Über Macht und Herrschaft in der Moderne. Pfaffenweiler: Centaurus.

Neuman, Betty (1997): Pflege und die Systemperspektive. In: Schaeffer, Doris; Moers, Martin; Steppe, Hilde; Meleis, Afaf (Hrsg.): Pflegetheorien. Beispiele aus den USA. Bern u.a.: Huber, 197–226.

Neurath, Otto (1931): Empirische Soziologie. Der wissenschaftliche Gehalt der Geschichte und Nationalökonomie. Wien: Springer.

Nigsch, Otto (1999): Was ist Sozialkompetenz? In: Österreichische Zeitschrift für Soziologie 24/1: 3–30.

Noelle-Neumann, Elisabeth (1977): Die stille Revolution. Wandlungen im Bewußtsein der deutschen Bevölkerung. In: Allensbacher Jahrbuch der Demoskopie 1976–1977. Allensbach, München: Verlag für Demoskopie, Saur, VI–XXXIX.

O'Neill, John (1986): The disciplinary society: from Weber to Foucault. In: The British Journal of Sociology 37/1: 42–60.

Offe, Claus (1984): Arbeitsgesellschaft. Strukturprobleme und Zukunftsperspektiven. Frankfurt a.M., New York: Campus.

Offermann, Claus (1998): Soziale Dienstleistungsorganisation im Griff. Das Beispiel Pflegeprozeß. In: Bauch, Jost; Hörnemann, Gerd (Hrsg.): Freiheit und Solidarität im Sozialstaat: Festschrift für Horst Baier. Konstanz: Hartung-Gorre, 205–240.

Orem, Dorothea (1996) [1971]: Strukturkonzepte der Pflegepraxis. 5. Auflage. Wiesbaden: Ullstein.

Orlando, Ida Jean (1996) [1961]: Die lebendige Beziehung zwischen Pflegenden und Patienten. Bern u.a.: Huber.

Ozbolt, Judy G. (1997): Form minimum data to maximum impact: Using clinical data to strengthen patient care. In: Computing 14/4: 295–301.

Paine, Robert (1971): A theory of patronage and brokerage. In: Paine, Robert (ed.): Patrons and brokers in the East Arctic: Essays presented at a seminar at Memorial University 1967. Newfoundland: St. John's, 8–21.

Parker, Barbara, McFarlane, Judith (1991): Feminist theory and nursing: An empowerment model for research. In: Advances in Nursing Science 13/3: 59–67.

Parse, Rosemary Rizzo (ed.) (1987): Nursing science. Major paradigms, theories, and critiques. Philadelphia: Saunders.

Parsons, Talcott (1961): Foreword. In: Cumming, Elaine; Henry, William E.: Growing old. The process of disengagement. New York: Basic Books, V–VIII.

Parsons, Talcott (1963): Old age as consummatory phase. In: The Gerontologist 3/2: 53–54.

Parsons, Talcott (1968a) [1942]: Alter und Geschlecht in der Sozialstruktur der Vereinigten Staaten. In: Parsons, Talcott: Beiträge zur soziologischen Theorie. Hrsg. und eingeleitet von Dietrich Rüschemeyer. Neuwied, Berlin: Luchterhand, 65–83.

Parsons, Talcott (1968b) [1964]: Sozialstruktur und Persönlichkeit. Frankfurt a.M.: Europäische Verlagsanstalt.

Passuth, Patricia H.; Bengtson, Vern L. (1988): Sociological theories of aging: Current perspectives and future directions. In: Birren, James E.; Bengtson, Vern L. (eds.): Emergent theories of aging. New York: Springer, 333–355.
Peplau, Hildegard E. (1995) [1952]: Interpersonale Beziehungen in der Pflege. Basel: Recom.
Peters, Helge; Cremer-Schäfer, Helga (1975): Die sanften Kontrolleure. Wie Sozialarbeiter mit Devianten umgehen. Stuttgart: Enke.
Petersen, Alan; Bunton, Robin (eds.) (1997): Foucault, health and medicine. London: Routledge
Phillipson, Chris (1982): Capitalism and the construction of old age. London: Macmillan.
Pinder, Wilhelm (1961) [1926]: Das Problem der Generation in der Kunstgeschichte Europas. München: Bruckmann.
Plake, Klaus (1981): Die Sozialisationsorganisationen. Soziogenetisch systematische Grundlagen zu einer Theorie pädagogischer und therapeutischer Einrichtungen. Opladen: Westdeutscher Verlag.
Plessner, Helmuth (1975) [1928]: Die Stufen des Organischen und der Mensch. Berlin, New York: de Gruyter.
Plessner, Helmuth (1982) [1941]: Lachen und Weinen. Eine Untersuchung der Grenzen menschlichen Verhaltens. In: Plessner, Helmuth: Gesammelte Schriften VII: Ausdruck der menschlichen Natur. Frankfurt a.M.: Suhrkamp, 201–387.
Pollock, Friedrich (1958): Altwerden als soziologisches Problem. In: Der alte Mensch in unserer Zeit: eine Vortragsreihe. Stuttgart: Kröner, 110–127.
Popper, Karl R. (1971) [1934]: Logik der Forschung. Vierte, verbesserte Auflage. Tübingen: Mohr.
Portenier, Lucien (2001): Pflegediagnosen: Ein langer Weg und offene Fragen – Pflegediagnostik wird zwar an allen Bildungsinstituten der Pflege gelehrt, in der Praxis aber noch wenig systematisch angewendet. In: Krankenpflege 94/10: 22–23.
Porter, Sam (1994): New nursing: the road to freedom? In: Journal of Advanced Nursing 20: 269–274.
Powers, Penny (1996): Discourse analysis as a methodology for nursing inquiry. In: Nursing Inquiry 3: 207–217.
Powers, Penny (1999): Der Diskurs der Pflegediagnosen. Bern u.a.: Huber.
Powers, Penny (2002): A discourse analysis of nursing diagnosis .In: Qualitative Health Research 12/7: 945–965.
Powers, Penny (2003): Empowerment as treatment and the role of health professionals. In: Advances in Nursing Science 26/3: 227–237.
Prahl, Hans-Werner; Schroeter, Klaus R. (1996): Soziologie des Alterns. Eine Einführung. Paderborn: Schöningh.
Prahl, Hans-Werner; Schroeter, Klaus R. (2000): Altern im Fadenkreuz von Individualisierung und Vergesellschaftung. In: Ethik und Sozialwissenschaften 11/3: 425–433.
Radcliff-Brown, Alfred Reginald (1929): Age organization terminology. In: Man 29: 21.
Rae, John (1905) [1834]: The sociological theory of capital. Ed. by C.W. Mixter. New York: Macmillan.
Rauschenbach, Thomas (1994): Inszenierte Solidarität: Soziale Arbeit in der Risikogesellschaft. In: Beck, Ulrich; Beck-Gernsheim, Elisabeth (Hrsg.): Riskante Freiheiten. Individualisierung in modernen Gesellschaften. Frankfurt a.M.: Suhrkamp, 89–111.
Ray, Marilyn A. (1999): Critical theory as a framework to enhance nursing science. In: Polifroni, Carol E.; Welch, Marylouise (eds.): Perspectives on philosophy of science in nursing. An historical and contemporary anthology. Philadelphia u.a.: Lippincott, 382–386.

Reckwitz, Andreas (2000): Die Transformation der Kulturtheorien. Zur Entwicklung eines Theorieprogramms. Weilerswist: Velbrück.
Rehberg, Karl-Siegbert (1979): Form und Prozeß. Zu den katalysatorischen Wirkungschancen einer Soziologie aus dem Exil: Norbert Elias. In: Gleichmann, Peter R.; Goudsblom, Johan; Korte, Hermann (Hrsg.): Materialien zu Norbert Elias' Zivilisationstheorie. Frankfurt a.M.: Suhrkamp, 101–169.
Rehberg, Karl-Siegberg (1985): Die Theorie der Intersubjektivität als eine Lehre vom Menschen. George Herbert Mead und die deutsche Tradition der Philosophischen Anthropologie. In: Joas, Hans (Hrsg.): Das Problem der Intersubjektivität. Neue Beiträge zum Werk George Herbert Meads. Frankfurt a.M.: Suhrkamp, 60–92.
Remmers, Hartmut (1997): Normative Dimensionen pflegerischen Handelns. Zur ethischen Relevanz des Körpers. In: Pflege 10: 279–284.
Remmers, Hartmut (2000): Pflegerisches Handeln. Wissenschafts- und Ethikdiskurse zur Konturierung der Pflegewissenschaft. Bern u.a.: Huber.
Rifkin, Susan B. (2002): Partizipative Interventionsforschung. In: Schaeffer, Doris; Müller-Mundt, Gabriele (Hrsg.): Qualitative Gesundheits- und Pflegeforschung. Bern u.a.: Huber, 167–178.
Riley, Matilda White (1976): Age strata in social systems. In: Binstock, Robert H.; Shanas, Ethel (eds.): Handbook of aging and the social sciences. New York: Van Nostrand Reinhold, 189–217.
Riley, Matilda White; Foner, Anne; Waring, Jane (1988): Sociology of age. In: Smelser, Neil J. (ed.): Handbook of sociology. Newbury Park, CA: Sage, 243–290.
Riley, Matilda White; Johnson, Marilyn; Foner, Anne (eds.) (1972): Aging and society: A sociology of age stratification, vol. 3. New York: Russell Sage Foundation.
Ring, Erp (1993): Wie tolerant sind die Deutschen? In: Allensbacher Jahrbuch der Demoskopie 1984–1992. Allensbach, München: Verlag für Demoskopie, Saur, 147–154.
Rittner, Volker (1995): Selbstbehauptung mit dem Körper. Schlankheit, Fitness und Sportlichkeit als Körperideale und neue soziale Zwänge. In: Göpel, Eberhard; Schneider-Wohlfart, Ursula (Hrsg.): Provokationen zur Gesundheit: Beiträge zu einem reflexiven Verständnis von Gesundheit und Krankheit. Frankfurt a.M.: Mabuse, 195–210.
Robertson, Ann (1998): Shifting discourses on health in Canada: From health promotion to population health. In: Health Promotion International 13/2: 155–166
Rohde, Johann Jürgen (1973): Strukturelle Momente der Inhumanität einer humanen Institution. In: Döhner, Otto (Hrsg.): Arzt und Patient in der Industriegesellschaft. Frankfurt a.M.: Suhrkamp, 13–35.
Rohde, Johann Jürgen (1974) [1962]: Soziologie des Krankenhauses. Zur Einführung in die Soziologie der Medizin. 2. Auflage. Stuttgart: Enke.
Rosenmayr, Leopold (1976): Schwerpunkte der Soziologie des Alters (Gerosoziologie). In: König, René (Hrsg.): Handbuch der empirischen Sozialforschung Bd. 7: Familie·Alter. 2. völlig neu bearbeitete Auflage. Stuttgart, München: Enke, dtv, 218–406.
Rosenmayr, Leopold (1978a): Grundlagen eines soziologischen Studiums des Alterns. In: Rosenmayr, Leopold; Rosenmayr, Hilde: Der alte Mensch in der Gesellschaft. Reinbek: Rowohlt, 21–45.
Rosenmayr, Leopold (1978b): Elemente einer allgemeinen Alter(n)stheorie. In: Rosenmayr, Leopold; Rosenmayr, Hilde: Der alte Mensch in der Gesellschaft. Reinbek: Rowohlt, 46–70.
Rosenmayr, Leopold (1978c): Die soziale Bewertung der alten Menschen. In: Rosenmayr, Leopold; Rosenmayr, Hilde: Der alte Mensch in der Gesellschaft. Reinbek: Rowohlt, 110–132.

Rosenmayr, Leopold (1983): Die späte Freiheit. Das Alter – ein Stück bewußt gelebten Lebens. Berlin: Severin und Siedler.
Rosenmayr, Leopold (1989a): Wandlungen der gesellschaftlichen Sicht und Bewertung des Alters. In: Baltes, Margret M.; Kohli, Martin; Sames, Klaus (Hrsg.): Erfolgreiches Altern: Bedingungen und Variationen. Bern u.a.: Huber, 96–101.
Rosenmayr, Leopold (1989b): Altern und Handeln: Eine Reflexion über die Zugänglichkeit von Freiheit im späteren Leben. In: Weymann, Ansgar (Hrsg.): Handlungsspielräume. Stuttgart: Enke, 151–162.
Rosenmayr, Leopold (1991a): Gerosoziologie. In: Oswald, Wolf Dieter; Herrmann, Werner M.; Kanowski, Siegfried; Lehr, Ursula M.; Thomae, Hans (Hrsg.): Gerontologie. Medizinische, psychologische und sozialwissenschaftliche Grundbegriffe. Zweite, überarbeitete und erweiterte Auflage. Stuttgart u.a.: Kohlhammer, 218–226.
Rosenmayr, Leopold (1991b): Sozialgerontologie. In: Oswald, Wolf Dieter; Herrmann, Werner M.; Kanowski, Siegfried; Lehr, Ursula M.; Thomae, Hans (Hrsg.): Gerontologie. Medizinische, psychologische und sozialwissenschaftliche Grundbegriffe. Zweite, überarbeitete und erweiterte Auflage. Stuttgart u.a.: Kohlhammer, 530–538.
Rosenmayr, Leopold (2003): Soziologische Theorien des Alterns und die Entwicklung im späten Leben. In: Karl, Fred (Hrsg.): Sozial- und verhaltenswissenschaftliche Gerontologie. Alter und Altern als gesellschaftliches Problem und individuelles Thema. Weinheim, München: Juventa, 19–43.
Rosenthal, Gabriele (1995): Erlebte und erzählte Lebensgeschichte. Gestalt und Struktur biographischer Selbstbeschreibungen. Frankfurt a.M.: Campus.
Rosow, Irving (1974): Socialization to old age. Berkeley: University of California Press.
Rosow, Irving (1976): Status and role change through the life span. In: Binstock, Robert; Shanas, Ethel (eds.): Handbook of aging and the social sciences. New York: Van Nostrand Reinhold, 457–482.
Roy, Sister Callista (1976): Introduction to nursing: An adaption model. Englewood Cliffs: Prentice-Hall.
Ryder, Norman B. (1965): The cohort as a concept in the study of social change. In: American Sociological Review 30: 843–861.
Saake, Irmhild (1998): Theorien über das Alter. Perspektiven einer konstruktivistischen Altersforschung. Opladen: Westdeutscher Verlag.
Saake, Irmhild (2002): Wenig Neues vom Alter: Ein systemtheoretischer Ausweg aus gerontologischen Denkschleifen In: Dallinger, Ursula; Schroeter, Klaus R. (Hrsg.): Theoretische Beiträge zur Alternssoziologie. Opladen: Leske + Budrich, 275–296.
Saba, Virginia K. (1992): The classification of home health care nursing diagnoses and interventions. In: Caring 11/3: 50–57.
Salvage, Jane (1990): The theory and practice of the „New Nursing". In: Nursing Times 86/4: 42–45.
Salvage, Jane (1992): The new nursing: empowering patients or empowering nurses? In: Robinson, Jane; Gray, Alastair; Elkan, Ruth (eds.): Policy issues in nursing. Milton Keynes: Open University Press, 9–23.
Sarasin, Philipp (2001): Reizbare Menschen. Eine Geschichte des Körpers 1765–1914. Frankfurt a.M.: Suhrkamp.
Sarasin, Philipp; Tanner, Jakob (Hrsg.) (1998): Physiologie und industrielle Gesellschaft: Studien zur Verwissenschaftlichung des Körpers im 19. und 20. Jahrhundert. Frankfurt a.M.: Suhrkamp.

Schachtner, Christel (1994): Vom Verschwinden des Alters. In: Kade, Sylvia (Hrsg.): Individualisierung und Älterwerden. Bad Heilbrunn: Klinkhardt, 85–94.
Schaeffer, Doris; Moers, Martin (2000): Bewältigung chronischer Krankheiten – Herausforderungen für die Pflege. In: Rennen-Allhoff, Beate; Schaeffer, Doris (Hrsg.): Handbuch Pflegewissenschaft. Weinheim, München: Juventa, 447–483.
Schäffter, Ortfried (1989): Produktivität. Systemtheoretische Rekonstruktionen aktiv gestaltender Umweltaneignung. In: Knopf, Detlef; Schäffter, Ortfried; Schmidt, Roland (Hrsg.): Produktivität des Alters. Berlin: DZA, 258-325.
Schaufler, Birgit (2002): „Schöne Frauen – starke Männer". Zur Konstruktion von Leib, Körper und Geschlecht. Opladen: Leske + Budrich.
Scheffel, Friedhelm (2000): Lebenswelt in der Pflege. Anforderungen an die berufliche Pflege. Lage: Jacobs.
Scheler, Max (1998) [1928]: Die Stellung des Menschen im Kosmos. 14. Auflage. Hrsg. von S. Frings. Bonn: Bouvier.
Schelsky, Helmut (1953a): Gesellschaftlicher Wandel. In: Schelsky, Helmut: Auf der Suche nach der Wirklichkeit. Düsseldorf, Köln: Diederichs, 337–351.
Schelsky, Helmut (1953b): Wandlungen der deutschen Familie in der Gegenwart. Darstellungen und Deutung einer empirisch-soziologischen Tatbestandsaufnahme. Dortmund: Ardey.
Schelsky, Helmut (1957): Die skeptische Generation. Düsseldorf, Köln: Diederichs.
Schelsky, Helmut (1965) [1959]: Die Paradoxien des Alters in der modernen Gesellschaft. In: Schelsky, Helmut: Auf der Suche nach der Wirklichkeit. Gesammelte Aufsätze. Düsseldorf, Köln: Diederichs, 198–220.
Schelsky, Helmut (1972) [1965]: Die Bedeutung des Berufs in der modernen Gesellschaft. In: Luckmann, Thomas; Sprondel, Walter Michael (Hrsg.): Berufssoziologie. Köln: Kiepenheuer & Witsch, 25–35.
Schlettig, Hans-Joachim; von der Heyde, Ursula (1993): Bezugspflege. Heidelberg: Springer.
Schmidt, Roland (2002): Impulse zur sektoren- und systemübergreifenden Qualitätsentwicklung. In: Motel-Klingebiel, Andreas; von Kondratowitz, Hans-Joachim; Tesch-Römer, Clemens (Hrsg.): Lebensqualität im Alter. Generationsbeziehungen und öffentliche Servicesysteme im sozialen Wandel. Opladen: Leske + Budrich, 175–200.
Schmitz, Hermann (1965): System der Philosophie, Bd. 2, T. 1: Der Leib. Bonn: Bouvier.
Schmitz, Hermann (1966): System der Philosophie, Bd. 2, T. 2: Der Leib im Spiegel der Kunst. Bonn: Bouvier.
Schmitz, Hermann (1985): Phänomenologie der Leiblichkeit. In: Petzold, Hilarion (Hrsg.): Leiblichkeit. Philosophische, gesellschaftliche und therapeutische Perspektiven. Paderborn: Junfermann, 71–106.
Schmitz, Hermann (1992): Leib und Gefühl. Materialien zu einer philosophischen Therapeutik. 2. Auflage. Paderborn: Junfermann.
Schoeck, Helmut (1972): Soziologisches Wörterbuch. 6. Auflage. Freiburg: Herder.
Schrader, Ulrich (2000): Pflegedokumentation und Informationssysteme. In: Rennen-Allhoff, Beate; Schaeffer, Doris (Hrsg.): Handbuch Pflegewissenschaft. Weinheim, München: Juventa, 725–744.
Schroer, Markus (1996): Ethos des Widerstands. Michel Foucaults postmoderne Utopie der Lebenskunst. In: Eickelpasch, Rolf; Nassehi, Arnim (Hrsg.): Utopie und Moderne. Frankfurt a.M.: Suhrkamp, 136–169.
Schroeter, Klaus R. (1994): Entstehung einer Gesellschaft. Berlin: Reimer.

Schroeter, Klaus R. (2000a): Die Lebenslagen älterer Menschen im Spannungsfeld zwischen „später Freiheit" und „sozialer Disziplinierung": forschungsleitende Fragestellungen. In: Backes, Gertrud M.; Clemens, Wolfgang (Hrsg.): Lebenslagen im Alter: gesellschaftliche Bedingungen und Grenzen. Opladen: Leske + Budrich, 31–52.

Schroeter, Klaus R. (2000b): Alter(n) in Figurationen – Figurative Felder im Alter. In: Backes, Gertrud M. (Hrsg.): Soziologie und Alter(n). Neue Konzepte für Forschung und Theorieentwicklung. Opladen: Leske + Budrich, 109–138.

Schroeter, Klaus R. (2000c): Die Soziologie und das Alter. Briefing zur Lage der theoretischen Alternssoziologie. In: Soziologie 2/2000: 18–32.

Schroeter, Klaus R. (2000d): Altersstrukturwandel als ungeplanter „Prozeß". In: Backes, Gertrud M. (Hrsg.): Soziologie und Alter(n). Neue Konzepte für Forschung und Theorieentwicklung. Opladen: Leske + Budrich, 79–108.

Schroeter, Klaus R. (2000e): Zur relativen Autonomie des Alter(n)s. In: Dombrowsky, Wolf R.; Endruweit, Günter (Hrsg.): Ein Soziologe und sein Umfeld. Lars Clausen zum 65. Geburtstag von Kieler Kollegen und Mitarbeitern. Kiel: C.A.U.S.A., 201–223.

Schroeter, Klaus R. (2001a): Soziologie der Pflege – Pflegerische Berufsvollzüge und Professionalisierung der Pflege. Studienbrief 6. Hamburg: Fern-Fachhochschule.

Schroeter, Klaus R. (2001b): Soziologie der Pflege – Organisationsstrukturen in den Einrichtungen des Gesundheitswesens. Studienbrief 7. Hamburg: Fern-Fachhochschule.

Schroeter, Klaus R. (2001c): Lebenslagen, sozialer Wille, praktischer Sinn. In: Backes, Gertrud M.; Clemens, Wolfgang; Schroeter, Klaus R. (Hrsg.): Zur Konstruktion sozialer Ordnungen des Alter(n)s. Opladen: Leske + Budrich, 31–64.

Schroeter, Klaus R. (2002a): Lebenswelten ohne (soziale) Hinterbühne. Die Lebenslagen stationär versorgter, pflegebedürftiger älterer Menschen unter dem Vergrößerungsglas einer feld- und figurationssoziologischen Betrachtung. In: Dallinger, Ursula; Schroeter, Klaus R. (Hrsg.): Theoretische Beiträge zur Alter(n)ssoziologie. Opladen: Leske + Budrich, 141–168.

Schroeter, Klaus R. (2002b): Zur Allodoxie des „erfolgreichen" und „produktiven Alterns". In: Backes, Gertrud M.; Clemens, Wolfgang (Hrsg.): Zukunft der Soziologie des Alter(n)s. Opladen: Leske + Budrich, 85–109.

Schroeter, Klaus R. (2002c): Pflege als eine spezifische Figuration in der Lebensphase Alter. Feld- und figurationssoziologische Überlegungen zum figurativen Feld der Pflege. (Habilitationsschrift) Universität Kiel.

Schroeter, Klaus R. (2003a): Pflege als figuratives Feld – Ein soziologischer Zugang zum Pflegemanagement. In: Pflegemagazin 4/5: 38–50.

Schroeter, Klaus R. (2003b): Soziologie des Alterns: Eine Standortbestimmung aus der Theorieperspektive. In: Orth, Barbara; Schwietring, Thomas; Weiß, Johannes (Hrsg.): Soziologische Forschung: Stand und Perspektiven. Opladen. Leske + Budrich, 49–65.

Schroeter, Klaus R. (2003c): „Differenzierte Freundschaft" als Form moderner Vergemeinschaftung. In: Kieler Blätter zur Volkskunde 35: 23–43.

Schroeter, Klaus R. (2004a): Der pflegerische Blick: „The Nursing Gaze – Big Sister is Watching You". In: Blüher, Stefan; Stosberg, Manfred (Hrsg.): Neue Vergesellschaftungsformen des Alter(n)s. Wiesbaden: VS Verlag für Sozialwissenschaften, 141–168

Schroeter, Klaus R. (2004b): Zur Doxa des sozialgerontologischesn Feldes: Erfolgreiches und produktives Altern – Orthodoxie, Heterodoxie oder Allodoxie? In: Zeitschrift für Gerontologie und Geriatrie 37/1: 51–55.

Schroeter, Klaus R. (2004c): Ritualisierte Übergänge im Lebenslauf – Anmerkungen zur säkularisierten Initiationskultur. In: Schroeter, Klaus R.; Setzwein, Monika (Hrsg.): Zwischenspiel. Festschrift für Hans-Werner Prahl zum sechzigsten Geburtstag. Kiel, Köln: Götzelmann, 165–183.

Schroeter, Klaus R. (2004d): Körperbezogene und –vermittelte Identitätskonstruktionen des Alter(n)s bei Frauen und Männern zwischen 45 und 75 Jahren. Eine Literaturexpertise aus soziologischer Sicht. Kassel, Kiel (unveröff. TS).

Schroeter, Klaus R. (2005a): Pflege als figuratives Feld. In: Schroeter, Klaus R.; Rosenthal, Thomas (Hrsg.): Soziologie der Pflege. Weinheim: Juventa (erscheint 2005).

Schroeter, Klaus R. (2005b): Pflege als Dispositiv. In: Schroeter, Klaus R.; Rosenthal, Thomas (Hrsg.): Soziologie der Pflege. Weinheim: Juventa (erscheint 2005).

Schroeter, Klaus R. (2005c): Das Feld der Pflege. Handlungen – Strukturen – Deutungen. Weinheim: Juventa (erscheint 2005).

Schroeter, Klaus R.; Prahl, Hans-Werner (1999): Soziologisches Grundwissen für Altenhilfeberufe. Weinheim, Basel: Beltz.

Schroeter, Klaus R.; Prahl, Hans-Werner (2000): Das Fadenkreuz im Kreuzfeuer? Antworten auf Einwände und Vorschläge. In: Zeitschrift für Ethik und Sozialwissenschaften 11/3: 473–481.

Schroeter, Klaus R.; Rosenthal, Thomas (Hrsg.) (2005): Soziologie der Pflege. Weinheim: Juventa (erscheint 2005).

Schroeter, Klaus R.; Setzwein, Monika (Hrsg.) (2004): Zwischenspiel. Festschrift für Hans-Werner Prahl zum sechzigsten Geburtstag. Kiel, Köln: Götzelmann.

Schroeter, Klaus R.; Zängl, Peter (Hrsg.) (2004): Altern und Bürgerschaftliches Engagement. Aspekte der Vergemeinschaftung und Vergesellschaftung in der Lebensphase Alter. Wiesbaden: VS Verlag für Sozialwissenschaften (i.E.).

Schulz-Nieswandt, Frank (1998): Die Möglichkeiten einer theoretischen Grundlegung der Sozialen Gerontologie aus der Perspektive der Sozialpolitiklehre Gerhard Weissers. In: Behrend, Christoph; Zeman, Peter (Hrsg.): Soziale Gerontologie. Ein interdisziplinäres Fach – Grundlagen, Entwicklungen und aktuelle Fragestellungen. Gedenkschrift für Margret Dieck. Berlin: Duncker & Humblot, 83–104.

Schurtz, Heinrich (1902): Altersklassen und Männerbünde. Eine Darstellung der Grundformen der Gesellschaft. Berlin: Reimer.

Schütz, Alfred (1971a) [1953]: Wissenschaftliche Interpretation und Alltagsverständnis menschlichen Handelns. In: Schütz, Alfred: Gesammelte Aufsätze I: Das Problem der sozialen Wirklichkeit. Den Haag: Nijhoff, 3–54.

Schütz, Alfred (1971b) [1954]: Begriffs- und Theoriebildung in den Sozialwissenschaften. In: Schütz, Alfred: Gesammelte Aufsätze I: Das Problem der sozialen Wirklichkeit. Den Haag: Nijhoff, 55–76.

Schütz, Alfred (1972) [1946]: Der gut informierte Bürger. In: Schütz, Alfred: Gesammelte Aufsätze II: Studien zur soziologischen Theorie. Hrsg. von Arvid Brodersen. Den Haag: Nijhoff, 85–101.

Schütz, Alfred (1981a) [1932]: Der sinnhafte Aufbau der sozialen Welt. Eine Einleitung in die verstehende Soziologie. 2. Auflage. Frankfurt a.M.: Suhrkamp.

Schütz, Alfred (1981b): Theorie der Lebensformen (Frühe Manuskripte aus der Bergson-Periode). Hrsg. von Ilja Srubar. Frankfurt a.M.: Suhrkamp.

Schütz, Alfred (1982) [1971]: Das Problem der Relevanz. Herausgegeben und erläutert von Richard M. Zaner. Frankfurt a.M.: Suhrkamp.

Schütz, Alfred; Luckmann, Thomas (1988) [1979]: Strukturen der Lebenswelt Bd.1. Frankfurt a.M.: Suhrkamp.
Schütz, Alfred; Luckmann, Thomas (1984): Strukturen der Lebenswelt Bd. 2. Frankfurt a.M. Suhrkamp.
Sennett, Richard (2000): Der flexible Mensch. Die Kultur des neuen Kapitalismus. 3. Auflage. Berlin: Siedler.
Setzwein, Monika (2004): Ernährung – Körper – Geschlecht. Zur sozialen Konstruktion von Geschlecht im kulinarischen Kontext. Wiesbaden: VS Verlag für Sozialwissenschaften.
Shilling, Chris (1997) [1993]: The body and social theory. London [u.a]: Sage.
Simmel, Georg (1983a) [1888]: Die Ausdehnung der Gruppe und die Ausbildung der Individualität. In: Simmel, Georg: Schriften zur Soziologie. Eine Auswahl. Hrsg. und eingel. von Heinz-Jürgen Dahme und Otthein Rammstedt. Frankfurt a.M.: Suhrkamp, 53–60.
Simmel, Georg (1983b) [1896]: Das Geld in der modernen Kultur. In: Simmel, Georg: Schriften zur Soziologie. Eine Auswahl. Hrsg. von Heinz-Jürgen Dahme und Otthein Rammstedt. Frankfurt a.M.: Suhrkamp, 78–94.
Simmel, Georg (1983c) [1903]: Soziologie der Konkurrenz. In: Simmel, Georg: Schriften zur Soziologie. Eine Auswahl. Hrsg. und eingel. von Heinz-Jürgen Dahme und Otthein Rammstedt. Frankfurt a.M.: Suhrkamp, 173–193.
Simmel, Georg (1983d) [1908]: Soziologie. Untersuchungen über die Formen der Vergesellschaftung. 6. Auflage. Berlin: Duncker & Humblot.
Simmel, Georg (1983e) [1917]: Individualismus. In: Simmel, Georg: Schriften zur Soziologie. Eine Auswahl. Hrsg. von Heinz-Jürgen Dahme und Otthein Rammstedt, Frankfurt a.M.: Suhrkamp, 267–274.
Simmel, Georg (1984) [1917]: Grundfragen der Soziologie. Berlin: de Gruyter.
Simmel, Georg (1986) [1907]: Dankbarkeit. Ein soziologischer Versuch. In: Simmel, Georg: Schriften zur Soziologie. Eine Auswahl. Hrsg. von Heinz-Jürgen Dahme und Otthein Rammstedt. Frankfurt a.M.: Suhrkamp, 210–218.
Simmel, Georg (1989a) [1890]: Über sociale Differenzierung. In: Simmel, Georg: Aufsätze 1887–1890. Über sociale Differenzierung. Die Probleme der Geschichtsphilosophie (1892). Hrsg. von Heinz-Jürgen Dahme. Gesamtausgabe Bd. 2. Frankfurt a.M.: Suhrkamp, 109–295.
Simmel, Georg (1989b) [1900]: Philosophie des Geldes. Hrsg. von David P. Frisby und Klaus Christian Köhnke. Gesamtausgabe Bd. 6. Frankfurt a.M.: Suhrkamp.
Simmel, Georg (1993a) [1908]: Vom Wesen der Kultur. In: Simmel, Georg: Aufsätze und Abhandlungen 1901–1908 Bd. II. Hrsg. von Alessandro Cavalli und Volkhard Krech. Gesamtausgabe Bd. 8. Frankfurt a.M.: Suhrkamp, 363–373.
Simmel, Georg (1993b) [1908]: Das Problem des Stiles. In: Simmel, Georg: Aufsätze und Abhandlungen 1901–1908 Bd. II. Hrsg. von Alessandro Cavalli und Volkhard Krech. Gesamtausgabe Bd. 8. Frankfurt a.M.: Suhrkamp, 374–384.
Simmel, Georg (1995a) [1901]: Die beiden Formen des Individualismus. In: Simmel, Georg: Aufsätze und Abhandlungen 1901–1908 Bd. I. Hrsg. von Rüdiger Kramme, Angela Rammstedt und Otthein Rammstedt. Gesamtausgabe Bd., 7. Frankfurt a.M.: Suhrkamp, 49–56.
Simmel, Georg (1995b) [1903]: Die Großstädte und das Geistesleben. In: Simmel, Georg: Aufsätze und Abhandlungen 1901–1908 Bd. 1. Hrsg. von Rüdiger Kramme, Angela Rammstedt und Otthein Rammstedt. Gesamtausgabe Bd. 7. Frankfurt a.M.: Suhrkamp, 116–131.
Simmons, Leo W. (1970) [1945]: The role of the aged in primitive society. New Haven: Yale University Press.

Smart, Barry (1983): Foucault, marxism and critique. London, New York: Tavistock.
Smith, Dennis (2000): The prisoner and the fisherman: A comparison between Michel Foucault und Norbert Elias. In: Treibel, Annette; Kuzmics, Helmut; Blomert, Reinhard (Hrsg.): Zivilisationstheorie in der Bilanz. Beiträge zum 100. Geburtstag von Norbert Elias. Opladen: Leske + Budrich, 143–161.
Smith, T.V. (1931): The social philosophy of G.H. Mead. In: American Journal of Sociology 37: 368–385.
Soeffner, Hans-Georg (1989): Handlung – Szene – Inszenierung. Zur Problematik des „Rahmen"-Konzeptes bei der Analyse von Interaktionsprozessen. In: Soeffner, Hans-Georg: Auslegung des Alltags. Der Alltag der Auslegung. Zur wissenssoziologischen Konzeption einer sozialwissenschaftlichen Hermeneutik. Frankfurt a.M.: Suhrkamp, 140–157
Sofsky, Wolfgang; Paris, Rainer (1994): Figurationen sozialer Macht. Autorität – Stellvertretung – Koalition. Frankfurt a.M.: Suhrkamp.
Spranger, Eduard (1957) [1927]: Psychologie des Jugendalters. 25. Auflage. Heidelberg: Quelle & Meyer.
Steiner-Hummel, Irene (1998): Alltagsmanagement von Pflege in der Sorgearbeit der Familien. In: Schmidt, Roland; Thiele, Albert (Hrsg.): Konturen der neuen Pflegelandschaft. Positionen, Widersprüche, Konsequenzen. Regensburg: Transfer, 23–39.
Steinert, Heinz (1993): Die Widersprüche von Disziplin und Strafe. In: Frehsee, Detlev; Löpscher, Gabi; Schumann, Karl (Hrsg.): Strafrecht, soziale Kontrolle, soziale Disziplinierung. Jahrbuch für Rechtssoziologie Bd. 15. Opladen: Westdeutscher Verlag, 238–256.
Stockmeyer, Anne-Christin (2004); Identität und Körper in der (post)modernen Gesellschaft. Zum Stellenwert der Körper/Leib-Thematik in Identitätstheorien. Marburg: Tectum.
Stosberg, Manfred (2000): Allgemeine Soziologie und Geronto-Soziologie: Nach wie vor eine Nicht-Beziehung? In: Backes, Gertrud M. (Hrsg.): Soziologie und Alter(n). Neue Konzepte für Forschung und Theorieentwicklung. Opladen: Leske + Budrich, 33–44.
Strauss, Anselm Leonard; Glaser, Barney G. (1975): Chronic illness and the quality of life. St. Louis: Mosby.
Szakolczai, Árpád (1998): Max Weber and Michel Foucault: parallel life-works. London: Routledge.
Tartler, Rudolf (1955): Die soziale Gestalt der heutigen Jugend und das Generationsverhältnis in der Gegenwart. In: Kluth, Heinz; Lohmar, Ulrich; Tartler, Rudolf: Arbeiterjugend gestern und heute. Hrsg. und eingeführt von Helmut Schelsky. Heidelberg: Quelle & Meyer, 263–338.
Tartler, Rudolf (1961): Das Alter in der modernen Gesellschaft. Stuttgart: Enke.
Tews, Hans Peter (1971): Soziologie des Alterns. Heidelberg: Quelle & Meyer.
Tews, Hans Peter (1979): Soziologie des Alterns. 3. Auflage. Heidelberg: Quelle & Meyer.
Tews, Hans Peter (1990): Leistung im Strukturwandel des Alters. In: Schmitz-Scherzer, Reinhard; Kruse, Andreas; Olbrich, Erhard (Hrsg.): Altern. Ein lebenslanger Prozeß der sozialen Interaktion. Darmstadt: Steinkopff, 357–363.
The Oxford English Dictionary (1989): Second edition. Prepared by J.A. Simpson and E.S.C. Weiner. Vol. I. Oxford: Clarendon Press.
Thomae, Hans (1969): Altern als psychologisches Problem. In: Irle, Martin (Hrsg.): Bericht über den 26. Kongreß der Deutschen Gesellschaft für Psychologie. Tübingen, Göttingen: Hogrefe, 22–36.
Thomae, Hans (1983): Alternsstile und Altersschicksale.. Bern u.a.: Huber.

Thompson, Janice L. (1985): Practical discourse in nursing: going beyond empiricism and historicism. In: Andvances in Nursing Science 7/4: 59–71.
Tibbitts, Clark (1960): Origins, scope, and fields of social gerontology. In: Tibbitts, Clark (ed.): Handbook of social gerontology. Chicago: The University of Chicago Press, 3–26.
Tokarski, Walter (1989): Freizeit- und Lebensstile älterer Menschen. Kasseler Gerontologische Schriften, 10. Kassel: Gesamthochschulbibliothek Kassel.
Tokarski, Walter (1991): Zum Stand der Gerontosoziologie. In: Oswald, Wolf Dieter; Lehr, Ursula M. (Hrsg.): Altern. Veränderung und Bewältigung. Bern u.a.: Huber, 124–132.
Tönnies, Ferdinand (1909): Die Sitte. Frankfurt a.M.: Rütten & Loening.
Tönnies, Ferdinand (1913): Individuum und Welt in der Neuzeit. In: Weltwirtschaftliches Archiv 3: 37–66.
Tönnies, Ferdinand (1925): Soziologische Studien und Kritiken, Bd.1. Jena: Fischer.
Tönnies, Ferdinand (1926): Fortschritt und soziale Entwicklung. Karlsruhe: Braun.
Tönnies, Ferdinand (1979) [1887]: Gemeinschaft und Gesellschaft. Grundbegriffe der reinen Soziologie. 8. Auflage. Darmstadt: Wissenschaftliche Buchgesellschaft.
Tönnies, Ferdinand (1981) [1931]: Einführung in die Soziologie. 2. Auflage. Stuttgart: Enke.
Tönnies, Ferdinand (1982) [1899]: Die Tatsache des Wollens. Aus dem Nachlaß hrsg. und eingel. von Jürgen Zander. Berlin: Duncker & Humblot.
Tönnies, Ferdinand (1998) [1935]: Geist der Neuzeit. In: Ferdinand Tönnies Gesamtausgabe Band 22: 1932–1936: Geist der Neuzeit, Schriften, Rezensionen, hrsg. von Lars Clausen. Berlin: de Gruyter, 1–223.
Townsend, Peter (1981): The structured dependency of the elderly: A creation of social policy in the twentieth century. In: Ageing and Society 1: 5–28.
Treiber, Hubert; Steinert, Heinz (1980): Die Fabrikation des zuverlässigen Menschen. Über die „Wahlverwandtschaft" von Kloster- und Fabrikdisziplin. München: Moos.
Trevisani, Tommaso (1996): Klientelismus und Klientelismuskritik. In: Schweizerische Zeitschrift für Soziologie 22/2: 415–431.
Turner, Bryan S. (1987): The rationalization of the body: reflections on modernity and discipline. In: Lash, Scott; Whimster, Sam (eds.): Max Weber, rationality and modernity. London: Allen & Unwin, 222–241.
Turner, Bryan S. (1995a): Aging and identity. Some reflections on the somatization of the self. In: Featherstone, Mike; Wernick, Andrew (eds.): Images of aging. Cultural representations of later life. London: Routledge, 245–260.
Turner, Bryan S. (1995b): Medical power and social knowledge. 2nd ed. London: Sage.
Turner, Ralph (1955/56): Role-taking, role-standpoint, and reference-group behavior. In: American Journal of Sociology 61: 316–328.
Twigg, Julia (2000): Bathing – The body and community care. London: Routlege.
Twigg, Julia (2004): The body, gender, and age: Feminist insights in social gerontology. In: Journal of Aging Studies 18/1: 59–73.
Veblen, Thorstein B. (1986) [1899]: Theorie der feinen Leute: Eine ökonomische Untersuchung der Institutionen. Frankfurt a.M.: Fischer.
Voigt, Dieter; Meck, Sabine (1989): Alterssoziologie. In: Endruweit, Günter; Trommsdorf, Gisela (Hrsg.): Wörterbuch der Soziologie Bd. 1. Stuttgart: Enke, 10–18.
Voss, Helmut (1990): Motivation und Organisation im Altenheim. Theorie und Praxis individueller Altenpflege. Hannover: Vincentz.

Wagner, Rolf (1999): Gesellschaftlicher Wandel und Körperideal. In: Hessel, Aike; Geyer, Michael; Brähler, Elmar (Hrsg.): Gewinne und Verluste sozialen Wandels. Globalisierung und deutsche Wiedervereinigung aus psychosozialer Sicht. Opladen, Wiesbaden: Westdeutscher Verlag, 101–123.
Wallenczus, Karin (1998): Praxisfeld Krankenhaus. Analyse einer Fallstudie anhand Bourdieuscher Reflexionen. Hamburg: Kovac.
Wambach, Manfred M. (1996): Altenheit. In: Bauer, Rudolph (Hrsg.): Lexikon des Sozial- und Gesundheitswesens. Zweite Auflage. München: Oldenbourg, 60–62.
Weber, Alfred (1912): Das Berufsschicksal der Industriearbeiter. In: Archiv für Sozialwissenschaft und Sozialpolitik 34: 377–405.
Weber, Max (1924): Gesammelte Aufsätze zur Soziologie und Sozialpolitik. Hrsg. von Marianne Weber. Tübingen: Mohr.
Weber, Max (1985) [1922]: Wirtschaft und Gesellschaft. 5. Auflage. Tübingen: Mohr.
Weber, Max (1988) [1920]: Gesammelte Aufsätze zur Religionssoziologie I. Tübingen: Mohr.
Weber, Max (1993) [1904/05]: Die protestantische Ethik und der „Geist" des Kapitalismus. Hrsg. und eingeleitet von Klaus Lichtblau und Johannes Weiß. Bodenheim: Athenäum.
Weber Pazmiño, Gioia (1991): Klientelismus: Annäherungen an das Konzept. Diss. Universität Zürich.
Weisser, Gerhard (1956): Wirtschaft. In: Ziegenfuß, Werner (Hrsg.): Handbuch der Soziologie. Stuttgart: Enke, 970–1101.
Weisser, Gerhard (1957): Einige Grundbegriffe der Sozialpolitiklehre. Köln (unveröff. u. vervielf. Manuskript).
Weisser, Gerhard (1966): Bemerkungen zur anthropologischen Grundlegung der für die Sozialpolitiklehre erforderlichen Lebenslagen-Analysen. Köln (unveröff. u. vervielf. Manuskript).
Wendt, Wolf Rainer (1984): Lebenslagen und Not. In: Blätter der Wohlfahrtspflege 135/4: 79–83.
Wendt, Wolf Rainer (1999): Case Management im Sozial- und Gesundheitswesen. 2. Auflage. Freiburg: Lambertus.
Weymann, Ansgar (Hrsg.) (1989): Handlungsspielräume. Untersuchungen zur Individualisierung und Institutionalisierung von Lebensläufen in der Moderne. Stuttgart: Enke.
WHO (World Health Organization) (1990): Europäische Pflegekonferenz. Bericht einer WHO-Tagung. Kopenhagen: WHO.
Wiedenbach, Ernestine (1964): Clinical nursing: A helping art. New York u.a.: Springer.
von Wiese, Leopold (1954): Über das Alter. In: von Wiese, Leopold: Spätlese. Köln; Opladen: Westdeutscher Verlag, 29–38.
Willems, Herbert (1997a): Rahmen und Habitus. Zum theoretischen und methodischen Ansatz Erving Goffmans: Vergleiche, Anschlüsse und Anwendungen. Frankfurt a.M.: Suhrkamp.
Willems, Herbert (1997b): Rahmen, Habitus und Diskurse. Zum Vergleich soziologischer Konzeptionen von Praxis und Sinn. In: Berliner Journal für Soziologie 7/1: 87–107.
Willems, Herbert; Kautt, York (2002): Theatralität des Alters. Theoretische und empirisch-analytische Überlegungen zur sozialen Konstruktion des Alters in der Werbung. In: Dallinger, Ursula; Schroeter, Klaus R. (Hrsg.): Theoretische Beiträge zur Alternssoziologie. Opladen: Leske + Budrich, 81–112.
Williams, Simon J. (1995): Theorising class, health and lifestyles: Can Bourdieu help us? In: Sociology of Health and Illness 17/5: 577–604.

Wittpoth, Jürgen (1994): Rahmungen und Spielräume des Selbst. Ein Beitrag zur Theorie der Erwachsenensozialisation im Anschluß an George H. Mead und Pierre Bourdieu. Frankfurt a.M.: Diesterweg.

Woodward, Kathleen (1988): Der alternde Körper: Argumente und Szenen. In: Gumbrecht, Hans Ulrich; Pfeiffer, K. Ludwig (Hrsg.): Materialität der Kommunikation. Frankfurt a.M.: Suhrkamp, 599–614.

Woodward, Kathleen (1991): Aging and its discontents: Freud and other fictions. Bloomington: Indiana University Press.

Woodward, Kathleen (ed.) (1999): Figuring age. Women, bodies, generations. Bloomington, Indiana: Indiana University Press.

Zander, Jürgen (1982): Einleitung des Herausgebers. In: Tönnies, Ferdinand ([1899] 1982): Die Tatsache des Wollens. Aus dem Nachlaß hrsg. und eingel. von Jürgen Zander. Berlin: Duncker & Humblot, 11–37.

Zeman, Peter (1998): Vernetzung von Lebenswelt und Professionen in der Pflege. In: Schmidt, Roland; Thiele, Albert (Hrsg.): Konturen der neuen Pflegelandschaft. Positionen, Widersprüche, Konsequenzen. Regensburg: Transfer, 111–120.

Zeman, Peter (2000): Alter(n) im Sozialstaat und die Mikropolitik der Pflege. Regensburg: Transfer.

Zimmermann, Harm-Peer (1992): Sitte und Konvention. Ferdinand Tönnies' Version einer Dichotomie von Überlebenslogik und Herrschaftslogik In: Zeitschrift für Volkskunde 88: 67–99, 229–247.

Zimmermann, Harm-Peer (2001): Ästhetische Aufklärung. Zur Revision der Romantik in volkskundlicher Absicht. Würzburg: Königshausen & Neumann.

Zimmermann, Harm-Peer (2004): Ordinäres und extraordinäres Kapital – Differenzierungsgewinne im Hinblick auf Pierre Bourdieu und im Rückblick auf Adam Müller. In: Schroeter, Klaus R.; Setzwein, Monika (Hrsg.): Zwischenspiel. Festschrift für Hans-Werner Prahl zum sechzigsten Geburtstag. Kiel, Köln: Götzelmann, 215–232.